心血管疾病护理科普案例解析

曹　英　谷涌泉　韩世范◎主审
王　静　梁爱琼　李海燕◎主编

科学技术文献出版社
SCIENTIFIC AND TECHNICAL DOCUMENTATION PRESS
·北京·

图书在版编目（CIP）数据

心血管疾病护理科普案例解析 / 王静，梁爱琼，李海燕主编. —北京：科学技术文献出版社，2022. 10（2024. 7 重印）
ISBN 978-7-5189-9386-4

Ⅰ. ①心… Ⅱ. ①王… ②梁… ③李… Ⅲ. ①心脏血管疾病—护理—病案 Ⅳ. ① R473. 5

中国版本图书馆 CIP 数据核字（2022）第 129956 号

心血管疾病护理科普案例解析

策划编辑：薛士滨　责任编辑：刘英杰　张　睿　责任校对：张吲哚　责任出版：张志平

出 版 者　科学技术文献出版社
地　　址　北京市复兴路15号　邮编 100038
编 务 部　(010) 58882938，58882087（传真）
发 行 部　(010) 58882868，58882870（传真）
邮 购 部　(010) 58882873
官方网址　www.stdp.com.cn
发 行 者　科学技术文献出版社发行　全国各地新华书店经销
印 刷 者　北京虎彩文化传播有限公司
版　　次　2022 年 10 月第 1 版　2024 年 7 月第 3 次印刷
开　　本　787 × 1092　1/16
字　　数　342千
印　　张　15
书　　号　ISBN 978-7-5189-9386-4
定　　价　58.00元

编 委 会

主　编　王　静　梁爱琼　李海燕

副主编　赵春艳　周云英　颜　琼　盘瑞兰　李　梅　黄站梅

主　审　曹　英　谷涌泉　韩世范

编　者　（按姓氏拼音排序）

卜金枝　江西省萍乡市第二人民医院
曹　英　南昌大学第一附属医院
蔡　红　福建省立医院
蔡玲娜　福建省立医院
陈丽燕　江西省人民医院
陈秀梅　首都医科大学附属北京安贞医院
丁　岚　南昌大学第二附属医院
段　霞　同济大学附属第一妇婴保健院
杜炎泽　海军军医大学第一附属医院
范　哲　江西省人民医院
顾君君　海军军医大学第一附属医院
谷涌泉　首都医科大学宣武医院
韩世范　山西医学期刊社《护理研究》杂志社
胡红梅　南昌大学第一附属医院
黄艳玲　南昌大学第一附属医院
黄有红　南昌大学第一附属医院
黄站梅　南昌大学第一附属医院
李　宏　广西医科大学第二附属医院心血管内科
李海燕　海军军医大学第一附属医院
李　梅　南方医科大学南方医院
李　蓉　海军军医大学第一附属医院
李　艳　南昌大学第一附属医院
梁爱琼　南部战区总医院
刘　婕　重庆医科大学附属第三医院

刘　玲　首都医科大学附属北京安贞医院
林少燕　南方医科大学南方医院
罗　茜　南方医科大学南方医院
刘　妍　华中科技大学同济医学院附属协和医院
吕　燕　南昌大学第一附属医院
盘瑞兰　东莞市人民医院
彭丽蓉　武汉亚心总医院
苏艳桃　东莞市石碣医院
王　静　南昌大学第一附属医院
汪辉丽　武汉亚洲心脏病总医院
王小芳　同济大学附属东方医院
韦美菊　重庆医科大学附属第三医院
吴　蕊　首都医科大学宣武医院
谢徐萍　重庆医科大学附属第三医院
徐红秀　南部战区总医院
徐　岚　海军军医大学第一附属医院
徐　颖　南昌大学第一附属医院
徐月美　南昌大学第一附属医院
薛　晶　华中科技大学同济医学院附属协和医院
颜　琼　南昌大学第一附属医院
杨省利　空军军医大学第一附属医院（西京医院）
于　婵　同济大学附属第一妇婴保健院
禹　媛　首都医科大学宣武医院
张　琴　南昌大学第一附属医院
赵春艳　同济大学附属东方医院
赵慧华　同济大学附属东方医院
周云英　江西省人民医院
朱巧娜　武汉亚心总医院
朱琦霞　空军军医大学第一附属医院（西京医院）

前　言

科学研究发现，只有人体的冠状动脉血管堵塞75%以上时，人的心脏才会出现不适的感觉。这无异于“温水煮青蛙”，疾病的发生、发展也是遵循量变到质变的规律的。

我国目前心血管病的患病率呈上升趋势，这对我们全民健康有着很大的威胁。为积极响应和落实《“健康中国2030”规划纲要》，推动科普与健康教育工作，开展以护理科普为主题的活动，本书将心血管疾病专业知识以图文科普的形式进行展示，以期不断拓宽健康教育领域、提升护士的科普传播能力、准确传播医学科普知识，从而发挥护士在提升民众健康素养中的作用。

本书是继《异常心电图案例临床护理解析》之后的姊妹篇，于2021年9月20日前出初稿，随后进行4稿修改，最终于2022年4月定稿。全书共分为14章，包括33个案例、16篇告知书，涉及了心血管疾病的方方面面，按照患者入院至出院的流程，结合病历解析涉及的相关科普知识，既阐述了心血管疾病基本的宣教内容与方法，也拓宽了心血管疾病交叉与综合的知识范畴，为读者提供了专业及前沿的护理科普知识。本书以图文并茂的形式，对心血管疾病做以丰富而易懂的解读，通过有层次的递进，从基础知识到实际临床案例再到简洁明了的告知书，充分向广大民众展示了心血管的科普常识，可作为指导护理人员做好健康教育工作的规范读本。此外，本书针对性、指导性强，广大民众还可有据可循地从本书中获取相关医学知识，无论是对于自身或家人的保健，还是对于心血管疾病的诊治都能有一个全新的认识。

身体健康是无价之宝，科普知识乃是保健良方。正所谓“全心全意维护患者的健康是医护之本”，这是毋庸置疑的，本书以科普为宗旨，旨在间接提升读者们的健康水平和保健意识。

“厚积而薄发”，本书的华丽诞生，离不开众多专家学者们的支持与帮助。经过无数个日夜的努力，审稿专家对原稿进行了细致的审阅，提出诸多宝贵意见，编者殚精竭虑、字字斟酌，不厌其烦地反复删改、核对与审阅。在此，向所有为本书付出辛勤努力的同人与前辈们表示深深的敬意和由衷的感谢，本书得到了国际血管联盟中国分部护理专业委员会、广东省护理学会血管外科专业委员会、江西省护理学会科普工作专业委员会的大力支持。

然而，尽管我们力求完美，但由于临床水平和经验所限，书中难免存在错误与纰漏，恳请广大读者不吝批评指正，提出宝贵的建议。希望本书能够在医学科普的道路上为广大民众提供帮助，为护理同人树立典范。“心中有患者，脚下有力量”，我们将继续砥砺前行，为广大民众的身心健康保驾护航，不遗余力。

编　者

目　录

第一章　高血压

案例

患者，女，50 岁，于 5 年前就诊时发现血压升高，高于 140/90 mmHg，之后多次居家测血压示高于正常值，血压最高达 190/110 mmHg，但一直未正规服药治疗，血压波动大，时感头晕不适。近 2 日无明显诱因出现头晕症状，在家多次测量血压，血压波动在 190/100 mmHg 左右，伴恶心、呕吐 2 次，呕吐物量少，为胃内容物，无肢体麻木，无肢体活动障碍。今为进一步诊断治疗，拟“高血压病 3 级”收入院。自起病以来患者无腹痛、腹泻，无周期性瘫痪、烦渴、多尿，无黑蒙、晕厥，精神、饮食、睡眠可，大、小便正常，体重无明显改变。患者否认糖尿病病史，无输血史，否认肝炎、结核病史，否认外伤史，否认食物及药物过敏史，预防接种史不详。

科普 1：患者入院诊断为“高血压 3 级”，入院后应首先给予哪些关于疾病知识的健康宣教？

患者入院时应让其了解高血压的定义、分级及影响因素。

（1）定义

血压是指血液在血管内流动时，对血管壁造成的侧压力。当压力过大时，即为高血压（图 1-1）。我国新指南对血压的诊断标准与 2010 年版相同，即在未使用降压药的情况下，非同日 3 次测量诊室血压≥140/90 mmHg；家庭血压监测（HBPM）的高血压诊断标准为≥135/85 mmHg，与诊室血压的 140/90 mmHg 相对应。

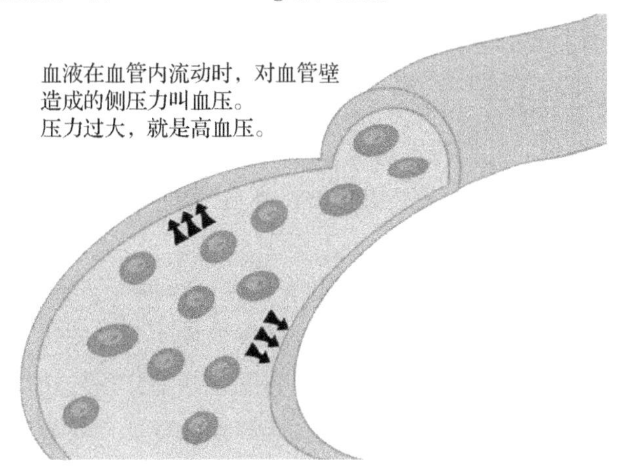
血液在血管内流动时，对血管壁
造成的侧压力叫血压。
压力过大，就是高血压。

图 1-1　高血压定义示意

（2）分级

血压水平的分级见表 1-1。

表 1-1　血压水平分级

分级	收缩压（mmHg）	舒张压（mmHg）
正常血压	<120 和	<80
正常高值	120～139 和（或）	80～89
高血压	≥140 和（或）	≥90
1 级（轻度）	140～159 和（或）	90～99
2 级（中度）	160～179 和（或）	100～109
3 级（重度）	≥180 和（或）	≥110
单纯收缩期高血压	≥140 和	<90

本案例中患者血压波动在 190/100 mmHg 左右，因此属于高血压 3 级。

（3）影响因素

1）遗传因素：大约 60% 的高血压患者有家族史。目前认为是多基因遗传所致，30%～50% 的高血压患者有遗传背景。

2）精神和环境因素：长期的精神紧张、激动、焦虑，受噪声或不良视觉刺激等因素也会引起高血压。

3）年龄因素：发病率有随着年龄增长而增高的趋势，40 岁以上者发病率高。

4）生活习惯因素：膳食结构不合理，如过多的钠盐、低钾饮食、大量饮酒、摄入过多的饱和脂肪酸均可使血压升高。吸烟可加速动脉粥样硬化的过程，为高血压的危险因素。

5）药物的影响：避孕药、激素、消炎止痛药等均可影响血压。

6）其他疾病的影响：如肥胖、糖尿病、睡眠呼吸暂停低通气综合征、甲状腺疾病、肾动脉狭窄、肾脏实质损害、肾上腺占位性病变、嗜铬细胞瘤、其他神经内分泌肿瘤等。

科普 2：患者目前被诊断为“高血压 3 级”，应告知患者疾病可能造成的危害有哪些？

高血压是最常见的慢性病之一，是心脏病、脑卒中、肾病发病和死亡最重要的危险因素。我国因心脑血管病导致的死亡数占居民总死亡数的 40% 以上，约 70% 的脑卒中死亡患者和约 50% 的心肌梗死患者与高血压密切相关。高血压的发生严重影响着患者的心脏、脑血管、肾脏及眼睛（图 1-2）。

（1）心脏损害：高血压对心脏的损害主要表现在以下两个方面。一是对心脏血管的损害：高血压主要损害心脏的冠状动脉，使冠状动脉逐渐发生粥样硬化，从而发生冠心病。左心室负荷增强，心肌强力增加，心肌耗氧增加，合并冠状动脉粥样硬化时，冠状动脉血流储备功能降低，心肌供氧减少，因此出现心绞痛、心肌梗死等。二是对心脏本身的损害：动脉压力持续性升高，增加心脏负担，形成代偿性左心室肥厚。易发生心室肥大，进一步导致心脏扩张。而高血压所导致的心脏损害可以导致心律失常、心力衰竭和心源性猝死等。

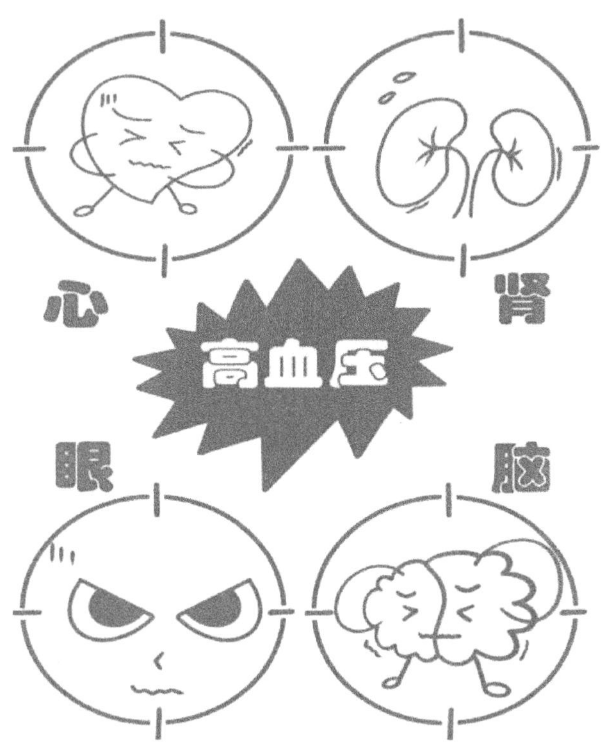

图 1-2　高血压的危害

（2）脑血管损害：头晕和头痛是高血压最多见的脑部症状，大部分患者表现为持续性沉闷不适感，经常头晕可妨碍思考，降低工作效率，使注意力不集中，记忆力下降，尤以近期记忆力减退为甚。临床上高血压引起的急性脑血管疾病主要有脑出血、脑梗死等。脑出血的病变部位、出血量的多少和紧急处理情况与患者的预后关系极大，一般病死率较高，即使是幸存者也遗留偏瘫或失语等后遗症，容易致残。

（3）肾脏损害：高血压与肾衰竭有着密切而复杂的关系，一方面，高血压引起肾脏损害；另一方面肾脏损害会使高血压的预后恶化。一般情况下，高血压病对肾脏的损害是一个比较漫长的过程。由于肾脏的代偿能力很强，开始唯一能反映肾脏自身调节紊乱的症状就是夜尿增多。长期高血压可导致肾动脉硬化。当肾功能不全进一步发展时，尿量明显减少，血中非蛋白氮、肌酐、尿素氮增高，全身水肿，出现电解质紊乱及酸碱平衡失调。肾脏一旦出现功能不全或发展成尿毒症，损害是不可逆转的。

（4）眼睛损害：患者发生高血压之后，如果没有及时采用降压药物治疗，会导致眼底发生病变，以视力下降、眼底出血为主要特征，严重的患者还会诱发失明。

科普 3：患者在住院期间，应提醒患者加强对哪些症状或不适的关注？

高血压病常见的临床症状有头痛、头晕、注意力不集中、记忆力减退、肢体麻木、夜尿增多、心悸、胸闷、乏力等。当血压突然升高到一定程度时甚至会出现剧烈头痛、呕吐、心悸、眩晕等症状，严重时会发生神志不清、抽搐，这就属于急进型高血压和高血压危重症，多会在短期内发生严重的心、脑、肾等器官的损害和病变，如脑卒中、心肌梗死、肾衰竭等。这些症状一旦出现，应立即告知医生。患者目前有头晕、恶心与呕吐的症状，应严格要求患者卧床休息，同时做好家属的陪护宣教与指导，避免因头晕引起跌倒。

科普4：住院期间，应嘱咐患者避免哪些可能诱发高血压的行为？

一般血压会在劳累、精神紧张、情绪波动后升高，并在休息后恢复正常。高血压的症状与血压水平有一定关联，多数症状在紧张或劳累后可加重，清晨活动后血压可迅速升高，出现清晨高血压，导致心脑血管事件多发生在清晨。因此，患者在住院期间应避免劳累、紧张、情绪激动等。

科普5：住院期间，应指导患者完善哪些相关检查？

目前患者已完成病史的采集与体格检查，入院后应完成以下检查。

（1）实验室检查：可帮助判断高血压的病因及靶器官功能状态。常规检查项目有血常规、尿常规（包括蛋白、糖和尿沉渣镜检）、肾功能、血糖、血脂、血钾等。

（2）24小时动态血压监测：能有助于判断血压升高的严重程度，了解血压昼夜节律，监测清晨血压，指导降压治疗及评价降压药物疗效。

（3）可根据需要和条件进一步检查眼底及颈动脉超声等。

科普6：患者属于高血压3级，目前降压的方式有哪些？

目前降压的治疗方式主要有生活方式干预（非药物治疗）及药物治疗。

（1）生活方式干预：生活方式干预在任何时候对任何高血压患者（包括正常高值者和需要药物治疗的高血压患者）都是合理、有效的治疗，其目的是降低血压、控制其他危险因素和临床情况。生活方式干预降低血压和心血管危险的作用已得到肯定，所有患者都应采用，主要措施包括以下内容：①减少钠盐摄入，每人每日食盐摄入量逐步降至 <6 g，增加钾摄入；②合理膳食，平衡膳食；③控制体重，使 BMI <24 kg/m^2，腰围：男性 <90 cm，女性 <85 cm；④不吸烟，彻底戒烟，避免被动吸烟；⑤不饮酒或限制饮酒；⑥增加运动，中等强度，每周4～7次，每次持续30～60分钟；⑦减轻精神压力，保持心理平衡。

（2）药物治疗策略

1）降压药应用的基本原则

常用的五大类降压药物均可作为初始治疗用药，建议根据特殊人群的类型、并发症选择针对性的药物，进行个体化治疗。应根据血压水平和心血管风险选择初始单药或联合治疗。一般患者采用常规剂量；老年人在初始治疗时通常应采用较小的有效治疗剂量，根据需要，可考虑逐渐增加至足量。优先使用长效降压药物，以有效控制24小时血压，更有效预防心脑血管并发症发生。对血压≥160/100 mmHg、高于目标血压20/10 mmHg的高危患者，或单药治疗未达标的高血压患者应进行联合降压治疗，包括自由联合或单片复方制剂治疗。对血压≥140/90 mmHg的患者，也可起始小剂量联合治疗。

2）常用降压药物

常用降压药物包括钙通道阻滞剂（CCB）、血管紧张素转换酶抑制剂（ACEI）、血管紧张素Ⅱ受体阻滞剂（ARB）、利尿剂和β受体阻滞剂五类。五类降压药物均可作为初始和维持用药的选择，但应根据患者的危险因素、亚临床靶器官损害及合并临床疾病的情况，合理使用药物，优先选择某类降压药物。α受体阻滞剂或其他种类降压药有时亦可应用于某些高血压人群。肾素抑制剂可显著降低高血压患者的血压水平，这类药物耐受性良好。

3）降压药的联合应用

联合应用降压药物已成为降压治疗的基本方法。为了达到目标血压水平，大部分高血压患者需要使用2种或2种以上降压药物。①联合用药的适应证：血压≥160/100 mmHg或高于目标血压20/10 mmHg的高危人群，往往初始治疗即需要应用2种降压药物，如血压超过140/90 mmHg，也可考虑初始联合降压药物治疗。如仍不能达到目标血压，可在原药基础上加量或可能需要3种甚至4种以上降压药物。②联合用药的方法：两药联合时，降压作用机制应具有互补性，同时具有相加的降压作用，并可互相抵消或减轻不良反应。

科普7：针对患者而言，行药物治疗和非药物治疗哪个重要？

2020版ISH指南推荐高血压患者应根据血压和危险分级积极启动药物治疗：推荐1级高血压患者，低危患者先开始生活方式干预3～6个月，高危患者或合并心血管疾病（包括脑卒中）、肾病、糖尿病等患者立即开始药物治疗（图1–3）；推荐2级高血压（血压≥160/100 mmHg）患者立即启动降压药物治疗。患者目前血压在190/100 mmHg左右波动，应立即采取药物治疗。

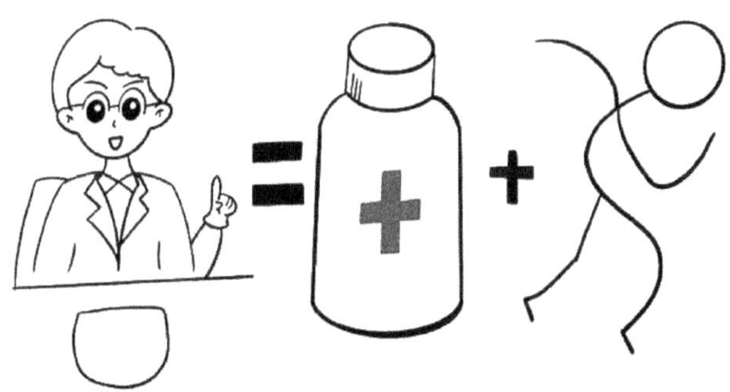

图1–3　高血压的治疗方式

科普8：针对患者而言，是否血压降得越快越好、越低越好？

与既往指南一致，2020版ISH指南同样强调：降压并非越低越好或越快越好。一般降压目标为在3个月内降压达标。

（1）基本目标：血压至少下降20/10 mmHg，最好降至＜140/90 mmHg。

（2）最佳目标：＜65岁患者，血压降至＜130/80 mmHg，但不宜低于120/70 mmHg；＞65岁患者，血压降至＜140/90 mmHg。本案例中，患者年龄为50岁，因此血压降至

<130/80 mmHg。

科普 9：高血压控制得好，可以减药吗？

除某些轻度高血压停药后仍可维持正常血压外，均不宜停药，应长期坚持服药，保持血压稳定（图 1-4）。长期服用降压药，可保护心、脑、肾等重要脏器，减少不良事件发生，降低死亡率。如血压降至理想水平，可在医生指导下逐步减少药物剂量或种类。

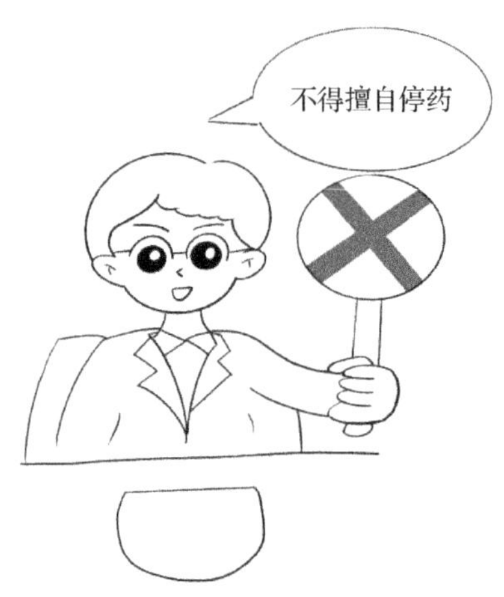

图 1-4　高血压患者不得自行停药

科普 10：在患者出院时，如何告知患者进行高血压的生活方式改善？

（1）减少盐的摄入：强有力的证据表明高盐摄入与血压升高有关。应减少在烹调食物时和餐桌上盐的添加量。避免或限制食用高盐食品和副食品，如酱油、快餐和加工食品，包括高盐的面包和谷物。

（2）健康食品：食用富含全谷物、水果、蔬菜、多元不饱和脂肪和乳制品的饮食，并减少糖、饱和脂肪和反式脂肪含量高的食物的摄入。增加富含硝酸盐（已知能降低血压的）的蔬菜的摄入量，如多叶蔬菜和甜菜根。其他有益食品和营养素包括镁、钙和钾含量高的食品，如生油果、坚果、籽类、豆类和豆腐。

（3）健康饮品：适量饮用咖啡、绿茶和红茶。其他有益的饮料包括木槿花茶、石榴汁、甜菜根汁和可可粉饮料。限制饮酒，饮酒与血压水平、高血压患病率和心血管疾病风险之间存在正相关关系。每日饮酒量限制：建议男性为 2 个标准饮酒单位，女性为 1.5 个标准饮酒单位（10 g 酒精为标准饮酒单位），避免狂饮和酗酒。

（4）控制体重：控制体重可以避免肥胖。应特别注意控制腹部肥胖。不同种族应使用特定的体重指数和腰围的界值。此外，建议所有人群的腰围与身高比值 <0.5。

（5）戒烟：吸烟是心血管疾病、慢性阻塞性肺疾病和癌症的主要危险因素之一。建议戒烟并执行戒烟计划。

（6）规律运动：研究表明，定期进行有氧运动和抗阻运动可能对预防和治疗高血压都有益。每周运动 5 ~7 天，每次进行 30 分钟中等强度的有氧运动（散步、慢跑、骑行或游泳）或高强度间歇训练（HIIT），其中包含交替进行短暂的剧烈运动，随后进行较轻的运动恢复。力量训练也可以帮助降低血压。每周可进行 2 ~3 天抗阻/力量锻炼。

（7）减轻压力并引入正念：慢性应激与成年期的高血压有关。尽管还需要更多的研究来确定慢性应激对血压的影响，但是随机临床试验表明，冥想/正念可以降低血压。应减轻压力，并在日常工作中引入正念或冥想。

（8）补充、替代或传统药物：虽然很多高血压患者在使用补充性、替代性或传统药物（在非洲和中国等地区），但仍需要进行大规模且适当的临床试验来评估这些药物的疗效和安全性，因此，尚不支持使用此类治疗方法。

（9）减少暴露在空气污染和低温下的时间：研究证据表明，长期来看空气污染会对高血压产生负面影响。

科普 11：出院后，怎样指导患者进行家庭血压测量？

（1）定期进行家庭血压测量，了解自己的血压水平：如血压不稳定时，每日晨起和睡前各测 1 次，每次测量 3 遍；连续测量 7 天，取后 6 天血压的平均值作为治疗决策的参考。如血压达标且稳定的患者则每周自测 1 天，晨起和睡前各 1 次。

（2）推荐使用经国际标准认证的上臂式电子血压计。为保护环境，应逐步淘汰水银血压计。

（3）选择最佳的测量时间对准确的了解患者的病情是非常必要的。生活中人体血压随时都在变化，宜在每天 6：00 ~9：00 和 17：00 ~20：00 这两个血压高峰时段中各测一次，每次测压 3 遍，一遍测压完成后静待 2 分钟再测，取平均值。

（4）需服降压药治疗的患者将血压降到 140/90 mmHg 以下，病情稳定时，一般每周选一天，在早上吃药之前、服完药后 3 ~4 小时、晚上睡觉前分别测量 3 次血压即可。

（于　婵）

参考文献

[1] 中华医学会心血管病学分会高血压学组，中华心血管病杂志编辑委员会. 中国高血压患者血压血脂综合管理的专家共识［J］. 中华心血管病杂志，2021，49（6）：10.

[2] 王胜煌.《ISH2020 国际高血压实践指南》解析与宁波实践分享［J］. 中华医学信息导报，2020，35（13）：17.

[3] 牟建军、陈阳、李玉明. 从分层推荐看《国际高血压学会 2020 国际高血压实践指南》［J］. 中华高血压杂志，2020，28（8）：10 -11.

[4] 中国高血压联盟《家庭血压监测指南》委员会. 2019 中国家庭血压监测指南［J］. 中国循环杂志，2019，34（7）：635 -639.

[5]《中国高血压防治指南》修订委员会. 中国高血压防治指南 2018 年修订版［J］. 心脑血管病防治，2019，19（1）：1 -44.

[6] 中国高血压防治指南修订委员会，高血压联盟（中国），中华医学会心血管病学分会，等. 中国高血

压防治指南（2018 年修订版）[J]. 中国心血管杂志，2019，24（1）：24－56.

[7] 吴兆苏. 我国高血压防治回顾与现状 [J]. 中国医药，2019，14（8）：1121－1124.

[8] 刘丽华. 高血压的危害（一）[J]. 中南药学（用药与健康），2016（4）：52－53.

[9] 曾新颖，张梅，李镒冲，等. 中国 2011 年城乡 35 岁及以上高血压患者社区管理现状及其效果影响因素分析 [J]. 中华流行病学杂志，2016，37（5）：612－617.

第二章　高脂血症

案例

患者，男性，45 岁，身高 180 cm，体重 105 kg，BMI 32. 4 kg/m^2，腰围 91 cm，经常与朋友夜间出去吃烧烤、火锅，喜好社交性饮酒，既往患者有高血压病史 10 年，吸烟史 28 年，30 支/日。主诉：近 3 个月内出现头晕，时重时轻，气短，睡眠较浅、多梦，醒后难入眠，感觉疲劳，手脚无力、发麻。目前每日睡前口服艾司唑伦 2 mg，醒后仍感觉全身乏力，心烦易怒，缬沙坦胶囊 80 mg，1 次/日，平常血压控制在 140/85 mmHg 左右，运动少，为求进一步检查治疗，门诊以“头晕原因待查”收入院。入院查体：T 36. 6 ℃，P 62 次/分，R 16 次/分，BP 138/74 mmHg，患者神志清楚，未诉头痛、黑蒙，无眩晕，半年之内无跌倒史，疼痛评分 0 分，日常生活自理能力评分 100 分。辅助检查：心电图示窦性心律，血常规异常指标示血红蛋白：130 g/L，三酰甘油：5. 63 mmol/L，总胆固醇：7. 66 mmol/L，低密度脂蛋白胆固醇：5. 62 mmol/L，高密度脂蛋白胆固醇：0. 9 mmol/L，丙氨酸氨基转移酶：32 IU/L，门冬氨酸氨基转移酶：42 IU/L，肌酐：86 μmol/L。初步诊断：高脂血症。患者经过减重、调节饮食、规律服用降脂药物，现精神良好，睡眠正常，四肢活动良好，二便正常，于 2021 年 12 月 7 日康复出院。

科普 1：患者入院诊断为高脂血症，入院后应首先向患者进行哪些疾病相关知识宣教?

患者入院后应首先让患者认识血脂及高脂血症的概念、诊断标准及分型。

血脂是血浆中的中性脂肪和类脂的总称，包括胆固醇、三酰甘油、磷脂和游离脂肪酸。

高脂血症：由于机体脂肪代谢或运转异常使血浆中的一种或多种脂质高于正常参考值称为高脂血症。脂质不溶或微溶于水，在血液中必须与蛋白质结合，以脂蛋白形式存在，因此，高脂血症又被称为高脂蛋白血症。成年人空腹血清中总胆固醇超过 5. 2 mmol/L，三酰甘油超过 1. 70 mmol/L，可诊断为高脂血症（表 2-1）。

表 2-1　血脂临床正常参考值

血脂指标	正常参考值（mmol/L）
总胆固醇	<5. 2
三酰甘油	<1. 7
低密度脂蛋白胆固醇	<3. 4
高密度脂蛋白胆固醇	>1. 0

高脂血症的类型：高胆固醇血症；高三酰甘油血症；混合型高脂血症；低高密度脂蛋白血症。高脂血症的分型见表 2-2。

表 2-2　高脂血症的分型

类型	表现
Ⅰ型	三酰甘油↑，胆固醇正常或轻度↑
Ⅱa 型	三酰甘油正常，单纯性胆固醇↑
Ⅱb 型	三酰甘油和胆固醇均↑
Ⅲ型	又称为异常 β－脂蛋白血症。胆固醇和三酰甘油浓度均明显↑，血浆外观浑浊，有“奶油样”顶层
Ⅳ型	无“奶油样”顶层，三酰甘油明显↑，胆固醇可正常或偏高
Ⅴ型	血浆外观有“奶油样”顶层，下层浑浊，血浆三酰甘油和胆固醇均↑，以三酰甘油↑为主

科普 2：住院期间，患者血脂控制在什么水平才算达标？

临床上根据《中国成人血脂异常防治指南（2016 年修订版）》对血脂合适水平及异常进行控制。《中国居民膳食指南》建议每日摄入的膳食胆固醇不宜超过 300 mg，如果是高脂血症患者，则应严格限制，每日摄入量不超过 200 mg。

科普 3：教会患者如何计算自己的身体质量指数。

身体质量指数（BMI）又称凯特莱指数，简称体质指数，是由一个人的质量（体重）和身高计算出的一个数值。BMI 的定义是体重除以身高的平方，以千克/平方米为单位表示，由质量（千克）和身高（米）得出：$BMI=\frac{w}{h^2}$，其中 w 为体重；h 为身高。

科普 4：住院期间，患者为什么会出现头晕、气短、四肢发麻等症状？

血液黏稠度升高导致脑缺血、缺氧，从而引起头晕。脂肪覆盖在血管内壁导致血管硬化，出现胸闷、心悸、气短等心脏病及周围动脉硬化疾病的临床表现。胆固醇积聚在腿部肌肉中则表现为肢体麻木、小腿抽筋。

科普 5：患者现阶段能否在睡前吃大量的安眠药物？

高脂血症的患者睡前服用大剂量的安眠药物，会减慢血流速度，使血液黏稠度升高，易引起大脑灌注障碍，导致缺血性脑卒中，因此要慎用辅助睡眠的药物。

科普 6：告知患者高脂血症会给自己的生活带来哪些危害？

大多数高脂血症患者没有症状和体征，但它是一位“隐形杀手”。高脂血症是导致动脉粥样硬化的罪魁祸首之一，可导致脑卒中、冠心病、肾动脉狭窄和下肢动脉闭塞等血管疾病。此外，高脂血症还可以诱发和加重高血压、糖尿病、脂肪肝、肝硬化、胆石症、胰腺炎、眼底出血、周围血管疾病、间歇性跛行和高尿酸血症等疾病。血液中的胆固醇、低密度脂蛋白胆固醇是对人体有害的胆固醇，高密度脂蛋白胆固醇是对身体有益的胆固醇。降低血液中的低密度脂蛋白胆固醇或胆固醇，升高血液中的高密度脂蛋白胆固醇，可降低发生冠心病和脑卒中等致死、致残性疾病的风险（图 2-1、图 2-2）。

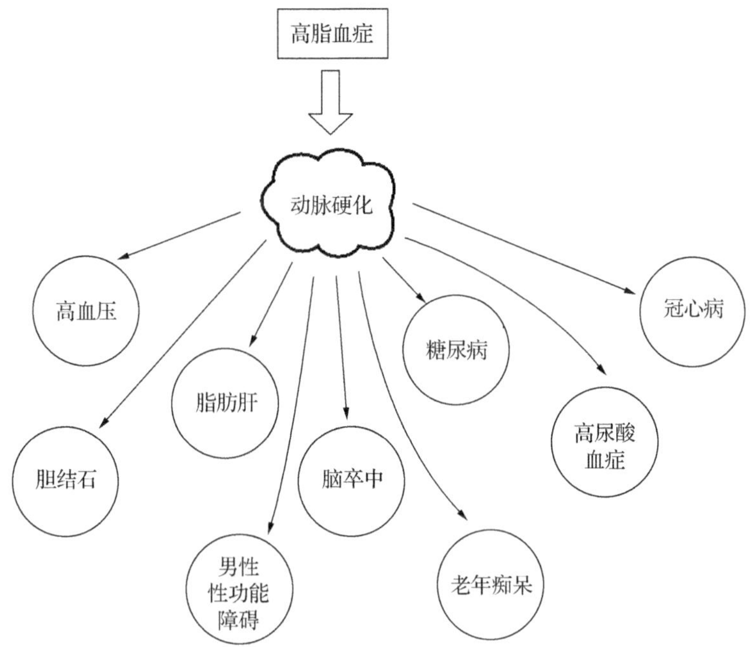

图 2-1　高脂血症的危害

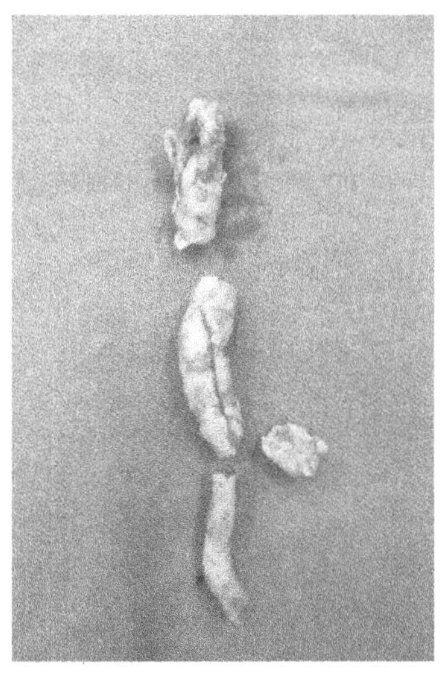

图 2-2　脂质沉积后动脉粥样硬化斑块

科普 7：向患者介绍高脂血症的治疗方式及治疗方式有哪些？

饮食治疗：保证优质蛋白的摄入、低脂无糖饮食（禁食动物内脏，宜食用瘦肉、鱼类）。

运动治疗：以低强度有氧运动为主（身体微微发热、运动中能连续说话）。

药物治疗：规律服用降脂药物。

科普 8：患者出院后，为了提高患者服药的依从性，应告知患者规律服用降脂药物及定时复查各项血液指标的重要性。

（1）首次服用他汀类调脂药的患者，在用药后 6 周内，复查血脂、转氨酶、肌酸激酶。

（2）血脂达标后：无药物不良反应，每隔半年至 1 年复查一次。

（3）血脂未达标：无药物不良反应，建议每隔 3 个月复查一次。

（4）治疗 3 ~6 个月后如果血脂仍未达标，则需在医生的指导下，调整药量及种类。

科普 9：他汀类的药物在什么时间服用效果最好？

（1）短效亲脂（体内作用时间较短）：如辛伐他汀、洛伐他汀，此类药物建议在进晚餐时服用，第一，夜间是人体肝脏胆固醇合成最活跃的时段，晚间服用后，夜间休息时正好达到血药浓度高峰，起到最佳的血脂调节效果；第二，进餐时服用亲脂性的他汀类药物，可以增加药物在体内的吸收率，药物吸收程度高，降血脂效果更好。

（2）普伐他汀、氟伐他汀亲脂性小，药物体内吸收程度受进餐的影响较小，建议睡前服用，保证了药物在夜间胆固醇合成最活跃的时段起效。

（3）长效他汀类药物：阿托伐他汀、瑞舒伐他汀、匹伐他汀，每日服用一次，可以在一天内持续发挥抑制胆固醇合成的药效，在服用时间上没有要求，每天选择固定时间即可。

科普 10：怎样进行患者的饮食指导（图 2–3）？

（1）限制动物蛋白：高血压病患者应限制或禁止动物蛋白（如动物肝脏、蛋类）的摄入，因为蛋白质代谢产生的有害物质可引起血压波动。平常饮食可选用高生物价优质蛋白，如鱼肉、牛奶等。

（2）饮食的选择：禽肉（白肉）含有较多不饱和脂肪酸，更适合血脂异常的人群。吃禽肉时一定注意要去皮，其中鸡肉是蛋白质的较好来源，去皮可去掉绝大部分的脂肪，是禽肉中较好的选择。但鸭和鹅即使去皮，仍含较多脂肪，要少吃。禽蛋类的蛋黄富含胆固醇，蛋白基本不含胆固醇。

（3）膳食纤维：膳食纤维能使血清中胆固醇、三酰甘油、低密度脂蛋白水平降低，有利于降低血液黏稠度，对高脂血症患者饮食调节有重要作用。高脂血症人群要想增加膳食纤维的摄入就要保证每日主食中粗杂粮的量应占总主食量至少 1/3，每天至少 500 g 蔬菜和 200 g 左右的水果。水果中山楂具有一定的降脂作用，蔬菜中的木耳、蘑菇等菌类降脂作用较突出。

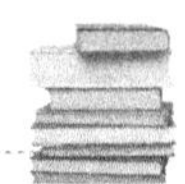

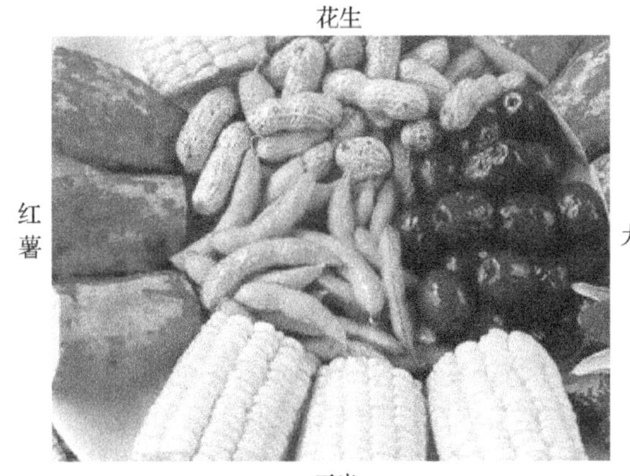

图 2–3　健康饮食

（4）烹调方式：烹调动物性食品时，绝对避免油炸、油煎，较适宜的方法是蒸和烤（用烤箱，非明火烤），这样才能使食物中的油脂滴出来。日常烹调方式宜选择凉拌、清炒、煮、炖、蒸等少油的烹调方式，不用动物油，限用植物油，每天烹调用植物油不超过两白瓷勺，即 20 mL。

科普 11：服用调脂药物，应告知患者出现哪些不良反应应引起重视?

（1）肝毒性：他汀类药物在经肝代谢过程中，可引起胆汁淤积（胆道阻塞性黄疸）和转氨酶升高，这是该类药物肝毒性的主要表现。

（2）肌肉毒性作用（横纹肌溶解）：横纹肌溶解是他汀类药物的一种罕见而严重的肌肉毒副作用，主要表现为急性、严重的肌肉组织破坏，伴有肌红蛋白尿和可能出现的肾衰竭。通常情况下他汀类药物的肌肉毒性作用很微弱。

科普 12：怎样指导患者改善生活习惯?

（1）服用降脂药物要用清水服用，服药期间避免食用葡萄柚、橘子、橙皮、佛手等食物，饮用 240 mL 的葡萄柚汁，可使血药浓度增加 37%，过量的药物会留在体内，增加肝脏和肌肉损伤的风险，从而导致肾衰竭。

（2）坚决戒烟。吸烟会加重血脂异常，低密度脂蛋白胆固醇会损伤血管内皮，加速动脉粥样硬化。睡前大量吸烟，也会使血管痉挛收缩、血压升高，使血小板聚集，引起心肌梗死。限制饮酒量，世界卫生组织（WHO）建议每天酒精的摄入量：男性不超过 25 g，女性不超过 15 g。不饮烈性酒或酗酒，忌睡前酗酒，酗酒会导致血浆及尿中儿茶酚胺含量迅速增加，儿茶酚胺也是高血压的元凶，加之高脂血症常合并动脉粥样硬化、高血压，血压迅速升高，可导致脑卒中和猝死。忌饮过量的咖啡。

（3）多饮水，每日饮水量（2000 ~ 2500 mL），可多喝茶（茶叶含有茶多酚，能提高抗氧化能力，降低血脂，缓解血液高凝状态，增强红细胞弹性，缓解或延缓动脉粥样硬化）。

（4）少食多餐。低脂饮食对人体代谢益处很大，可防止食物中释放的脂肪酸在体内大量堆积，减少血管内脂肪物质沉积，防止胆固醇水平过高，也可避免体内脂肪酸水平骤升，使机体能够有效地处理摄入食物。控制碳水化合物（如淀粉、糖类）的摄取，每餐吃到八分饱，改善饮食顺序（蔬菜、鱼类、主食），建议多吃鱼类、海带、番茄，多吃清淡的食物，以素食为主，粗、细粮搭配，少吃甜食（避免摄入人造黄油等富含反式脂肪酸的食物），少吃肥肉及动物内脏、动物脑髓，减少脂肪摄入量，少吃蛋黄和蟹黄等食品，晚餐要控制食量，每天食盐摄入量在6 g以下，忌睡前吃得过饱，饱餐后会造成血液集中在胃肠道，引起心、脑的供血相对减少，造成脑梗死、心绞痛，甚至心肌梗死。

（5）多进食新鲜蔬菜及水果。蔬菜及水果除含有大量水分外，还含有丰富的维生素C及粗纤维，维生素C具有降血脂的作用，粗纤维在肠道可以阻止胆固醇的吸收，促进脂类物质的排泄。苹果、梨、猕猴桃、山楂和黄瓜等具有一定的降脂作用。

（6）多吃豆制品。大豆含有丰富的卵磷脂，有利于脂类透过血管壁为组织所利用，可使血液中的胆固醇降低，改善血液的黏稠度，避免胆固醇在血管壁内沉着，有利于防治高脂血症。

（7）坚持锻炼身体，多运动。可以采取散步、快走、慢跑、游泳、爬楼梯、打太极拳、打乒乓球、骑自行车及爬山等运动形式，每次30～45分钟，每周至少锻炼3～5次，可升高高密度脂蛋白，降低三酰甘油水平。规律的运动，可以使大脑皮质兴奋、抑制和调节过程得到改善，从而消除疲劳，达到放松、镇静、清醒头脑的效果，同时，又可将全身大部分肌肉、骨骼动员起来，可帮助改善血液循环，增强体质，控制体重，有利于体内脂类的代谢，进而减少患动脉硬化的可能性，不活动被视为独立的危险因素。

（8）有高血压、冠心病和糖尿病家族史者，宜及时早期注意血压及血脂的变化，力争在早期采取措施治疗。

（9）合理安排工作、生活，保持乐观的心态，积极调节情绪，避免过度劳累和情绪激动。注意劳逸结合，保证充足的睡眠，睡眠不足会导致压力增加从而增加肾上腺素的分泌，引起血压升高、心跳加快，伤害动脉血管内壁。

（10）严格控制体重并保持体重。

（禹　媛　卜金枝）

参考文献

[1] 陈新谦，金有豫，汤光．新编药物学［M］.17版．北京：人民卫生出版社，2011.

[2] 罗艳丽，马玉奎．血管外科护理手册［M］.北京：科学出版社，2016.

[3] 李小寒，尚少梅．基础护理学［M］.6版，北京：人民卫生出版社，2017.

[4] 凌一揆．中药学［M］.5版．上海：上海科学技术出版社，2017.

[5] 莫伟，李海燕．外周围血管疾病介入护理学［M］.北京：人民卫生出版社，2017.

[6]（美）辛西娅·瑞比克·克里斯滕森，（美）帕特里夏·路易斯．血管护理核心教程［M］.2版．上海：上海科技出版社，2018.

[7] 李海燕，陆清声，莫伟．血管疾病临床护理案例分析 [M]．2 版．上海：复旦大学出版社，2019.
[8] 李海燕，李燕．血管外科护理习题集 [M]．北京：人民卫生出版社，2019.
[9] 张雷，张昊，胡文平．血管外科专业知识 500 问 [M]．上海：第二军医大学出版社，2020.
[10] 李海燕，张玲娟，陆清声．静脉血栓栓塞症防治护理指南 [M]．北京：人民卫生出版社，2021.

第三章　冠心病

第一节　心绞痛

案例

患者，男性，71 岁，主诉：胸闷 1 月余，近两周劳累后或受凉后出现胸痛、胸闷加重，伴大汗淋漓，含服硝酸甘油 1 片后可缓解。近日门诊以“不稳定型心绞痛、冠状动脉粥样硬化心脏病、心功能不全、甲状腺功能减退”于 2021 年 8 月 2 日收入院。患者主诉 1 个月前无明显诱因出现胸闷不能缓解，在其他医院行 PCI 治疗，因损伤血管后导致心包积液，手术失败后予阿司匹林联合氯吡格雷双抗保守治疗。吸烟 40 余年，每日吸烟两包。入院查体：T 36.2 ℃，P 59 次/分，R 20 次/分，BP 108/67 mmHg，叩诊心界正常，心律齐。入院时 NT-proBNP 1111 pg/mL。甲亢全套：Tg Ⅱ 3.09 ng/mL、FT_3 2.7pmol/L、FT_4 9.83pmol/L、T_3 0.76 ng/mL、T_4 50 μg/L。心脏彩超：①主动脉瓣退行性病变；②二尖瓣少量反流、三尖瓣少量反流；③左室射血分数 77%。心电图：①下壁导联可见 Q 波；②发作时前壁导联 ST 压低。入院后立即遵医嘱予冠心病二级预防，给予阿司匹林 1 片 qd，氯吡格雷 1 片 qd，单硝酸异山梨酯 1 片 qd，美托洛尔缓释片 1 片 qd，阿托伐他丁钙片 1 片 qn，左甲状腺素钠片半片 qd，雷贝拉唑肠溶片 1 片 qd，复方丹参滴丸 1 片 tid 自备，硝酸甘油片 1 片 prn 自备等对症处理。2021 年 8 月 4 日晚，患者自诉胸痛、胸闷发作频繁达 10 次，大汗淋漓，每次发作含服硝酸甘油 1 分钟后缓解。患者紧张，压力大。患者于 2021 年 8 月 5 日在介入全身麻醉下行单根导管的冠状动脉造影术 + 血管内超声 + 药物洗脱支架植入术 + 药物球囊，术程顺利，术后给予抗血小板、控制心室率、稳定斑块、护胃等对症治疗，自诉无心绞痛、无胸闷的发生，无明显其他不适。于 2021 年 8 月 11 日康复出院。

科普 1：患者入院后应首先进行哪些疾病相关知识宣教?

患者入院后首先应让其了解心绞痛是一种什么疾病并向其介绍冠心病二级预防的相关知识。

人体中，心脏就如一个四居小屋，结构复杂、五脏俱全。当房屋出现质量问题时，心脏的健康就会亮红灯，心脏功能将受影响。患者被诊断为心绞痛，即“水管故障”，供应心肌营养的血管被堵塞。

（1）定义：心绞痛指流入心肌的血流减少，心脏得不到足够的氧气供给，就会发生心脏供血不足。心绞痛是心肌梗死的前兆，如果不及时缓解，就会导致心肌出现不可修复的损伤。

（2）心绞痛分级（表3-1）。

表3-1 加拿大心血管病学会（CCS）的心绞痛分级

级别	心绞痛临床表现
Ⅰ级	一般体力活动不会引起心绞痛，如行走和上楼，但紧张、快速或持续用力可引起心绞痛发作
Ⅱ级	日常体力活动稍受限，快步行走或上楼、登高、饭后行走或上楼、寒冷或风中行走、情绪激动可使心绞痛发作，或仅在睡醒后数小时内发作。在正常情况下以一般速度平地步行200 m以上或登一层以上楼梯受限
Ⅲ级	日常体力活动明显受限，在正常情况下以一般速度平地步行100～200 m或登一层楼梯时可发作
Ⅳ级	轻微活动或休息时即可出现心绞痛症状

注：此表引自美国心脏病学会（ACC）/美国心脏协会（AHA）/美国内科医师协会（ACP）制定的《慢性稳定性心绞痛诊疗指南》。

（3）冠心病二级预防：具体如下。

1）有高血压、高血脂、高血糖的患者，积极治疗原发病，将相关指标控制在正常范围内。

2）按时服药：抗血小板药物/抗凝药、调脂降脂药物、硝酸酯类药物、β受体阻滞剂，按照医嘱按时服药。二级预防提倡“双有效”，即有效药物、有效剂量。吃吃停停、停停吃吃是冠心病二级预防的禁忌，不但效果不好，而且更危险。

3）学会劳逸结合、进行适度的体力活动、做好自我的体重管理：日常生活中应注意休息，劳逸结合，保证充足的睡眠，避免劳累。根据心脏功能的情况，做好心脏康复运动。

4）保持情绪稳定：生活中注意要心胸开阔，不要为一点小事而大动肝火，要保持良好的心情和心态。

5）一定要戒烟限酒：研究表明吸烟者发生心肌梗死和猝死的风险比不吸烟者高2倍。吸烟对于心脏不好的人来说，危害无疑是大的。

6）控制饮食：保持低盐低脂饮食，少吃含饱和脂肪酸和胆固醇高的食品，如肥肉、动物内脏、奶油等，避免饱餐。

科普2：住院期间，应提醒患者发生哪些不适应引起重视？

患者为不稳定型心绞痛，住院期间应避免发作，而心绞痛有时症状表现不明显，有的表现为闷痛、压榨性疼痛或者胸骨后咽喉部的紧缩感，有些仅有胸闷，故需交代患者出现突然发生的胸闷，特别是位于胸骨体上段或中段之后，感觉到压榨性、闷胀性或窒息性疼痛，或是心前区，甚至是放射至左肩、左上肢前内侧，可达环指和小指，均需注意，有时可伴有濒死感，大汗淋漓（图3-1）。出现以上不适，均应引起重视，并立即告知医护人员，进行紧急处置，在院外要随身带硝酸甘油片，出现胸痛、胸闷症状要立即停止一切活动，舌下含服1片硝酸甘油，如果不能缓解，立即拨打120，到专业医院进行处置。

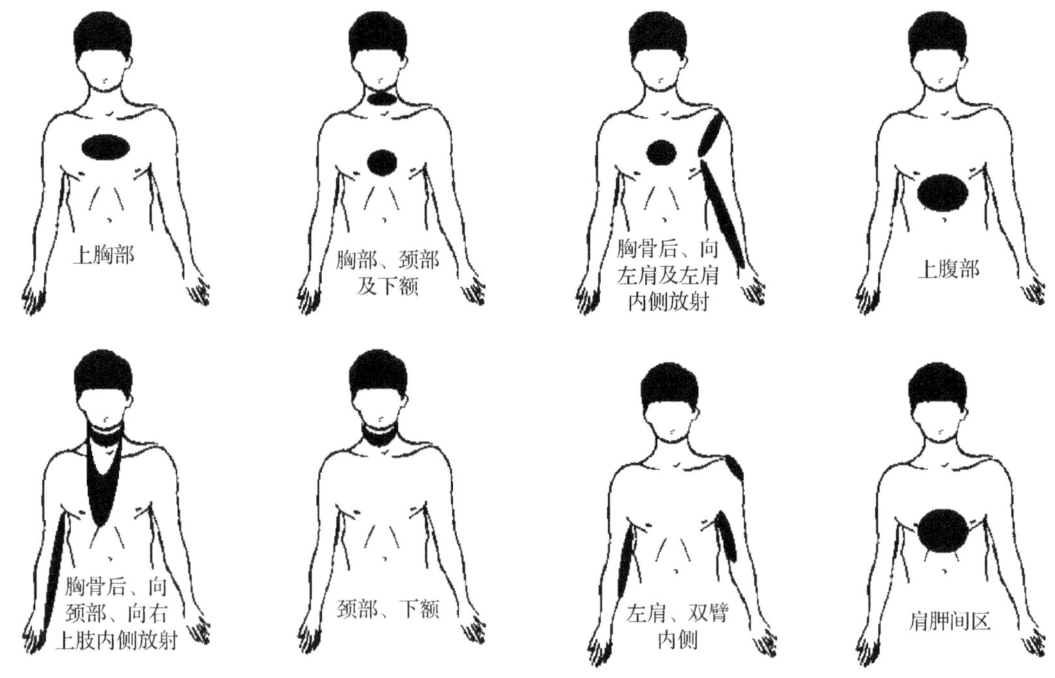

图 3-1　胸痛的部位

科普 3：患者既往有 PCI 治疗失败的经历，怎样做好患者的心理指导？

患者既往有 PCI 治疗致心包积液的手术失败史，故患者高度紧张，心理压力大，而不稳定性心绞痛风险性高，随时可危害患者生命安全，故应采用移情护理干预，护理人员应不断与患者交流，从而缓解患者负性情绪，改善希望水平，建立良好护患关系和信任感，加强患者治疗主动性，提高患者依从性，增加治疗的信心。

（1）换位思考：患者入院后即带其熟悉医院环境，缓解因陌生环境产生的孤单感，责任护士发挥自身职能，对患者当时心境和状态评估，通过换位思考，将自身内心情感投入到患者处境中，站在患者角度思考问题。向其讲解以往成功案例，与患者建立情感共鸣，维持良好护患关系，产生信任感，促进其积极配合治疗工作。

（2）情感交流：护理人员通过诱发式发问，深入了解患者内心感受，鼓励其倾诉真实想法，稳定其情绪，帮其缓解内心焦虑、恐惧等情绪。同时对于患者所遇问题积极解答，并纠正其错误认知，促进健康行为改变。

（3）放松指导：因病情具有高风险，且危险因素较多，护理人员应做好风险预防措施，期间指导患者放松身心，学习深呼吸、按摩等工作，并叮嘱家属一同学习，为患者做好防护工作。

（4）及时回应：在治疗期间，患者如有任何问题或需求，应及时解答并满足。

科普 4：住院期间，怎样向患者介绍不稳定心绞痛的治疗方法？

（1）药物治疗：主要包括抗血小板药物、硝酸酯类药物、β 受体阻滞剂及钙拮抗剂。

1）抗血小板药物：阿司匹林为首选药物。急性期剂量应为150～300 mg/d，可达到快速抑制血小板聚集的作用，3天后可改为小剂量即50～150 mg/d维持治疗，对于阿司匹林禁忌的患者，可采用噻氯匹定或氯吡格雷替代治疗，使用时应注意经常进行血常规检查，一旦出现明显白细胞或血小板降低应立即停药。

2）硝酸酯类药物：硝酸酯类通过扩张冠状动脉及其侧支循环，增加冠状动脉血流量及静脉容量，减少回心血量，降低心室前负荷，主要目的是控制心绞痛的发作。

3）β受体阻滞剂：对不稳定型心绞痛患者控制心绞痛症状及改善其近、远期预后均有好处，除有禁忌证如肺水肿、未稳定的左心衰竭、支气管哮喘、低血压（SBP≤90 mmHg）、严重窦性心动过缓，或二、三度房室传导阻滞者，主张常规服用。

4）钙拮抗剂：具有扩张冠状动脉、增加冠状动脉血流量的作用。

（2）介入治疗：除药物治疗以外，还要及时进行冠脉造影检查，了解冠脉狭窄程度、部位，根据狭窄程度、部位，进行相应血运重建治疗，即放支架。

（3）冠脉搭桥治疗：有些患者不能放支架或因弥漫性血管病变无法放置支架，可以考虑外科冠脉搭桥治疗。

科普5：为了提高患者服药依从性，应怎样告知患者服用抗血小板药物？

抗血小板药物是心血管冠心病二级预防的重要步骤，应告知患者明白此药的重要性，该类药物能降低心肌梗死、脑梗死和心血管疾病22%的死亡率，因此，无特殊情况或未经医生允许，患者一定不能随便停药，以免导致心肌梗死、脑梗死，甚至危及生命。具体用药如下。

（1）阿司匹林类制剂可以抑制血小板在动脉粥样硬化斑块上的聚集，防止血栓形成，同时也通过抑制血栓烷 A_2 的形成，抑制它所导致的血管痉挛。每天服用75～100 mg阿司匹林可以降低稳定型心绞痛患者心肌梗死、脑卒中和心血管性的死亡危险。

（2）存在阿司匹林禁忌证和不耐受时可改用氯吡格雷，没有接受血运重建的稳定性冠心病，无心肌梗死病史的患者，仅需要服用单药抗血小板，高危风险的患者，若接受了血运重建术或1～3年之前有过心肌梗死，需阿司匹林和氯吡格雷联用。各种抗血小板和抗凝药物的用法详见表3-2。

表3-2 各种抗血小板和抗凝药物用法

药物	用法
阿司匹林	开始剂量150～300 mg/d，然后75～150 mg/d
氯吡格雷	负荷剂量300 mg，然后75 mg/d
噻氯匹定	负荷剂量500 mg，然后250 mg，2次/日，2周后改为250 mg/d，治疗期间监测血小板和细胞计数
普通肝素	60～70 IU/kg，静脉团注（bolus），最大剂量5000 IU。然后静脉滴注12～15 IU/(kg·h)，最大剂量1000 IU/h。将激活的部分凝血活酶时间控制在对照值的1.5～2.5倍

续表

药物	用法
达肝素（fragmin）	120 IU/kg，皮下注射，每 12 小时 1 次；最大剂量 10 000 IU，每 12 小时 1 次
依诺肝素（lovenox）	1 mg/kg，皮下注射，每 12 小时 1 次，首剂可以 1 次静脉滴注 30 mg
那屈肝素（fraxiparine）	0.1 mL/10 kg，皮下注射，每 12 小时 1 次，首剂可 1 次静脉滴注 0.4 ~ 0.6 mL
替罗非班	0.4 μg/(kg・min) 静脉滴注 30 分钟，继以 0.1 μg/(kg・min) 静脉滴注 48 ~ 96 小时

科普 6：服用抗血小板药物期间，应告知患者注意观察哪些不良反应?

（1）注意出血副作用：服药期间患者要密切观察有否出现皮下瘀血、牙龈出血、血便、头痛等。此外，常见的抗血小板药物阿司匹林有损伤胃黏膜的副作用，服药时可加上护胃的药物中和。若出现严重并发症及时告知医生。

（2）饮食的配合：服用抗血小板药物期间应秉承清淡饮食及低盐、低脂、低胆固醇的原则，糖尿病患者则要控制血糖等。

（3）服用时机：阿司匹林是肠溶片，需要进入肠道才能发挥药效，建议在饭前或是空腹服用。

（4）若需行手术或其他特殊治疗，请及时告知医生进行用量调整。

科普 7：住院期间，怎样向患者介绍 PCI 治疗的过程?

经皮冠状动脉介入术（PCI）是心血管内科的常见术式，属于微创手术，创伤小，术后恢复快，常用于治疗急性心肌梗死、冠心病等疾病，具有改善冠状动脉血液循环、恢复心肌供血的作用。

采用股动脉途径或桡动脉途径，将导管送至待扩张的冠状动脉口，再将相应大小的球囊沿导引钢丝送到狭窄的节段，根据病变的特点用适当的压力和时间进行扩张，达到解除狭窄的目的（图 3-2）。早期应用的是裸金属支，术后 6 个月内再狭窄率为 20% ~ 30% 。目前，一般选择的是药物洗脱支架，在裸支架的金属表面增加具有良好生物相容性的涂层和药物，此种支架置入后，平滑肌的增生被抑制，使再狭窄进一步降低（10% 以下）。

科普 8：患者行 PCI 治疗手术前，应完成哪些术前宣教?

（1）告知患者手术风险得益，并配合宣传小册、图片、讲座等使患者进一步了解和接受。做好心理护理。

（2）配合医生做好患者术前检查：如心脏彩超、心电图、肾功能电解质、心肌酶、血凝及血型鉴定等。

（3）指导患者进清淡易消化饮食，进食宜七八分饱，戒烟酒。

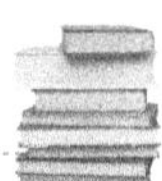

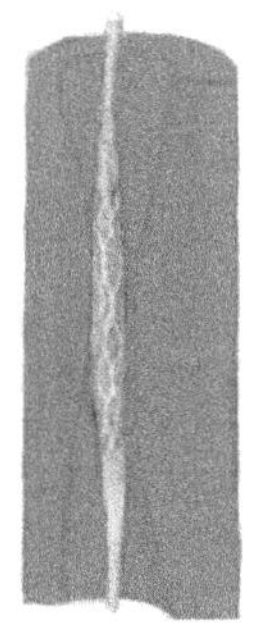 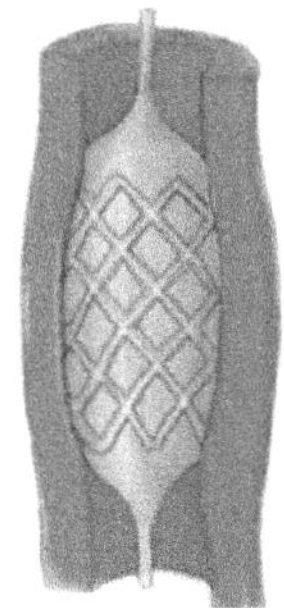 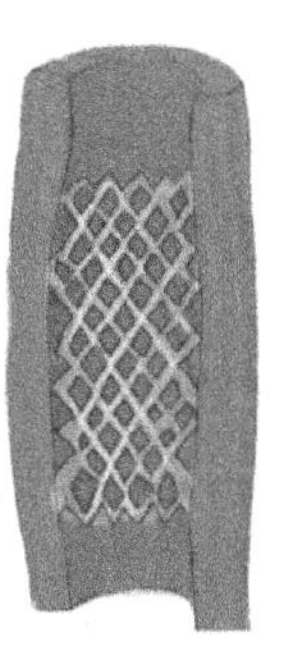 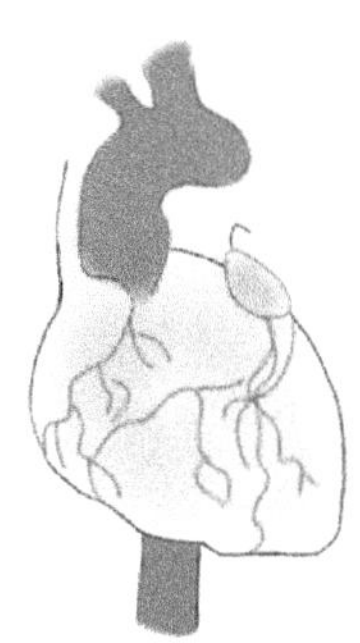

图 3-2 支架植入过程

（4）准备 1000～1200 mL 的温开水，准备尿壶和便盆，以备术后使用，指导患者练习床上大小便。

（5）手术穿刺部位一般在右侧，术前左上肢留置针，做碘过敏试验，15～20 分钟内观察患者有无头晕、头痛、恶心等症状。

（6）术前一天及术日当天早上按医嘱口服阿司匹林、氯吡格雷等抗凝扩血管药物。

科普 9：患者采用血管内超声协助诊断和治疗，护士如何向患者宣教该项技术？

血管内超声（IVUS）技术，简单通俗地说，就是在心脏血管内做超声检查，将微型化的超声探头通过导管技术送入血管腔内，从而提供管壁在内的横截面图像。精细程度堪称心血管介入术中医生的“另一只眼睛”。

目前确诊冠心病的主要手段是冠脉造影，但该技术只能对血管内血流情况进行成像，且容易受造影角度的影响，不能显示病变所在的管壁和粥样斑块，不能提供粥样斑块的形态和性质。IVUS 利用安装在心导管顶端的微型超声探头，实时显示血管的截面图像，能清晰显示管壁结构的厚度、管腔大小和形状等，精确地测量血管腔径及横截面积，甚至可以辨认钙化、纤维化和脂质池等病变，发现冠脉造影不能显示的血管早期病变，在支架植入前为选择合适的支架提供准确的参考依据，使术者能够更好地选择支架的直径和长度，使支架和血管更好地匹配。在支架植入后，可对支架的大小、位置、形状、贴壁程度、对称性和展开满意度进行系统的评价，保证支架充分而不过度扩张。

科普 10：患者行 PCI 治疗术后，怎样告知患者术后的注意事项？

（1）提示患者出现胸闷、胸痛、头晕、头痛，视物模糊等不适情况时及时告知医护人员。

（2）观察穿刺部位有无出血、血肿；使用桡动脉压迫器，可适当抬高术肢前臂，做握拳、松拳动作，以促进手部血液循环，并保持腕关节伸直，无特殊情况下，可如厕大小便。如有牙龈出血、便血、尿血、皮下出血点等及时告知医护人员。

（3）观察肢体皮肤颜色与温度、感觉与运动功能等有无变化。

（4）术后多饮水，术后 3～4 小时饮水量一般在 1000～1200 mL，以利于造影剂的排出，预防造影剂肾病，但有心力衰竭（简称心衰）的患者应适当减量，恶心、呕吐者少饮水，记录24小时尿量。

科普11：患者行PCI治疗术后，怎样指导患者进行I期康复？

患者行PCI术后，应遵循渐进的办法，按照心脏康复运动7步法的步骤进行，具体见表3–3。

表3–3　I期心脏运动康复–心脏康复7步法

心脏康复运动7步法	日常活动训练程序	健康教育程序
第1步：进行呼吸运动，四肢的主动及被动活动，重复5～10次；次日重复20次	卧床：平卧深呼吸3～5次，每日2次	心理指导，指导患者积极配合治疗
第2步：在第1步基础上，床上坐起运动，重复5～10次；次日重复20次	床上活动：患者自行进餐，洗手及使用便盆，尝试升高床头坐15～30分钟，每日2次	介绍急性心肌梗死的康复训练目的及程序
第3步：热身及松弛运动，用缓慢步伐步行30～40 m，每日2次	床边活动：在床边擦身，自行梳头、剃须，在床边晃动双脚	介绍康复过程中需要的运动强度及自觉疲劳程度
第4步：热身运动，原地踏步运动10～15次，在有支撑作用下缓慢行走50 m，每日2次	床边活动：短时间（小于15分钟）阅读，坐起15～30分钟，每日2次	介绍冠心病二级预防ABCDE原则及心绞痛发作诱因的重要性
第5步：热身运动，步行100 m，尝试性上下5步楼梯，松弛运动，每日2次	椅上活动：自行下床，可尝试自行到洗手间	用药指导：急性心肌梗死后告知遵医嘱服药，不要擅自增减药量的重要性，告知药物的用法、作用和不良反应
第6步：热身运动，步行150 m，步行上下5步楼梯，松弛运动，每日2次	站立活动：自行到洗手间，可尝试冲洗身体	自我监测指导：指导患者自测脉搏、血压和自觉疲劳程度计分
第7步：热身运动步行150 m，步行上下9步或10步楼梯，松弛运动，每日2次	可自行到洗手间及进行各种清洗活动	出院指导：教会患者及家属心绞痛发作时的缓解方法

科普12：告知患者出院后有哪些注意事项？

（1）饮食：低盐低脂饮食，清淡饮食，少吃动物内脏及油腻的食物，避免用力解大便，应鼓励患者多吃水果、蔬菜等，预防便秘。

（2）药物：告知其服用药物的重要性，使用抗血小板药物、降压药、降脂药、控制心律等药物，告知其治疗效果及用药不良反应。严格按照医嘱用药，不得擅自停用药物。

（3）心理调适：心脏康复的同时注重心理护理，保持良好的心态，注意休息、避免劳累、受凉。

（4）减少危险因素：合理膳食、戒烟限酒、控制体重、控制血糖、控制血脂、控制血压、心律管理、改善症状、减轻缺血。

（5）定期复查心电图、B 超、肝肾功能、电解质等，监测血压、心率，如有胸闷、胸痛、头晕、血尿、便血等不适，及时就诊。

（6）出院后 1 个月、3 个月、6 个月、12 个月至心血管内科门诊随诊，术后 6 个月行冠状动脉造影术后复查。

科普 13：患者患有甲状腺功能减退症，怎样指导患者出院后的自我管理？

甲状腺功能减退症是由于甲状腺激素合成减少或分泌不足引起代谢减低的代谢异常类疾病。该疾病隐匿、病程长，多数患者缺乏特异的体征，主要表现为交感神经兴奋性减低和代谢率降低，多数患者会出现心跳变慢、畏寒、少汗、关节疼痛、嗜睡、乏力、记忆力减退及体重增加等症状（图 3–3）。

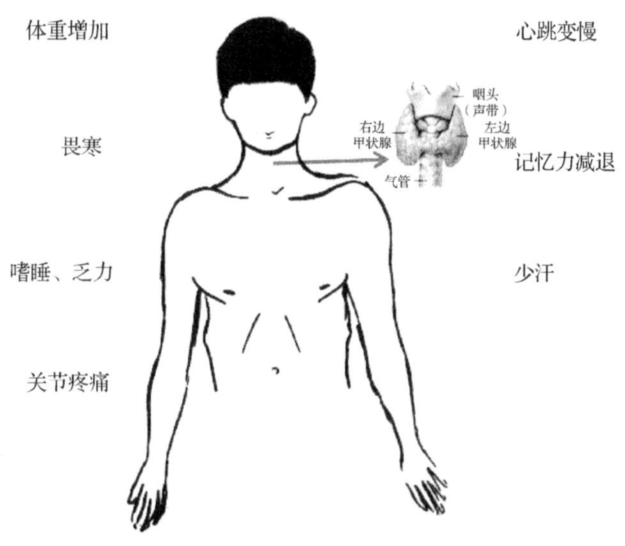

图 3–3 甲状腺功能减退症的症状

出院后注意事项如下：

（1）病情观察：监测患者生命体征变化，观察患者有无寒战、皮肤苍白等体温过低表现及心律不齐、心动过缓等现象，并及时处理。

（2）用药指导：各种类型的甲状腺功能减退症均需用甲状腺激素替代治疗，永久性甲状腺功能减退症患者需要终身服药，首选左甲状腺素。一般从小剂量开始，密切观察心率；如出现心动过速、心律失常、多汗、体重明显减轻等症状，提示药物剂量过大，应及时与医生联系，遵医嘱调整用量；不可随意停药或改变药物剂量，否则可导致心血管疾病；观察药物替代治疗后病情有无好转。对症治疗贫血患者补充铁剂、维生素 B_{12}、叶酸等。胃酸低者补充稀盐酸，与甲状腺激素合用效果好。

（3）饮食生活指导：给予高蛋白、高维生素、低钠、低脂肪饮食，细嚼慢咽，少食多餐。进食粗纤维食物，如蔬菜、水果或全麦制品，促进胃肠蠕动。桥本甲状腺炎所致甲状腺功能减退症患者应避免摄取含碘食物和药物，以免诱发严重的黏液性水肿。

（4）心理指导：应关心体贴患者，多与患者沟通，耐心倾听其内心感受，安慰鼓励患者，解除其思想顾虑，鼓励患者多参加社会团体活动，鼓励亲友多与患者交流，保持社会联系，增强其战胜疾病的自信心。

（5）生活指导：保证充足的睡眠，保持室内温度为 22～23 ℃，避免受凉。协助患者料理日常生活，制订活动计划，逐渐增加活动量，鼓励患者做简单的家务，病情加重及出现并发症时要卧床休息，要适当地加减衣服，睡觉时加盖被褥，冬天外出时应戴手套、穿棉鞋，以免四肢暴露在冷空气中使患者受凉。

（陈丽燕）

参考文献

[1] 柯元南，陈纪林. 不稳定性心绞痛和非 ST 段抬高心肌梗死诊断与治疗指南 [J]. 中华心血管病杂志，2007，35（4）：295－304.

[2] 刘敏，邵芳，仲崇俊. 移情护理对不稳定型心绞痛患者焦虑、抑郁情绪及期望水平的影响 [J]. 心血管康复医学杂志，2016，25（5）：550－553.

[3] 刘洋，梅迪，申爽，等. 葫芦岛地区育龄期女性甲状腺功能指标的调查研究 [J]. 中国微生态学杂志，2016，28（3）：340－342.

[4] 梁玉琼，革娟娟，梁丽群. 加强人文护理对冠心病患者生活质量的影响分析 [J]. 现代诊断与治疗，2019，30（19）：3473－3474.

[5] 中华医学会. 甲状腺功能减退基层诊疗指南（实践版·2019）[M]. 中华全科医师杂志，2019.

[6] 何战斌. 血栓弹力图评价经皮冠脉介入治疗患者服用抗血小板药物效果的研究 [J]. 现代医药卫生，2019，35（增刊1）：27－28.

[7] 赵艳丽. 心理护理与健康教育对冠心病心绞痛患者临床效果的影响 [J]. 航空航天医学杂志，2019，30（5）：637－639.

[8] 高小娟. 冠心病患者服用抗血小板药物后出现上消化道出血情况及影响因素研究 [J]. 心血管病防治知识：学术版，2020，10（35）：34－36.

[9] 王东，张请德，张瑜. 血管内超声在冠状动脉疾病诊断和介入治疗中的作用研究 [J]. 人人健康，2020（14）：259.

[10] 冉林会. 冠心病 PCI 手术患者出院后实施延续性护理的临床价值 [J]. 大健康，2020（15）：168－169.

[11] 中华医学会，中华医学会杂志社，中华医学会全科医学分会，等. 非 ST 段抬高型急性冠状动脉综合征基层诊疗指南（实践版·2019）[J]. 中华全科医师杂志，2021，20（1）：14－20.

[12] 方燕娜，傅丹娴. 图文宣教结合回馈教学法在经皮冠状动脉介入治疗术后患者健康教育中的应用 [J]. 中国当代医药，2021，28（14）：209－212.

[13] 杨萌. 移情护理在不稳定性心绞痛患者中的应用价值分析 [J]. 现代诊断与治疗，2021，32（3）：483 – 454.

[14] 林继华，罗志军. 动态心电图对 PCI 术前手术风险评估的作用 [J]. 浙江创伤外科，2021，26（2）：368 – 369.

[15] 刘红梅，冯胜红，任静，等. 渐进式Ⅰ、Ⅱ期心脏康复对冠心病患者 PCI 治疗后运动耐量、心功能和预后的影响 [J]. 岭南心血管病杂志，2021，27（6）：640 – 645.

第二节　急性心肌梗死

案例

患者，男性，75 岁，主诉：4 小时前无明显诱因突然出现心前区疼痛，疼痛向肩部及背部放射，口服硝酸甘油无效，急诊以“急性心肌梗死、高血压 2 级”于 2021 年 5 月 1 日平车送入我院。入院时 NT-proBNP 302.36 ng/L。既往有高脂血症病史，吸烟史 40 余年，每日 30 支。2010 年由于急性左心衰竭送入我院治疗，既往有急性心力衰竭病史，高血压病史 30 年，规律服用卡托普利，最高血压 170/100 mmHg。入院查体：T 36.6 ℃，P 120 次/分，R 21 次/分，听诊心率 115 次/分。患者心电图：①窦性心动过速；②非特异性室内传导阻滞；③前间壁梗死；④侧壁 ST-T 异常可能由心肌缺血引起。入院后监测血压，调整降压方案：卡托普利联合酒石酸美托洛尔片（倍他乐克），硝酸甘油 5 mg + 氯化钾溶液 50 mL 微量泵入。2021 年 5 月 1 日患者在介入室行冠状动脉造影术及经皮冠状动脉介入治疗，术后在右上肢留鞘管，于 2021 年 5 月 2 日顺利拔除。经降压、溶血栓、护胃等对症治疗，患者于 2021 年 5 月 6 日康复出院。

科普 1：患者入院诊断为急性心肌梗死，应告知患者在避免哪些情形以防止诱发急性心肌梗死？

（1）过劳过重的体力劳动，尤其是负重登楼，过度体育活动，连续紧张劳累等，都可使心脏负担加重，心肌需氧量突然增加，而冠心病患者的冠状动脉已发生硬化、狭窄，不能充分扩张而造成心肌缺血。剧烈的体力负荷也可诱发斑块破裂，导致急性心肌梗死。

（2）激动：由激动、紧张、愤怒等激烈的情绪变化诱发。

（3）暴饮暴食：不少心肌梗死患者于暴饮暴食之后发病，进食大量含高脂肪、高热量的食物后，血脂浓度突然升高，导致血液黏稠度增加，血小板聚集性增高，在冠状动脉狭窄的基础上形成血栓，引起急性心肌梗死。

（4）寒冷刺激：突然的寒冷刺激可能诱发急性心肌梗死。

（5）便秘：便秘在老年人当中十分常见。临床上因为便秘时用力屏气而导致心肌梗死的老年人并不少见，需保持大便通畅。

（6）吸烟、大量饮酒：吸烟和大量饮酒可通过诱发冠状动脉痉挛及心肌耗氧量增加而诱发急性心肌梗死。

科普 2：患者入院后，应告知患者发生哪些不适表现需引起重视与关注？

急性心肌梗死最常见的就是持续性胸痛、胸闷气短、烦躁不安，常伴大汗，重者可出现意识丧失，甚至猝死。也有的人只有腹痛，甚至只是牙痛，又或是上肢痛（图 3-4）。所以对一些年老体弱的高危人群，从牙齿以下到肚脐眼以上的疼痛，都要考虑“急性心肌梗死”。如出现以上症状，应立即去医院就诊。

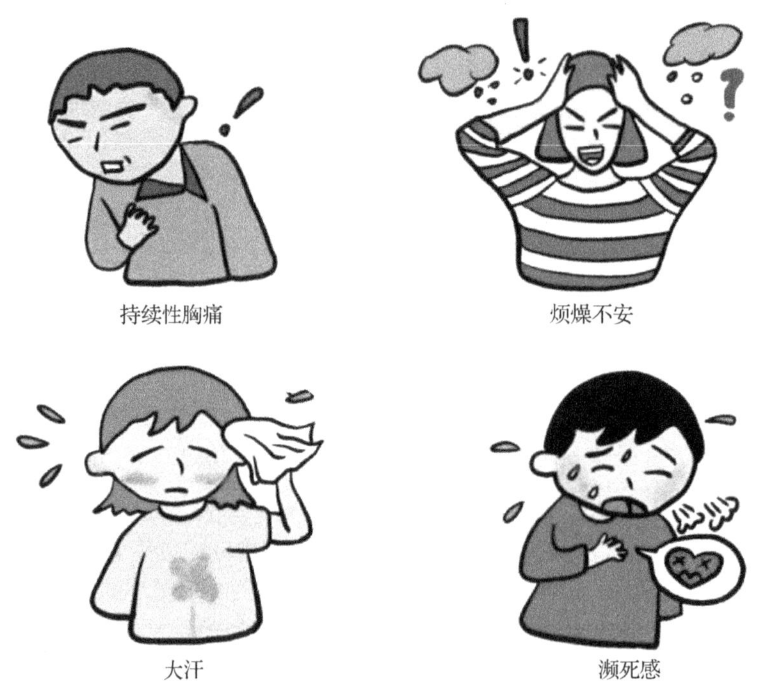

图 3-4　急性心肌梗死症状

科普 3：患者属于心肌梗死的急性期，应及时做好哪些方面的指导？

（1）休息：发病 12 小时内应绝对卧床休息，保持环境安静，限制探视，并告知患者和家属，卧床休息及有效睡眠可以降低心肌耗氧量和交感神经兴奋性，有利于缓解疼痛，以取得合作。

（2）饮食：起病后 4 ~ 12 小时内给予流质饮食，以减轻胃扩张症状。随后过渡到低脂、低胆固醇清淡饮食，提倡少食多餐。

（3）给氧：鼻导管给氧，以增加心肌氧的供应，减轻缺血和疼痛。

（4）止痛治疗的护理：遵医嘱给予吗啡或哌替啶止痛，注意有无呼吸抑制等不良反应。给予硝酸酯类药物时应随时监测血压的变化，位置收缩压在 100 mmHg 以上。

科普 4：患者住院期间感到恐惧，应怎样做好患者的心理干预？

（1）简要解释病情及治疗方案：说明不良情绪会增加心肌耗氧量，不利于病情的控制。

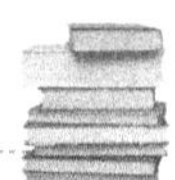

（2）环境介绍：向患者介绍 CCU 的良好诊疗条件和先进技术，告知患者其病情的任何变化都在医护人员的严密监护之下，患者可以安心休息，有不舒适及时告诉医护人员即可。

（3）心理疏导：允许患者表达内心感受，给予目光交流、肢体接触、语言安慰等心理支持手段，同时，医护人员工作应紧张有序，给患者以信赖感，避免忙乱而带给患者不安全感。

（4）减少干扰：将监护仪的报警声尽量调低，医护人员应轻声细语，以免影响患者休息，增加患者的心理负担。

科普 5：患者有心力衰竭病史，怎样有针对性地做好相关预防的健康教育？

（1）预防感冒：感染是心衰最常见的诱发因素，冠心病患者的首要任务是预防感染。在流感多发季节尽量减少外出活动，如需外出应戴好口罩，尽量不去人群密集的公众场所。

（2）合理饮食：患者日常应以低盐、低脂饮食为主，尤其是要控制钠盐的摄入，每日摄盐量尽量控制在 5 ~ 7 g，应少食多餐，每餐不宜过饱，避免暴饮暴食。

（3）适当运动：病情稳定后可以根据自身的身体状况适当进行运动。

（4）如出现呼吸困难、频繁呼吸等症状，立即采取坐位，双腿下垂，并立即按铃告知医护人员。

科普 6：住院期间，应告知患者急性心肌梗死有哪些治疗方法？

急性心肌梗死的治疗原则是尽早使心肌血液再灌注（到达医院后 30 分钟内开始溶栓或 90 分钟内完成球囊扩张），以挽救濒死的心肌，防止梗死面积扩大，缩小心肌缺血范围，保护和维持心脏功能。

（1）一般治疗：患者未行再灌注治疗前，应绝对卧床休息，通过鼻管或面罩间断或持续给氧，进行心电、血压、呼吸的监测。

（2）解除疼痛：给予哌替啶和硝酸甘油，抑制患者交感神经过度兴奋、减轻濒死感。

（3）再灌注心肌：对具备适应证的患者应尽快实施直接 PCI；无条件施行介入治疗或延误再灌注时机者，若无禁忌证，应立即（接诊后 30 分钟内）予以溶栓治疗；介入治疗失败或溶栓治疗无效且有手术指征者，宜争取在 6 ~ 8 小时内施行主动脉 - 冠状动脉旁路移植术。

（4）消除心律失常：心律失常必须及时消除，以免演变为严重心律失常甚至猝死。

（5）控制休克：在发生心源性休克时，应在血流动力学监测下，采用升压药、血管扩张药、补充血容量和纠正酸中毒等抗休克处理。

（6）治疗心力衰竭：主要是治疗急性左心衰竭，以应用吗啡（或哌替啶）和利尿药为主，也可选用血管扩张药减轻左心室的前、后负荷。急性心肌梗死发生后 24 小时内不宜用洋地黄制剂，有右心室梗死的患者应慎用利尿药。

（7）抗凝疗法：多于溶栓治疗前后应用，对防止梗死面积扩大及再梗死有积极疗效。有出血倾向、活动性溃疡病、新近手术创面未愈合、血压过高及严重肝肾功能不全者禁用抗凝疗法。

科普 7：患者住院期间服用抗凝药，应告知患者服药有哪些注意事项？

急性心肌梗死患者抗凝疗法多用于溶栓治疗前后，对防止梗死面积扩大及再梗死有积极疗效。其中值得注意的是，有出血倾向、活动性溃疡病、新近手术创面未愈合、血压过高及严重肝肾功能不全者禁用抗凝治疗。对于急性心肌梗死患者，在阿司匹林抗血小板治疗基础上联合应用华法林（INR 控制在 2.0～3.0）可显著降低死亡及栓塞性卒中的风险。

华法林有很强的水溶性，口服经胃肠道迅速吸收，生物利用度 100%。需告知患者要严格按医嘱服用，如不小心漏服一次时，要告知护士，一般不超过正常服药时间 4 小时，可以立即补上，如果超过 4 小时，不可补服，需按之前服药计划等待下一次服药，切不可自行叠加服用。

华法林的药效受药物、饮食、各种疾病的影响较大，如巴比妥、利福平、卡马西平等会减弱华法林抗凝作用；与非甾体抗炎类药物、某些抗生素、抗血小板药物同时服用，会增加出血风险。饮食中摄入过多的维生素 K（如菠菜、香菜、大白菜、豆类、动物内脏等），也是影响华法林吸收的主要因素之一。

科普 8：手术后，怎样做好健康指导以避免出现术后尿潴留？

（1）术后尿潴留主要由于患者不习惯床上排尿而引起的。可以采取以下措施缓解术后尿潴留：术前训练床上排尿；做好心理疏导，解除床上排尿时的紧张心理；诱导排尿，如听流水声、吹口哨、温水冲洗会阴部等。以上措施均无效时可行留置导尿术。

（2）指导患者采取通便措施：合理饮食，及时增加富含纤维素食物的摄入，如水果、蔬菜；无糖尿病者每天清晨给予蜂蜜 20 mL 加温开水同饮；适当按摩腹部（按顺时针方向）以促进肠蠕动。一般患者在无腹泻的情况下常规应用缓泻药，以防止便秘时用力排便导致病情加重。床边使用坐便器比床上使用便盆更为舒适，可允许患者床边使用坐便器，排便时应提供隐蔽条件，如用屏风遮挡。一旦出现排便困难，应立即告知医护人员，可使用开塞露或低压盐水灌肠。

科普 9：患者需拔鞘管，护士应告知患者拔鞘的注意事项包括哪些？

（1）拔动脉鞘一定要注意局部的压迫止血和患肢的制动，一般来讲，动脉鞘是肢体血管造影的主要通路之一，主要有冠状动脉造影的桡动脉鞘和四肢血管造影的股动脉鞘。桡动脉鞘管的拔除相对比较简单，拔除后可用压迫止血剂止血，8 小时以后就可活动。

（2）股动脉鞘相对复杂，拔除鞘管后要局部加压包扎 24 小时，避免早期下地活动，以免股动脉出血形成假性动脉瘤或大出血危及生命，故拔除后一定要注意制动及局部压迫止血，观察伤口情况，以及有无渗血、搏动性包块发生等。

（3）拔出鞘管的手尽量伸直，不要弯曲（图 3–5）。

（4）适当的活动掌指关节，避免手指僵硬（图 3–6）。

科普 10：患者行经桡动脉冠状动脉造影术，需要告知患者注意什么？

（1）注意饮食：术后即可进食，以清淡易消化的饮食为宜，避免进食高油脂食物。

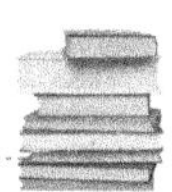

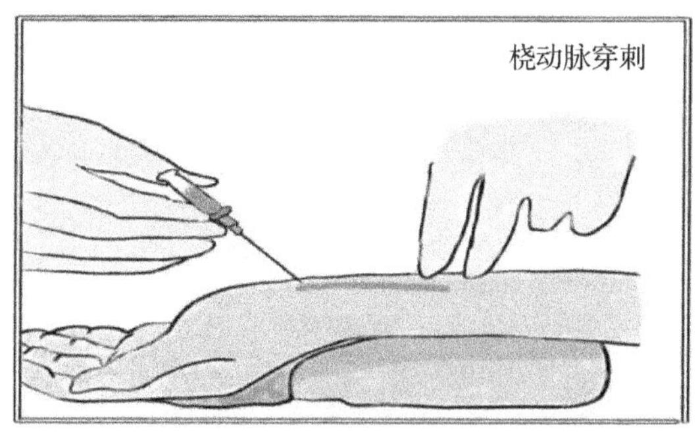

图 3-5 拔出鞘管手伸直

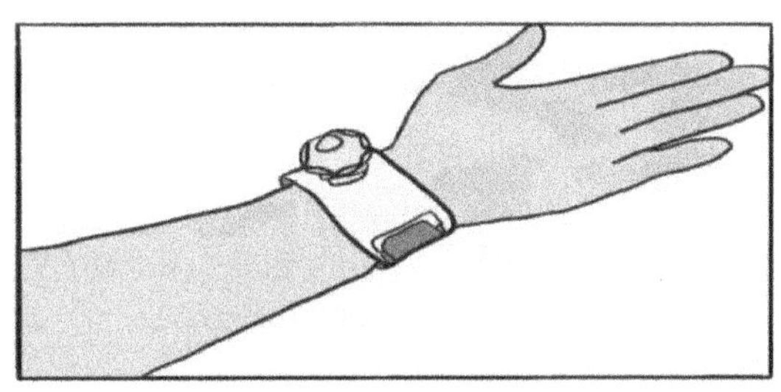

图 3-6 适当活动掌指关节

（2）合理饮水与静脉补液：造影术后经静脉或口服补液，可清除造影剂、保护肾功能和补充容量。冠脉造影剂是一种化学制品，如果不尽快排出，身体可能会出现各种不适的症状。可能部分患者会出现恶心、呕吐、潮红发热及局部疼痛等症状。合理饮水与静脉补液就是最常见的一种促进造影剂排出的手段。当经过多次排尿之后，患者体内的造影剂就会被排到体外。但如若患者的心功能不全，不能够大量喝水的时候，可以适当地使用利尿剂，来帮助造影剂排出。

（3）穿刺处勤加观察：将术侧与对侧进行对比，特别是要注意手指端血液循环情况，静脉是否充盈、毛细血管是否充盈；手指的色泽、指温及是否变得苍白、暗紫色甚至发黑。如若有不适，应及时告知医生。

（4）按时松解穿刺处的加压敷料：动脉穿刺处需要加压包扎，应谨遵医嘱，定时进行加压敷料的松解，否则可能会导致远端肢体缺血及其他相关并发症。

（5）注意术后勿用手术侧提拎重物：在造影术后休息 1 个月左右，待伤势恢复之后在进行体力活动。

（6）定期随访复查：随访复查可以了解患者的病情变化，及时调整治疗方案。

科普 11：患者出院前，应怎样做好患者日常生活的健康指导？

（1）出院后保持良好心态，注意休息，学会自我控制情绪，保持乐观平和与积极的心态，避免七情（喜、怒、哀、思、忧、悲、恐）过度，否则有损身体健康。

（2）告诉患者急性心肌梗死的疾病特点，树立终身治疗的观念。

（3）改善休息环境与起居：保持室内空气新鲜、通风良好，保证充足睡眠，注意劳逸结合。不看惊险及比赛性质的影视片，不宜打麻将。

（4）调整生活方式：戒烟酒，养成良好卫生习惯（图3-7）。

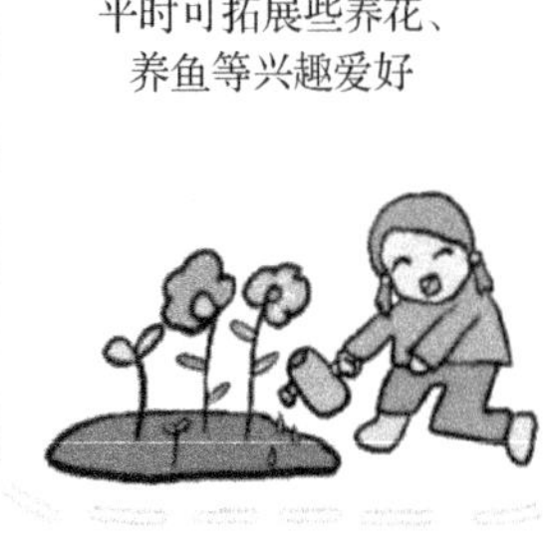
平时可拓展些养花、
养鱼等兴趣爱好

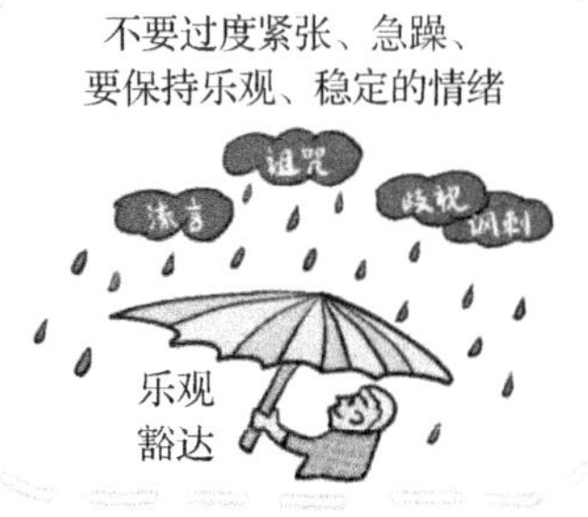
不要过度紧张、急躁、
要保持乐观、稳定的情绪
诅咒
流言
歧视
讽刺
乐观
豁达

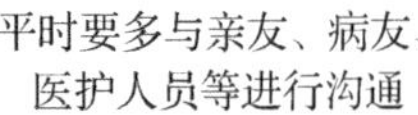

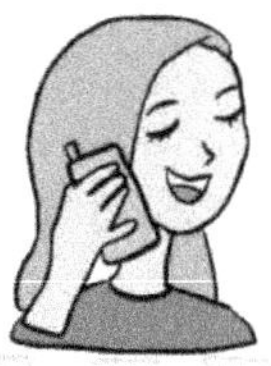

不良情绪可诱发心绞痛，是健康之大忌

图3-7　日常生活健康指导

（5）饮食以低饱和脂肪和低胆固醇饮食为主，要求饱和脂肪占总热量的7%以下，胆固醇<200 mg/d。避免食用动物油、动物内脏、油炸食物。

（6）多吃清淡易消化、富含纤维素的食物，少食多餐，遵循“宁愿三分饥，不贪一分饱”的原则。

（7）养成定时排便的习惯，勿用力排便，以避免增加腹压，加重心脏负担。必要时应用缓泻剂。

（8）不要在过饱或过饥时洗澡，不要锁门，要让家人知道。

（9）用药指导：遵医嘱按时用药，不可自行停药。家中必备急救保健盒，知道药物的有效期，特别是硝酸甘油等药物。出门随身携带，放置于家中易取位置。阿司匹林饭后服用，如出现牙龈出血、黑便、皮肤出血，应该停止服用，及时就医。心动过缓时要立即停药，及时就医。

（10）适当锻炼身体、参加工作：可以改善冠状动脉的功能，调节血液供应。运动量应根据身体状况和心脏功能来确定，如散步、打太极，运动应循序渐进。做到“三不”：不在饱餐后活动、不登高或进行剧烈活动、不提举重物或者做屏气动作，以免诱发心肌缺血（图3-8）。

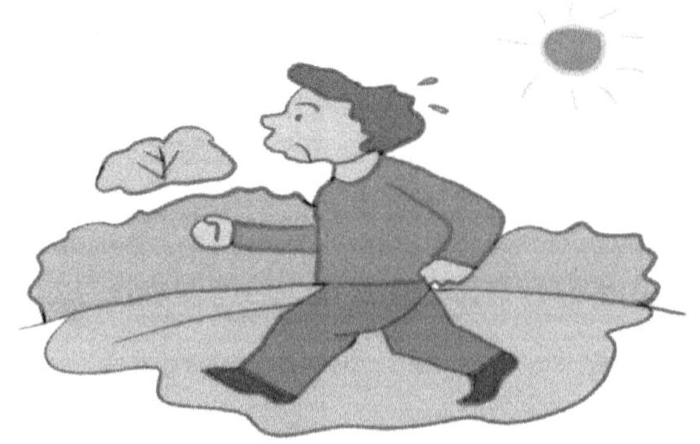

图3-8　锻炼身体

（11）定期复查，积极做到全面综合的二级预防，即冠心病二级预防 ABCDE 原则（图 3-9）。

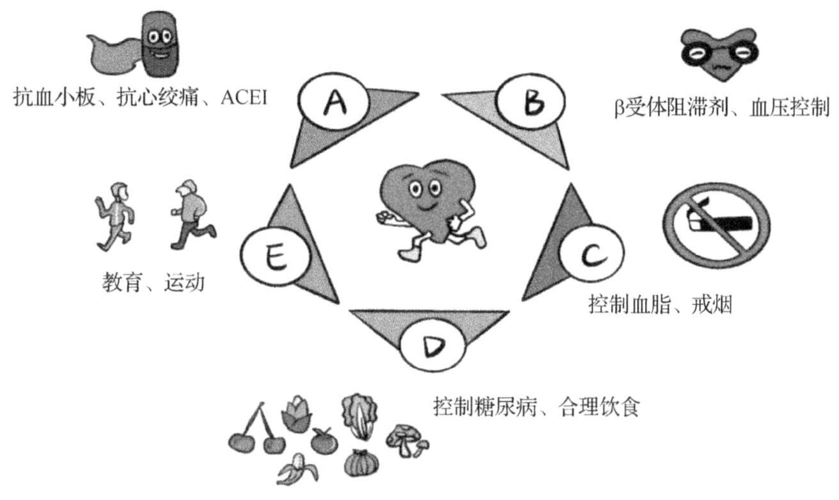
读懂“ABCDE”，做好冠心病二级预防
A
抗血小板、抗心绞痛、ACEI
B
β受体阻滞剂、血压控制
C
控制血脂、戒烟
D
控制糖尿病、合理饮食
E
教育、运动

图 3-9　冠心病二级预防 ABCDE 原则

（胡红梅　徐月美）

参考文献

[1] 朱剑萍，赵蕊．华法林药效的影响因素［J］．临床药物治疗杂志，2009，7（3）：55－58.

[2] 陈全红，杨亚红．健康教育对急性心肌梗死患者心理状态和并发症的影响［J］．吉林医学，2012，33（26）：5787－5788.

[3] 张晓江．急性心肌梗死后骨髓 c-kit + 干细胞动员及不对称分裂在心肌修复中的作用［D］．吉林：吉林大学，2014.

[4] 中华医学会心血管病学会介入心脏病学组，中国医师协会心血管内科医师分会血栓防治专业委员会，中华心血管病杂志编辑委员会．中国经皮冠状动脉介入治疗指南（2016）［J］．中华心血管病杂志，2016，44（5）：382－400.

[5] 陈国钦，张稳柱，李健豪，等．胸痛中心模式下不同到院方式对急性 ST 段抬高型心肌梗死患者再灌注时间的影响［J］．中国循环杂志，2017，32（9）：859－863.

[6] 赵霞，朱丛丛．冠状动脉介入碘造影剂致过敏反应的研究现状［J］．中国循证心血管医学杂志，2018，10（10）：128－129.

[7] 马丽媛，吴亚哲，王文，等．《中国心血管病报告 2017》要点解读［J］．中国心血管杂志，2018，23（1）：3－6.

[8] IBANEZ B，JAMES S，AGEWALL S，et al. 2017 ESC Guidelines for the management of acute myocardial infarction in patients presenting with ST-segment elevation：The Task Force for the management of acute myocardial infarction in patients presenting with ST-segment elevation of the European Society of Cardiology（ESC）

[J]. Eur Heart J. 2018, 39 (2): 119 – 177.
[9] 尤黎明, 吴瑛. 内科护理学 [M]. 北京: 人民卫生出版社, 2018: 211 – 221.
[10] 国家卫生健康委员会脑卒中防治专家委员会房颤卒中防治专业委员会, 中华医学会心电生理和起搏分会, 中国医师协会心律学专业委员会. 中国心源性卒中防治指南 (2019) [J]. 中华心律失常学杂志, 2019, 23 (6): 463 – 484.
[11] 张全书, 李萍, 张艺洁, 等. 冠状动脉造影和经皮冠状动脉介入术后对比剂肾病的危险因素和预防措施的研究进展 [J]. 中国心血管杂志, 2020, 25 (5): 504 – 507.
[12] 唐一锋, 李翔, 张苡榕, 等. 分析介入治疗冠状动脉粥样硬化性心脏病合并左心功能不全患者心功能情况的疗效及优势 [J]. 中国社区医师, 2021, 37 (3): 70 – 71.

第三节　隐匿型冠心病

案例

患者，男性，60 岁，自述 1 天前剧烈活动后出现胸闷、气急症状，无胸痛，无大汗，无咳嗽、咳痰，无黑蒙、头晕，能平卧，休息后稍缓解，门诊以“冠状动脉粥样硬化性心脏病”收入院，于 2021 年 9 月 3 日步行入院。入院查体：T 36.3 ℃，P 80 次/分，R 18 次/分，BP 138/80 mmHg，听诊心率 80 次/分，律齐，心音未见异常，毛细血管搏动征阴性，双下肢无水肿。心脏彩超：左房增大，二尖瓣中量反流，三尖瓣少量反流，主动脉瓣少量反流，室间隔略增厚，左室射血分数 64%。否认高血压、冠心病等心血管疾病史。心电图：窦性心律，前间壁心肌梗死，ST 段弓背向上抬高，T 波改变 V2 – V5。2021 年 9 月 7 日患者在局部麻醉下行冠状动脉造影：左主干近段狭窄 40%，后降至中段狭窄 65%。术后安返病房，右侧桡动脉穿刺处安置血管压迫器，伤口无渗血、渗液，皮温正常，测血压 30 分钟/次，口服缬沙坦胶囊，每日 1 次，每次 80 mg 降压；螺内酯片，每日 2 次，每次 20 mg；呋塞米片，每日 2 次，每次 20 mg 利尿；阿托伐他汀钙片，每日 1 次，每次 20 mg 降脂、稳定斑块；阿司匹林肠溶片，每日 1 次，每次 100 mg；硫酸氢氯吡格雷片，每日 1 次，每次 75 mg 抗血小板凝聚等对症治疗，患者于 2021 年 9 月 19 日康复出院。

科普 1：患者入院诊断为冠状动脉粥样硬化性心脏病，入院后应首先了解哪些疾病相关知识？

入院后，应首先让患者了解什么是冠状动脉粥样硬化性心脏病。

冠状动脉粥样硬化性心脏病是一种由冠状动脉粥样硬化使管腔狭窄或闭塞导致心肌缺血、缺氧或坏死而引发的心脏病，统称为冠状动脉性心脏病或者冠状动脉疾病，简称冠心病，归属为缺血性心脏病，是动脉粥样硬化导致器官病变的最常见类型。世界卫生组织将冠心病分为 5 大类：隐匿型冠心病、心绞痛、心肌梗死、缺血性心力衰竭和猝死 5 种临床类型。

科普 2：住院期间如何向患者介绍隐匿型冠心病的概念和发病特点？

隐匿型冠心病是无临床症状，但有心肌缺血客观证据（心电活动、心肌血流灌注及心肌代谢等异常）的冠心病，亦称无症状性冠心病。

隐匿型冠心病所表现出的痛并不是直接的心绞痛，正好相反，它表现出的部位痛，往往让人很难与冠心病联系到一起。例如，颈背痛、左肩痛、放射性痛、上腹部阵发性痛等，即便吃止痛药仍没有好转迹象，反而是服用硝酸甘油后可以消除这种疼痛。所以，隐匿型冠心病并不是完全无症状，而是患者忽视和误解了与冠心病有关的症状。

隐匿型冠心病与长期、大量吸烟有关，烟草中的尼古丁会影响神经，导致人对疼痛的敏感性降低，掩盖了冠心病病情的真相。此外，对于老年人来讲，隐匿性冠心病更不容易被发现，危害性也更大。老年人血液中 β－内啡呔和脑啡呔浓度较高，造成疼痛阈值增大，因此老年人对疼痛的反应能力下降。老年冠心病患者多伴有脑动脉硬化，脑组织相对供血不足，导致脑细胞对痛觉刺激反应的综合分析能力降低。老年冠心病患者并发糖尿病的概率高，而糖尿病所致神经病变也会显著降低机体对疼痛刺激的反应能力，发生冠心病时往往表现为隐匿型冠心病。

科普 3：住院期间应告知患者冠心病出现哪些不适表现应引起高度重视？

冠心病患者可能在劳累、饱餐、寒冷或情绪激动、精神紧张时出现胸骨后或前胸部的胸闷气短或疼痛，疼痛可向左肩或左部后背放散；剧烈运动后出现头疼、牙疼等症状；夜晚睡眠枕头低时就感觉胸闷、气短，需要把枕头垫高才舒服；用力排便时出现胸闷气短或疼痛不适等表现。应提醒患者住院期间合理饮食，减少脂肪摄入量，多食用蔬菜，禁烟禁酒，并适当进行活动，以缓解精神压力，保持心情放松，出现不适时需立即告知医务人员。

科普 4：住院期间应告知患者隐匿型冠心病的治疗方法有哪些？

隐匿型冠心病治疗方法包括一般治疗、药物治疗、介入治疗及外科手术治疗。目的是减轻或缓解症状，恢复心脏功能，延长患者生命，提高患者生存质量。

（1）一般治疗：避免各种诱发因素，如避免进食过饱（尤其是饱餐后运动）、戒烟限酒、避免过度劳累、减轻精神负担、保持充足睡眠，避免感染，积极控制冠心病危险因素。

（2）药物治疗：用硝酸甘油、美托洛尔、硝苯地平、阿司匹林、他汀类药物等，药物治疗可减少或消除无症状性心肌缺血的发作，联合用药效果更好。

（3）介入性治疗：包括溶栓治疗、经皮冠状动脉腔内成形术及冠脉支架术。

（4）外科手术治疗：冠状动脉旁路移植术，即冠脉搭桥术。

科普 5：住院期间应怎样指导患者正确服用药物？

患者诊断为冠心病，通常需服用以下几大类药物。

（1）抗血小板聚集药物：如阿司匹林肠溶片、硫酸氢氯吡格雷片、替格瑞洛片等药物。当血管内的斑块突然间破裂，最早出现的表现是血小板聚集在斑块处，形成血栓，抗血小板聚集药物会减少这种血栓的形成，但也可能带来出血风险，所以用药过程中要密切观察皮肤、牙龈、消化道有无出血，及时就医。

（2）β 受体阻滞剂：如琥珀酸美托洛尔缓释片（倍他乐克）、富马酸比索洛尔片等。这些药物可以有效抑制交感神经的兴奋性，减慢心率，减轻心肌耗氧量，降低冠心病患者的死亡率。用药时不能随意突然停药或漏服，否则会使心绞痛加剧或引起心肌梗死。安静状态下心率 <50 次/分，哮喘、严重心衰等患者慎用。

（3）ACEI 或 ARB 类药物：ACEI 类药物如卡托普利片、马来酸依那普利片、盐酸贝那普利片、雷米普利片等，ARB 类药物如氯沙坦钾片、替米沙坦片、沙库巴曲缬沙坦钠片等，对于冠心病患者有减缓心肌变厚的作用，能延缓动脉粥样硬化的进展，减少斑块的形成，长期服用可以降低冠心病患者的死亡率。有严重低血压、肾功能不全、肾动脉狭窄的患者禁用。

（4）降血脂药物：如辛伐他汀片、阿托伐他汀钙片、瑞舒伐他汀钙片等。可以有效降低血清总胆固醇（TC）和低密度脂蛋白胆固醇（LDL-C），能延缓斑块进展，使斑块稳定，不容易破裂，同时还具有抗感染的作用，可以有效改善血管内皮功能，避免形成新发斑块。

以上药物均需终身服药，服药过程中需注意以下几点：①按时服药，遵医嘱服用药物，不可擅自停药、加药、换药。②服药过程中出现了胸闷、胸痛、大汗等症状，需及时就诊。

科普 6：患者入院后需要行冠状动脉造影检查，怎样进行术前宣教？

（1）术前禁食、禁水 4 小时。

（2）术前口服抗血小板药物，如阿司匹林等，高血压药物照常服用（除降糖药、胰岛素）。

（3）术前练习床上大小便（避免因术后体位改变引起尿潴留）。

（4）病号服贴身穿，术前排空小便后至导管室。

（5）慢性肾功能不全或对比剂肾病高危患者应于术前 6 ~ 8 小时开始静脉滴注生理盐水 100 mL/h，直至术后 6 ~ 8 小时。

（6）对于有思想顾虑和精神紧张者要接受医护人员的心理护理，术前晚可口服镇静剂保证充足睡眠。

科普 7：应告知患者冠状动脉造影检查后 24 小时内需要注意什么？

（1）桡动脉穿刺处会安置血管压迫器防止出血，通常在压迫 2 小时后医护人员会根据情况逐渐放松，6 小时放松完毕。压迫过程中术侧手可能会出现胀痛感，医护人员会及时观察和处理（图 3-10）。

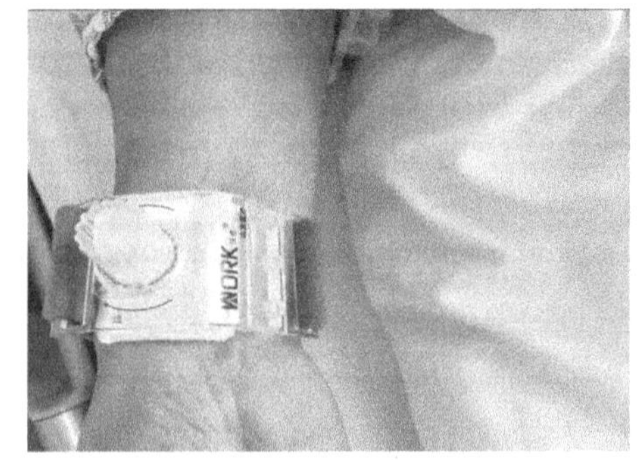

图 3-10　患者佩戴的血管压迫器

（2）术后半小时如无不适即可进食、水，建议食用易消化的食物，避免进产气食物（豆浆、牛奶等），且建议饮水 1500 mL 左右，促进造影剂的排出，减少肾脏的负担。

科普 8：怎样指导患者进行运动康复锻炼？

（1）准备活动：即热身运动，多采用低水平有氧运动和静力拉伸，持续 5 ~ 10 分钟。目的是放松和伸展肌肉，提高关节活动度和心血管的适应性，通过逐渐增加肌肉组织的血流量和关节的运动准备来降低运动损伤的风险。

（2）训练阶段：包含有氧运动、抗阻运动和柔韧性运动等，总时间 30 ~ 60 分钟。其中，有氧运动是基础，抗阻运动和柔韧性运动是补充。

1）有氧运动。①类型：常用有氧运动方式有步行、慢跑、骑自行车、游泳和爬楼梯，以及在器械上完成的步行、踏车和划船等。出院后 1 个月内不建议选择慢跑、骑自行车、爬楼梯和游泳等运动，建议以步行为主。每次运动时间为 10 ~ 60 分钟。②时间：初始运动从 15 分钟开始，包括热身运动和放松运动各 5 分钟，运动训练 5 分钟/次，每周增加 1 ~ 5 分钟的有氧运动时间。③频率：运动频率 3 ~ 5 次/周。

2）抗阻运动。①类型：冠心病的抗阻运动形式为一系列中等负荷、持续、缓慢、大肌群和多次重复的肌肉力量训练，常用的方法有如下 3 种，徒手运动训练，包括克服自身体质量（如俯卧撑）、仰卧蹬腿、腿背弯举、仰卧起坐、下背伸展和提踵等；运动器械，包括哑铃、多功能组合训练器、握力器、腹力器和弹力带等；自制器械，包括不同重量的沙袋和 500 mL 矿泉水瓶等。运动器械训练受场地和经费限制，徒手运动训练、弹力带和自制器械都是同样有效的抗阻训练形式，有利于患者在家庭或社区开展运动训练指导。②频率：上肢肌群、核心肌群（包括胸部、肩部、上背部、下背部、腹部和臀部）和下肢肌群可在不同日期交替训练；每次训练 8 ~ 10 个肌群，每个肌群每次训练 1 ~ 4 组，从 1 组开始循序渐进，每组 10 ~ 15 次，组间休息 2 ~ 3 分钟。老年人可以增加每组重复次数（如 15 ~ 25 次/组），减少训练次数至 1 ~ 2 组。③时间：每周应对每个肌群训练 2 ~ 3 次，同一肌群练习时间应间隔至少 48 小时。

3）柔韧性运动：老年人和心血管病患者柔韧性差，使日常生活活动能力降低，保持躯干上部和下部、颈部和臀部的柔韧性尤其重要。训练原则应以缓慢、可控制方式进行，逐渐加大活动范围。

训练方法：每一部位拉伸时间 6 ~ 15 秒，逐渐增加到 30 秒，如可耐受可增加到 90 秒，期间正常呼吸，强度为有牵拉感觉同时不感觉疼痛，每个动作重复 3 ~ 5 次，总时间 10 分钟左右，每周 3 ~ 5 次。

（4）神经肌肉训练：包括平衡性、灵活性和本体感觉训练。活动形式包括太极拳、蛇形走、单腿站立和直线走等。活动频率为每周 2 ~ 3 次。

（3）放松运动：放松运动是运动训练必不可少的一部分。通过让运动强度逐渐降低，可以保证血液的再分布，减少关节和肌肉组织的僵硬和酸痛，避免静脉回流突然减少导致运动后低血压和晕厥的风险。放松方式可以是慢节奏有氧运动的延续或是柔韧性训练，根据患者病情轻重可持续 5 ~ 10 分钟，病情越重放松运动的持续时间宜越长。

（顾君君　杜炎泽）

参考文献

[1] 国家卫生计生委合理用药专家委员会，中国药师协会．冠心病合理用药指南（第 2 版）[J]．中国医学

前沿杂志（电子版），2018，10（6）：1－130.

［2］MISHRA D K，MISHRA N，KUMAR P，et al. Latent coronary artery disease among smokers and smokeless tobacco users：a cross sectional study［J］. Int J Res Med Sci，2018，6（4）：1179－1182.

［3］中华医学会，中华医学会杂志社，中华医学会全科医学分会，等．稳定性冠心病基层诊疗指南（2020年）［J］. 中华全科医师杂志，2021，20（3）：265－273.

［4］HAYKOWSKY M，SCOTT J，ESCH B，et al. A meta-analysis of the effects of exercise training on left ventricular remodeling following myocardial infarction：start early and go longer for greatest exercise benefits on remodeling［J］. Trials，2011，12：92.

第四章　心力衰竭

第一节　急性左心衰竭

案例

患者，女性，61 岁，主诉：反复轻体力活动后胸痛 1 年余，加重 2 天，门诊以“主动脉瓣狭窄”于 4 月 11 日收入院。入院时心脏彩超提示“主动脉瓣狭窄”，冠脉造影、胸部 CT 未见明显异常。既往陈旧性脑梗死史 9 月余，具体诊治情况不详，于当地行相关药物治疗后好转。入院查体：T 36.1 ℃，P 108 次/分，R 21 次/分，BP 166/92 mmHg，听诊心率 108 次/分，心律绝对不齐。患者坐骨处可见一二期压疮，伤口大小为 1 cm × 1.5 cm，深 0.4 cm，伤口基底红润，无渗液，无异味。完善相关术前准备，患者在全身麻醉体外循环下行主动脉瓣置换 + 三尖瓣成形术。术后第二天，拔除气管插管改鼻导管吸氧。术后第三天，患者诉胸闷、气促、呼吸困难、呈端坐呼吸，听诊双肺满布湿啰音，复查 pro-BNP 4748.00 pg/mL，心脏彩超：LVEF 尚可。胸片：①心影增大；②双肺渗出性改变，较前进展；③左侧少量胸腔积液。有创血流动力学监测：CO 2.1 L/min，PCWP 26 mmHg，CVP 19 mmHg。考虑患者出现急性左心衰竭，予多巴胺、去甲肾上腺素、毛花苷 C 强心，螺内酯、呋塞米利尿，美托洛尔控制心率，减轻心肌耗氧，重组人利钠肽改善血流动力学和呼吸困难相关症状。术后第 17 天，患者心肺功能稳定，复查心脏彩超、胸片、心电图无明显异常，坐骨处压疮愈合良好，康复出院。

科普 1：患者坐骨处有压疮，入院后应告知患者什么是压疮？

压疮又叫压力性损伤，是指由压力或压力联合剪切力导致的皮肤和（或）皮下组织的局部损伤，通常位于骨隆突处，但也可能和医疗器械或其他物体有关。

科普 2：住院期间，应如何告知患者预防压疮的注意事项？

（1）体位变换：患者病情稳定时每 2 小时更换一次体位，易受压部位给予减压用具，保证有效的血液循环。如果患者病情危重不允许翻身时，给予气垫床或水垫，交替更换受压部位。

（2）减少摩擦力和剪切力：翻身或移动患者时采取抬举方式，忌拖、拉、拽、扯，半卧位时膝部和足部垫棉垫进行适当固定，提高膝部位置，防止患者身体下滑导致的摩擦增加。

（3）保持皮肤清洁、干燥、及时清洗：可先用柔软的湿毛巾擦拭皮肤，然后用赛肤润、护臀膏、麻油等涂于皮肤表面，也可在局部使用创面贴保护皮肤受压部位。大便失禁时应减少粪便对肛周皮肤的刺激，保持肛周皮肤的清洁干燥。

（4）皮肤护理：患者由于手术时间较长，且术中利用体外循环技术使得体温升降明显，从而易诱发压疮。因此，可在术前为患者在骶尾、肩胛、坐骨等易受压位置贴防压疮贴预防压疮。

（5）加强营养：给予高蛋白、高热量、高维生素的饮食。

（6）非药物治疗：当患者感觉疼痛时，可与患者交谈或让患者冥想、听音乐等分散其注意力。

科普3：患者拟进行主动脉瓣置换+三尖瓣成形术，术前应做好哪些准备？

（1）完善相关术前检查：心脏彩超、心电图、胸片、血型鉴定、凝血功能等。

（2）休息与活动：术前减少活动，适当卧床休息，保证充足的睡眠，减轻心肌的耗氧量。

（3）药物治疗：遵医嘱使用改善心功能的药物。

（4）预防电解质紊乱：患者口服利尿剂，注意观察尿量、体重及血钾的变化，防止出现低血钾。

（5）指导肺功能锻炼：注意保暖防寒，加强深呼吸和咳嗽训练，预防术后肺部并发症。

（6）加强营养支持：指导患者进食低盐、低脂、高维生素、富含营养的食物，少食多餐。避免大量摄入水分，以防引起心力衰竭和肺水肿。

（7）心理护理：解释病情及手术治疗过程，缓解焦虑情绪，避免因精神过分紧张引起心律失常或心动过速，从而导致心力衰竭。因过度紧张或焦虑导致失眠的患者可适当使用镇静或安眠药物。

科普4：患者术后突发急性左心衰竭，应首先让患者了解哪些相关知识？

应该让患者了解急性左心衰竭是一种什么疾病、其诱发因素及分级。

急性左心衰竭是指由多种病因引起的急性临床综合征，常表现为左心功能异常所致的心肌收缩力降低、心脏负荷加重，从而造成急性心排血量骤降、肺循环压力升高、周围循环阻力增加，而引起急性肺淤血、肺水肿或伴有心源性休克的临床综合征，不但发生迅速而且常危及生命，需立即进行治疗干预。

急性心衰患者，应积极查找病因和诱因。常见病因包括急性心肌坏死和（或）损伤（如广泛心肌梗死、重症心肌炎等）、急性血流动力学障碍（如急性瓣膜关闭不全、高血压危象、心包压塞等）及内分泌代谢性疾病（甲状腺功能异常）等。

根据是否存在淤血（湿与干）和外周组织低灌注情况（冷与暖），将急性心衰患者分为"干暖""干冷""湿暖""湿冷"四型。根据皮肤及肺部啰音情况将急性心力衰竭的严重程度分为四级（表4-1）。

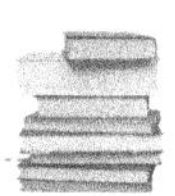

表 4-1 急性心力衰竭的临床严重程度分级

分级	皮肤	肺部啰音
Ⅰ级	温暖	无
Ⅱ级	温暖	有
Ⅲ级	寒冷	无/有
Ⅳ级	寒冷	有

科普 5：住院期间应告知患者急性左心衰竭的治疗方法有哪些？

（1）调整体位：取半卧位或端坐位，双腿下垂，以减少静脉回心血量，减轻心脏前负荷。当烦躁不安、谵妄时应严密陪护，防止坠床跌倒。

（2）吸氧：适用于低氧血症患者，当血氧饱和度 <90% 或动脉血氧分压 <60 mmHg 时应给予氧疗，通过氧疗使患者血氧饱和度≥95% 。可根据患者具体病情选择吸氧方式，如鼻导管吸氧、面罩吸氧、面罩呼吸机持续加压（CPAP）或双水平气道正压给氧（BiPAP）等。有相关研究表明：持续性经鼻高流量湿化氧疗对急性左心衰竭发作的患者有辅助治疗作用。

（3）药物治疗：主要包括镇静药、利尿药、血管扩张药、正性肌力药物和血管收缩药物。

1）镇静药：阿片类药物（如吗啡）可缓解焦虑和呼吸困难，同时扩张小血管以减轻心脏负担。但急性肺水肿患者应谨慎使用，呼吸衰竭、休克、昏迷、COPD 等患者禁忌使用。使用吗啡时应密切观察其对血压和呼吸抑制的不良反应，相对较为安全的抗焦虑和镇静药物是苯二氮䓬类。

2）利尿药：应及早使用利尿剂，首选静脉袢利尿剂（如呋塞米、托拉塞米）。呋塞米 20～40 mg 静脉注射，4 小时后可重复一次。使用时需监测患者症状、尿量、肾功能和电解质。

3）血管扩张药：是急性心力衰竭的一线用药，收缩压 >90 mmHg 的患者可使用，收缩压 <90 mmHg 或症状性低血压患者禁忌使用。使用血管扩张药可降低血压、减轻外周血管阻力、降低心脏前负荷，从而改善症状。使用时应严格按医嘱用药，根据血压调整用药剂量，可采用微量泵控制输注滴数。常用血管扩张药的使用见表 4-2。

表 4-2 急性心力衰竭的常用血管扩张药的使用

药物	作用机制	注意事项
硝普钠	动、静脉血管扩张药	现配现用，使用时需避光，持续使用 24 小时需重新配置更换，使用疗程一般不超过 72 小时
硝酸甘油	扩张小静脉，降低回心血量	紧急情况下可舌下含服，长期使用可产生耐受性
重组人脑钠肽	扩张静脉、动脉及利尿、抑制肾素－血管紧张素－醛固酮系统和交感神经系统	疗程一般为 3 天

续表

药物	作用机制	注意事项
乌拉地尔	可有效降低血管阻力，增加心排血量	适用于高血压急性左心衰竭患者，当血压升高≥180/120 mmHg 时，可缓慢静脉推注 12.5 ~ 25 mg，5 分钟起效，若无明显好转，15 分钟后可重复一次，静脉推注量不超过 50 mg，使用过程警惕直立性低血压

4）正性肌力药物：适用于低血压（收缩压 <90 mmHg）和（或）组织器官低灌注的患者。包括：洋地黄制剂（如毛花苷 C）和非洋地黄类（如多巴胺、多巴酚丁胺、米力农、左西孟旦等）。

5）血管收缩药物：适用于使用正性肌力药物后仍出现心源性休克或合并明显低血压状态的患者，常见的药物如去甲肾上腺素、肾上腺素等。

（4）病情观察：观察患者的意识状态、生命体征变化、实验室检查结果、心电图、四肢末梢循环情况、听诊肺部湿啰音、尿量及血流动力学指标等。

（5）心理护理：必要时允许家属进入陪同患者，并给予情感支持，增加患者安全感（图 4-1）。

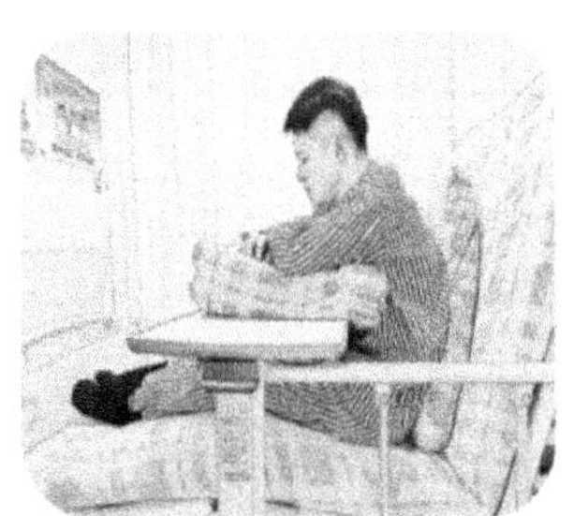
半卧位

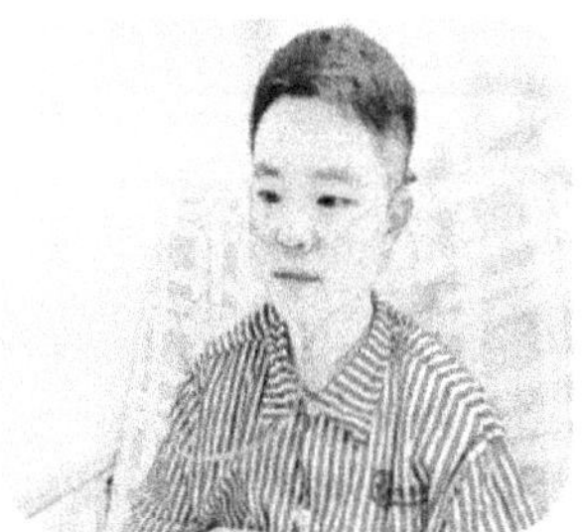
吸氧

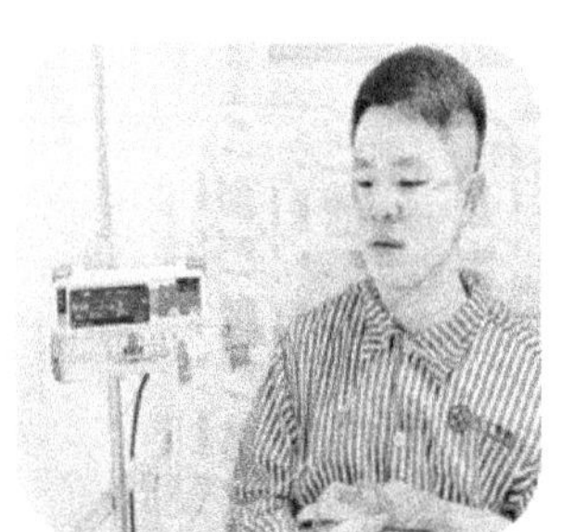
遵医嘱用药

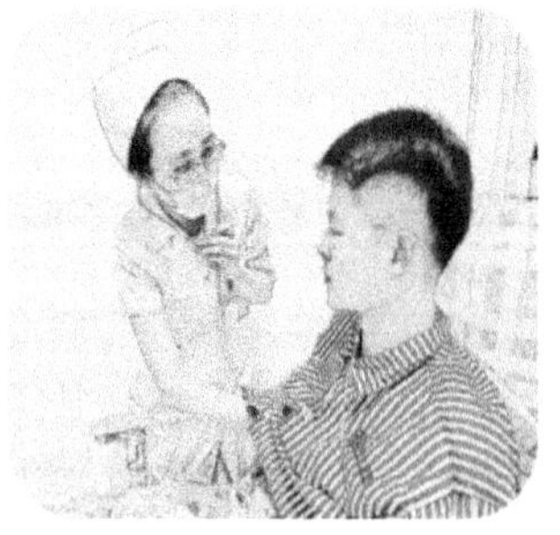
病情观察

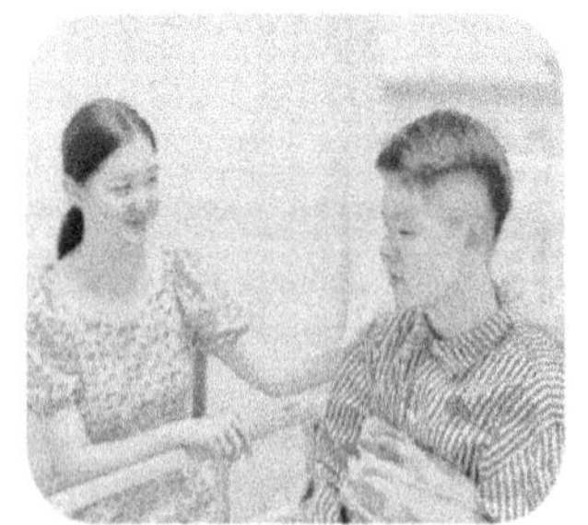
心理护理

图 4-1　急性心衰的紧急处理

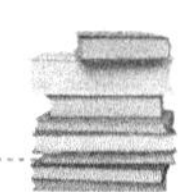

科普 6：患者使用利尿剂时，需告知患者有哪些常见的不良反应？

利尿剂常见的不良反应有电解质丢失（如低钾血症、低镁血症、低钠血症）、低血压、肾功能恶化、高尿酸血症等。低钾血症、低镁血症是心衰患者发生严重心律失常的常见原因。因此应定时监测并及时补钾，当血钾在 3.0 ~ 3.5 mmol/L 时可口服补钾，血钾 < 3.0 mmol/L 应采取口服和静脉补钾相结合，必要时经深静脉补钾。

科普 7：住院期间，护士如何指导患者配合做好容量管理？

（1）疾病知识宣教：向家属及患者讲解疾病的相关知识，告知容量管理对控制急性左心衰竭的重要性。

（2）出入量记录的指导：使用有刻度的水杯和尿壶，来测量饮水量及尿量，尿失禁的患者可使用尿不湿称重的方式记录尿量，留置尿管的患者尽量在整数时测量记录。

（3）饮食指导，限制液体的摄入：24 小时液体摄入量 <1500 mL，不超过 2000 mL。保持每天出入量负平衡约 500 mL，严重肺水肿者水负平衡为 1000 ~ 2000 mL/d，甚至可达 3000 ~5000 mL/d，以减少水钠潴留，缓解症状。3 ~5 天后，如肺淤血、水肿明显消退，应减少水负平衡量，逐渐过渡到出入量大体平衡。在负平衡下应注意防止发生低血容量、低钾血症和低钠血症等，同时限制钠摄入 <2 g/d。

（4）输液管理：控制输液速度，告知患者及其家属不可随意调节输液速度。应用脉搏指数连续心输出量监测（PICCO）来监测指标，指导严重心力衰竭患者个体化、精准化液体治疗及护理（图 4-2）。

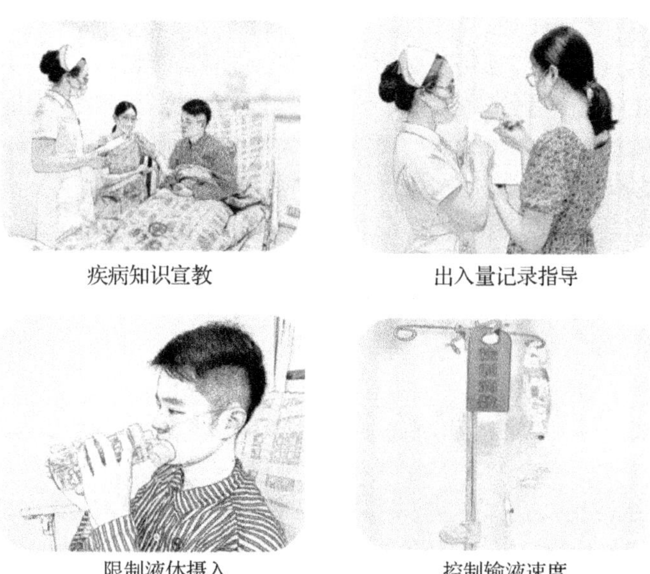

图 4-2　如何做好容量管理

科普 8：患者病情稳定后，应做好哪些疾病相关的健康宣教？

指导患者遵医嘱控制各种危险因素，积极治疗原发疾病，如广泛心肌梗死、急性瓣膜关闭不全、高血压危象、甲状腺功能异常等，避免再次诱发急性心衰。教会患者自我评估和监测心衰的症状及相关指标；观察药物的治疗效果及不良反应；按计划落实康复训练等。

科普 9：患者出院前，需进行哪些出院宣教？

（1）患者为主动脉瓣置换术 + 三尖瓣成形术后，应遵医嘱服用抗凝药物及监测凝血功能，并定期复查。

（2）指导患者进行出院后居家康复锻炼，提高其心肺功能。

（3）向患者讲解急性左心衰竭再发作时应采取的应对措施，增强对知识的了解。

（4）保持良好的心态及生活作息。

（5）指导患者及其家属办理出院手续。

（李　梅　罗　茜）

参考文献

［1］林祥虎．BIPAP 呼吸机在急性心力衰竭治疗中的应用评价［J］．中国全科医学，2017，20（增刊 2）：103 – 104.

［2］刘晓慧，华琦，高敬，等．乌拉地尔注射液治疗老年高血压合并急性心力衰竭患者的疗效评价［J］．中华老年心脑血管病杂志，2017，19（6）：566 – 568.

［3］中华医学会心血管病学分会心力衰竭学组，中国医师协会心力衰竭专业委员会，中华心血管病杂志编辑委员会．中国心力衰竭诊断和治疗指南 2018［J］．中华心血管病杂志，2018，46（10）：760 – 789.

［4］中华医学会，中华医学会杂志社，中华医学会全科医学分会，等．急性心力衰竭基层诊疗指南（2019 年）［J］．中华全科医师杂志，2019，18（10）：925 – 930.

［5］薛翔，杨敬辉，贾凌，等．经鼻高流量氧疗在急性左心衰竭中的疗效观察［J］．中华危重症医学杂志（电子版），2019，12（1）：25 – 30.

［6］尤黎明，吴瑛．内科护理学［M］．北京：人民卫生出版社，2019.

［7］李乐之，路潜．外科护理学［M］．北京：人民卫生出版社，2019.

［8］李黎，陈进美，甄春花．围术期综合护理干预在甲状腺功能亢进手术患者中的应用［J］．齐鲁护理杂志，2020，26（10）：96 – 98.

［9］叶龙彪，李彬，夏爽．呼吸湿化治疗仪在急性左心衰竭发作患者中应用的初步探讨［J］．岭南心血管病杂志，2021，27（2）：180 – 183.

［10］中华医学会急诊医学分会，中国医药教育协会急诊专业委员会，中国医师协会急诊医师分会，等．甲状腺危象急诊诊治专家共识［J］．中华急诊医学杂志，2021，30（6）：663 – 670.

［11］成育玲，杨瑛，任红梅，等．艾灸、氧疗联合水胶体敷料对Ⅱ期及Ⅲ期压疮的护理效果观察［J］．护理研究，2021，35（5）：937 – 938.

［12］朱丛丛，马瑞英．心力衰竭患者容量管理的研究进展［J］．中华现代护理杂志，2021，27（7）：841 – 845.

第二节 慢性心力衰竭

案例

患者，男性，72 岁，主诉：胸闷20 余年，活动后气短2 年，再发加重3 天伴晕厥1 次，门诊以“心力衰竭”收治，于2021 年3 月10 日坐轮椅入院。入院时：N 末端B 型利钠肽原（NT-proBNP）2297. 90 ng/L；心电图提示窦性心律，心率75 次/分，完全性左束支传导阻滞，室性期前收缩；心脏彩超：EF 30%，左心、右房增大，左室肥厚，左室壁运动普遍减低，二尖瓣反流（中度），三尖瓣反流（中－重度），肺动脉高压（轻度），左心功能减低，双侧胸腔积液。既往史：高血压病、高脂血症、慢性胃炎病史2 年，未规律服药。入院查体：T 36. 5 ℃，P 75 次/分，R 22 次/分，BP 135/75 mmHg，叩诊心界向左下扩大，二尖瓣听诊区可闻及2/6 级收缩期杂音。入院后医嘱给予低盐低脂饮食，告病重，心电监测，监测24 小时出入量，测体重每日1 次，口服沙库巴曲缬沙坦钠片50 mg 每日2 次，琥珀酸美托洛尔缓释片47. 5 mg 每日1 次，呋塞米20 mg 每日1 次，螺内酯20 mg 每日1 次，盐酸曲美他嗪片20 mg 每日3 次，瑞舒伐他汀10 mg 每晚1 次。2021 年3 月14 日行CRTD 起搏器植入术，经消除诱因、对症治疗，患者于2021 年3 月21 日出院，自诉症状较前缓解，步行出院。患者在住院期间，对于疾病的治疗、护理及居家自我管理等方面存在较多困惑，通过护士积极开展健康科普，满足了患者的健康需要。

科普1：如何教会患者识别心力衰竭的临床表现？

（1）左心衰竭：呼吸困难是左心衰竭的主要症状，具体见图4-3。

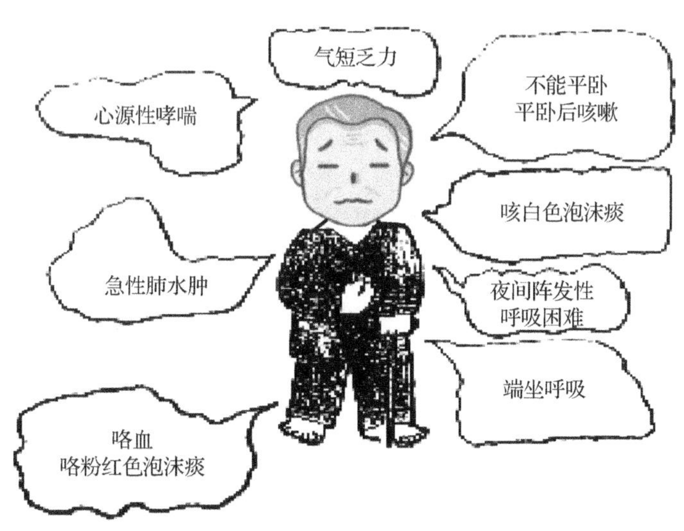
气短乏力
心源性哮喘
不能平卧
平卧后咳嗽
咳白色泡沫痰
急性肺水肿
夜间阵发性
呼吸困难
端坐呼吸
咯血
咯粉红色泡沫痰

图4-3 左心衰竭表现

（2）右心衰竭：体循环淤血引起的一系列症状，具体见图4-4。

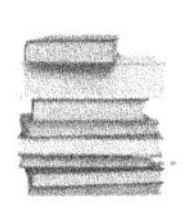

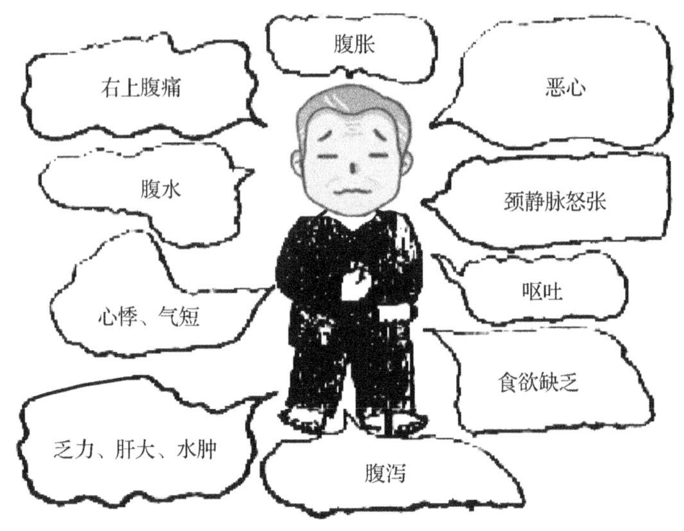
腹胀
右上腹痛
恶心
腹水
颈静脉怒张
呕吐
心悸、气短
食欲缺乏
乏力、肝大、水肿
腹泻

图 4-4　右心衰竭表现

科普 2：如何教会患者了解心力衰竭的病因？

因为心衰的病因主要包括心肌病变、心脏负荷过重、心脏瓣膜病及结构异常、心律失常等四类原因，常见疾病有冠心病、高血压、糖尿病、心瓣膜病、心肌病、心房颤动等。退行性心瓣膜病、传导系统退行性改变、心肌淀粉样变性等老年人特有的心脏改变也是老年心衰的重要病因。诱发老年心衰的原因更为广泛，常见诱因包括感染、急性心肌缺血、快速或缓慢心律失常、血压波动、钠盐摄入过多、输液及输血过快和（或）过多、情绪激动及药物应用（如抑制心肌收缩力的药物和引起水钠潴留的药物）等。

科普 3：住院期间，治疗心衰的药物具体有什么作用？

治疗心衰的药物较多，现按种类进行说明。

（1）利尿剂：常用药物有呋塞米、托拉塞米、氢氯噻嗪、托伐普坦。

作用：通过排尿消除体内多余的水分和盐分，从而减轻水肿和改善呼吸。

（2）RAAS 抑制剂：血管紧张素转换酶抑制剂（ACEI）/血管紧张素Ⅱ受体拮抗剂（ARB）/血管紧张素受体－脑啡肽酶抑制剂（ARNI），常用药物见表 4-3。

作用：减少心脏负荷，防止血管变窄，让心脏容易泵出血液，降低血压；改善心衰症状，延缓疾病发展，提高生存率。

（3）β 受体阻滞剂：常用药物有比索洛尔、美托洛尔、卡维地洛。

作用：降低心率，降低血压，减少心脏的负荷及对氧气的需求；提高生存率，降低住院率。

（4）醛固酮受体拮抗剂：常用药物有螺内酯。

作用：改善预后，改善心肌纤维化，提高生存率。

表 4-3　RAAS 抑制剂

常用药物		
ACEI	ARB	ARNI
卡托普利 依那普利 赖诺普利 培哚普利 雷米普利 喹那普利 贝那普利 咪达普利 福辛普利	氯沙坦 缬沙坦 坎地沙坦	沙库巴曲缬沙坦钠

科普 4：心衰患者如何正确喝水？

（1）每天所摄取的水分应该按照医生所规定的量限。

（2）轻中度心衰患者日常饮食并不应限水，但是重度心衰患者每天摄入液体量一般宜在 1500 mL 以内，不超过 2000 mL。

（3）所有液体的摄取都应计算在所规定的量限里，包括粥、汤汁、水果等。

（4）小贴士：用有量度指数的水瓶装好一天所需的水量，用小茶杯饮水以控制水量。

科普 5：患者拟行 CRTD 植入术，其治疗意义是什么？

CRTD 全称为植入式心脏再同步治疗心律转复除颤器（简称：心脏再同步除颤器），兼具心脏再同步起搏器（CRT）和植入式心律转复除颤器（ICD）的双重功能。CRTD 作为拯救心脏病患者的一项治疗方式正越来越受医学界重视。使用原理为通过对患者双心室间电机械不协调情况进行纠正，恢复患者左右心室的同步化收缩和室间隔机械同步。不仅可以使扩大心脏可逆性回缩（图 4-5），并且兼备 ICD 心脏自动除颤器的电复律功能，能准确识别室速、室颤，并及时进行抗心动过速治疗或电除颤，有效防止心脏性猝死发生。其中合并有频发室性期前收缩、短阵室性心动过速、晕厥或晕厥前兆病史的患者更应积极考虑植入。

科普 6：患者行 CCRT 术前，护士应如何指导患者相关注意事项？

（1）对心功能不全者，制订适当的活动计划，适当卧床休息，心律失常者密切观察心电图变化，注意 P 波、QRS 波群时态和时限的变化，并做好记录，以便术后对比，协助患者完善心脏彩超、肝肾功能、凝血四项等术前相关检查及化验。

（2）安装三腔起搏器是一种有创性治疗，患者及家属术前有着不同程度的紧张、恐惧、焦虑等心理，因此护士应主动关心患者，根据评估情况和患者及家属的文化层次，介绍该手术的目的、意义，说明注意事项，并介绍成功病例，以消除患者的心理负担，增强对治疗的

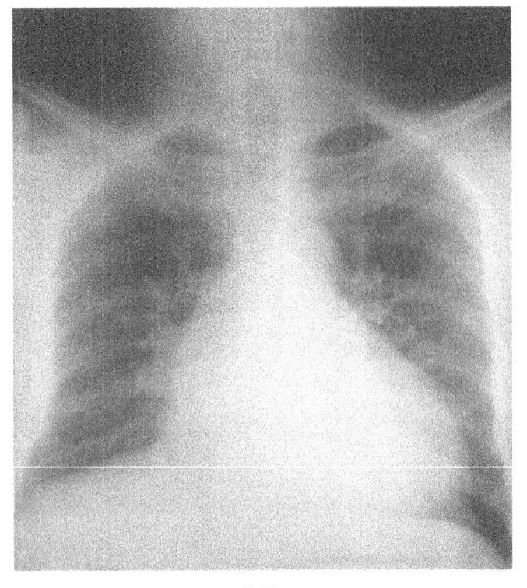
术前

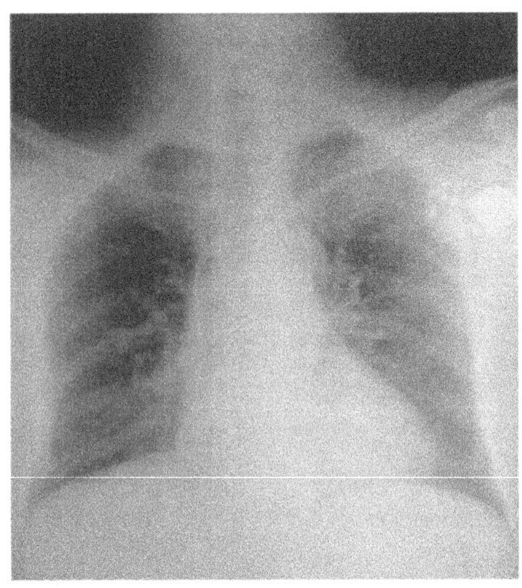
术后

图 4-5　CRTD 术前术后

信心，以积极配合手术。

（3）术前 1 天进行双侧颈胸部备皮，前晚必要时服镇静药，保持良好的睡眠，情绪紧张的患者术前 30 分钟给予镇静剂，以防止精神紧张及血管痉挛；术前调节饮食，保持大便通畅，预防便秘；术前更换衣服，佩戴一次性手术帽，建立静脉通道，以保证术中出现意外时可及时用药。

（4）术前 3 天禁用低分子肝素、阿司匹林等具有抗凝作用的药物，以防术中、术后出血。

科普 7：患者行 CRTD 术后，护士应从哪几方面指导患者术后注意事项？

（1）须持续心电监护，密切观察患者的心律、心率、血压变化，观察有无电极脱位及心律失常。观察敷料有无渗血，如出血多要及时向医生汇报，及时更换敷料；如伤口疼痛按医嘱对症处理；观察起搏器的起搏和感知功能，并观察有无心脏压塞等并发症发生，以便及早发现，及时处理。

（2）卧位护理：术后患者卧床休息 2 ~ 3 天，取平卧位，适当限制术侧上肢活动以防止切口出血和电极脱位。活动要循序渐进，卧床时指导患者术肢腕部及健侧上肢、双下肢轻度活动，以减轻卧床时的不舒适。3 日后可取半卧位，逐渐过渡到床上坐起，拆线后可下床活动，但术肢仍不可大幅度活动。

（3）伤口护理：切口局部无菌纱布包扎，用 0. 5 kg 沙袋压 6 ~ 24 小时，重点观察伤口有无出血及血肿，保持敷料干燥，注意观察伤口颜色、温度及有无渗血、红肿、热痛等症状。

（4）饮食护理：术后可正常进食，予低盐清淡易消化的高蛋白、高维生素、多纤维饮食，以增加机体抵抗力，促进伤口愈合；同时摄入适当的水分，以保持大便通畅，如有便

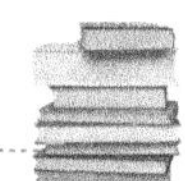

秘，切勿用力屏气而造成电极脱位及使原有心脏病加重，必要时给予促泻剂，戒烟酒。

（5）心理护理：术后部分患者因不能适应绝对卧床而显得焦虑、烦躁和痛苦，护士应多与患者交流，并指导其家属为其按摩肢体和腰骶部，解除其酸胀感。个别手术患者自觉安置起搏器部位有异物感，并伴有食欲减退、乏力、心悸、心前区不适等症状，甚至担心起搏器随时可能发生故障而出现心理问题，此时应做好解释工作，消除恐惧心理，维持心理平衡。

科普8：患者行CRTD术，护士怎样指导术后康复？

（1）生活调节、适当锻炼、避免过劳：术后3个月内避免大幅度转体活动，避免术侧上肢做上举动作和搬重物，避免剧烈咳嗽及深呼吸，以防电极移位和囊袋出血。每天根据身体情况适当运动，如散步等。日常生活中不要做大幅度的运动和过量体力劳动，活动以感觉舒适、不疲劳为度，饮食以清淡、易消化、低胆固醇的食物为宜，避免辛辣刺激，预防便秘，勿用力解大便，放松心情，避免情绪激动。

（2）教会患者数脉搏的方法：嘱其每天测脉搏1～2次，数脉搏应在安静状态下进行（如早晨起床前），若发现有心律低于60次/分或感到胸闷、心悸、头晕、黑蒙等不适立即就诊。

（3）出院时为患者制定保健卡，标明起搏器型号、安装时间、起搏频率、主治医生通讯号码、复查时间等。外出时应携带起搏器卡片，以便发生意外时使用。

（4）定期复诊：出院1个月后门诊复诊，以后每3～6个月复诊一次，如有不适应随诊。在预期永久起搏器寿命的后期，要缩短复诊时间，应每月或每周随访一次，若有不适立即就医。

（5）尽量避开有电磁干扰（EMI）的地方，如在接近EMI源后感觉有症状，请与医生联系。

科普9：患者出院后，护士如何指导饮食护理？

（1）低盐（钠）低脂饮食

1）盐摄入过量是慢性心衰患者再入院的独立危险因素，因此心衰患者虽然需要营养全面，奶、蛋、肉、蔬菜和水果都可以吃，但必须严格控制食盐的摄入量。

2）食盐摄入量轻中度心衰患者为2～3 g/d，重度心衰患者低于2 g/d。

3）可以使用定量盐勺来精确控制食盐的摄入量。

4）避免食用榨菜、咸菜、酱制腌制食物、熟食肉类、午餐肉、香肠、罐头食品、方便食品和零食等隐性盐含量高的食物。含钠高的调味品如耗油、酱油、辣椒酱和番茄酱等都要减少食用。

5）避免食用胆固醇含量高的食物，如动物内脏、肥肉、蛋黄、动物油脂等。

6）多吃谷类、豆类、新鲜蔬菜、水果，少食多餐，不可过饱。

7）在每日标准摄入量的基础上少放5%～10%的盐，尝试用生姜、蒜、葱、胡椒和辣椒等为食物提味。

8）尽可能减少外出就餐，外出就餐时主动要求餐馆少放盐，尽量选择低盐菜品，少饮汤汁和酱料。

9）学会阅读食品标签，选择含钠较少的食品。

10）每年至少一次至营养门诊咨询，请营养师帮助计划您的饮食，这点非常重要。

（2）降低胆固醇饮食

1）使用玉米油、黄豆油、葵花油、橄榄油等代替酥油、猪油、棕油和椰油。

2）选用瘦肉和去皮家禽肉，避免食用肥肉。

3）摄取足够的纤维。多选择谷类和豆类食品。

4）每天摄取两份蔬菜和两份水果。

（3）戒烟酒

1）酒精可以直接损害心肌，导致心力衰竭进一步恶化。

2）吸烟导致血管内皮功能紊乱，促进血栓形成，增加炎症反应。

3）心衰患者应该彻底戒烟酒。

科普 10：患者出院后，护士如何指导用药注意事项？

记住：不要在未经医生同意的情况下擅自停止使用药物。

（1）利尿剂

1）如果您的利尿剂剂量是按一天 2 次服用，您可以早晨服用第 1 次剂量，第 2 次剂量可以在午餐后或下午 4 点钟前任何时间服用，从而减少夜间小便的次数。

2）每日测量体重，体重变化是最可靠的监测利尿剂效果的指标。

3）利尿剂将会把钾离子从体内排泄出去，而钾离子是确保心脏能正常规律跳动的重要电解质，所以医生会定期验血来确保钾离子、钠离子等维持在正常的水平。钾补充剂通常会和利尿剂一起服用。

4）低钠时可出现肌无力、下肢痉挛、口干；低钾时可出现恶心呕吐、腹胀、肌无力及心律失常，您需要及时联系医生。

（2）RAAS 抑制剂

1）如果您服用药物后，出现持续性干咳且无法忍受，请告知您的医生（ACEI 最常见的副作用）。

2）刚开始服药或增加剂量时，可能会有头晕的症状。当您从躺姿、坐姿、蹲姿转换姿势站立时，请务必缓慢起身，晨起最好在床边坐几分钟后再起床，起床后 10 分钟仍感头晕或头晕已经影响正常行走，请及时就医。

3）用药期间需监测电解质、肾功能情况。

4）为达到最佳治疗效果，医生可能会逐渐增加药量。

（3）β 受体阻滞剂

1）有些患者可能会在开始服用药物或增加剂量时，水肿或气喘的症状暂时加重。若持续服用，这些症状将会自动消失。如果症状持续 2 个月未缓解，请告知您的医生。

2）您可能会觉得乏力或头晕。当您从躺姿、坐姿、蹲姿转换姿势站立时，请务必缓慢起身。

3）如果服药后出现心率<50 次/分或血压<90/60 mmHg 时，应减量或停药并及时告知医生。

（4）醛固酮受体拮抗剂

如果你服药后，觉得乳房胀痛，请告知您的医生。

（5）注意事项

1）心衰患者往往服用不同种类的药，而且每种药品的服用时间不同。

2）准备一个标有时间、包含多个小格子的药盒可有助于按时服药。

3）不要自行随意改变药物剂量和种类，自觉有药物副作用影响的时候，请询问医生，不要自行突然停药。

4）去门诊看病的时候带上自己所有药物清单。

科普 11：出院后，患者居家每日监测项目有哪些？

（1）体重：体重是监测病情的“一杆秤”。

“三定一记录”原则：

1）定时间。

2）定体重秤。

3）定重量相近着装。

4）每日测量记录体重。

（2）监测血压

1）用上臂式电子血压计测量，测量方法见图 4–6。

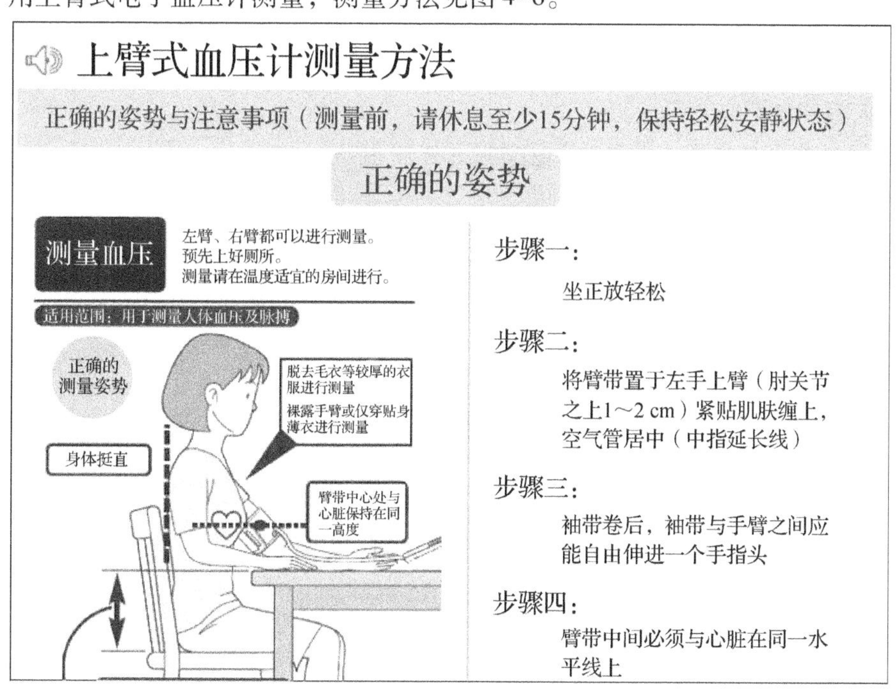

图 4–6　上臂血压计测量方法

2）每日早上、晚上测量血压。早上：起床后 1 小时内；三前：服药前、早餐前、剧烈活动前；晚上：晚饭 30 分钟后、上床睡觉前。

（3）监测脉搏

1）测量前休息 5 分钟以上。

2）可使用电子血压计测量。

3）自测脉搏，具体方法见图 4–7。

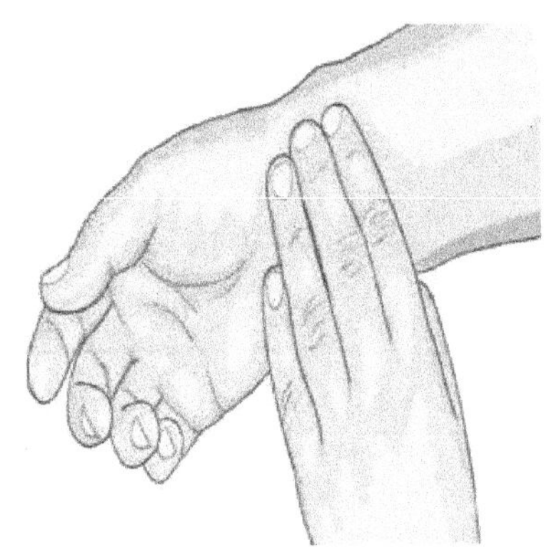

图 4–7　自测脉搏

注：自侧脉搏的方法：将示指、中指、环指并拢，指尖放于腕部桡动脉（大拇指侧）处，以适当的压力触诊，每次测量 1 分钟。

科普 12：如何指导心衰患者居家进行紧急情况的识别及处理？

（1）至心血管内科门诊就诊。

1）3 天内体重增加了 2 kg。

2）气短症状明显加重，休息时都感觉喘不上来气。

3）双下肢、双手及腹部肿胀。

4）一直感觉疲惫，甚至不能进行正常活动。

5）胃部胀满感明显，食欲下降。

6）频繁咳嗽。

7）平卧呼吸困难，不能正常休息。

8）睡觉需要多加一个枕头才觉得休息的更舒服。

9）感觉眩晕或抑郁。

（2）至急诊科就诊

1）明显呼吸困难和（或）伴出汗。

2）感觉心跳过快或要晕倒。

（薛　晶　刘　妍）

参考文献

[1] 胡大一. 慢性心力衰竭心脏康复中国专家共识 [J]. 中华内科杂志，2020，59 (12)：942－952.

[2] RUSSO D，MUSUMECI M B，VOLPE M. The neglected issue of cardiac amyloidosis in rials on heart failure with preserved ejection fraction in the elderly [J]. Eur J Heart Fail，2020，22 (9)：1740－1741.

[3] 中国医师协会心力衰竭专业委员会，中华心力衰竭和心肌病杂志编辑委员会. 心力衰竭容量管理中国专家建议 [J]. 中华心力衰竭和心肌病杂志，2018，2 (1)：8－16.

[4] 中华医学会心血管病学分会心力衰竭学组，中国医师协会心力衰竭专业委员会，中华心血管病杂志编辑委员会. 中国心力衰竭诊断和治疗指南 2018 [J]. 中华心血管病杂志，2018，46 (10)：760－789.

[5] PONIKOWSKI P，VOORS A A，ANKER S D，et al. 2016 ESC Guidelines for the dianosis and treatment of acute and chronic heart failure：The Task Force for the dianosis and treatment of acute and chronic heart failure of the European Society of Cardiology (ESC) Develoed with the special contribution of the Heart Failure Association (HFA) of the ESC [J]. Eur Heart J，2016，37 (27)：2129－2200.

[6] ROBERTS E，LUDMAN A J，DWORZYNSKI K，et al. The diagnostic accuracy of the natriuretic peptides in heart failure：systematic review and diagnostic meta—analysis in the acute care setting [J]. BMJ，2015，350：h910.

[7] BOOTH R A. HILL S A. DON-WAUCHOPE A，et al. Performance of BNP and NT-proBNP for diagnosis of heart failure in primary care patients：a systematic review [J]. Heart Fail Rev，2014，19 (4)：439－451.

第五章　心律失常

第一节　窦性心律不齐

案例

患者，男性，25 岁，因发作性心悸、头晕、黑蒙半月余，加重 1 天入院。自诉于半月前开始出现发作性心悸、头晕，伴一过性黑蒙，持续约数秒钟后症状可自行改善，无明显晕厥、呼吸困难、胸痛等其他伴随症状。曾至当地医院就诊，完善心电图提示窦性心律不齐、窦性心动过缓。为进一步诊治至我院门诊就诊。以“窦性心律不齐，窦性心动过缓”收入院。自发病以来，精神、睡眠、饮食可，大小便无异常，体重无明显改变。无既往史，无手术史，无食物、药物过敏史。入院查体：T 36.6 ℃，P 54 次/分，R 20 次/分，BP 110/60 mmHg。入院后给予一级护理、病重、低盐低脂饮食、心电监护观察病情。入院后 24 小时动态心电图可见：窦性心动过缓，窦性心律不齐，二度Ⅱ型房室传导阻滞，最慢心率 41 次/分，最快心率 80 次/分。心脏彩超、胸片未见明显异常。完善相关检查后在局部麻醉下行永久起搏器植入术，7 天后拆线，康复出院。

科普 1：患者入院后应首先进行哪些疾病相关知识宣教？

患者入院后应首先让患者了解窦性心律不齐是什么病，可以分为哪几类。

（1）定义：窦性心律不齐是指窦性心律快慢显著不等，相邻心动周期的差值≥120 毫秒。一般无特殊症状，常见于年轻人，尤其是心率较慢或迷走神经张力增高时。

（2）分类。①呼吸性窦性心律不齐：是最常见的一种。多发生于儿童、青年和老年人，中年人较少见，为生理性反应。②非呼吸性窦性心律不齐：心率变化与呼吸周期无关，可以突然出现心跳加快。其发生的具体原因不明，常为病理性表现。③窦房结内游走节律：一般没有临床表现，多见于健康人。④心房内游走节律：多见于健康青少年、运动员及老年患者。⑤室性时相性窦性心律不齐：是一种特殊类型的窦性心律不齐，常有临床表现，轻者出现心慌、胸闷，严重者出现休克，多见于二度房室传导阻滞或完全性房室传导阻滞患者。

科普 2：住院后，应告知患者日常生活中怎样发现此病？

窦性心律不齐在日常生活中常无临床症状，经常是在患者自己测脉搏时或做心电图检查时发现，有时可有心悸的感觉。小儿症状较成人轻，且常缺乏主诉。故当出现心悸等不适时，家长可自行给孩子测脉搏，查看是否搏动整齐，并及时就医（图 5-1）。

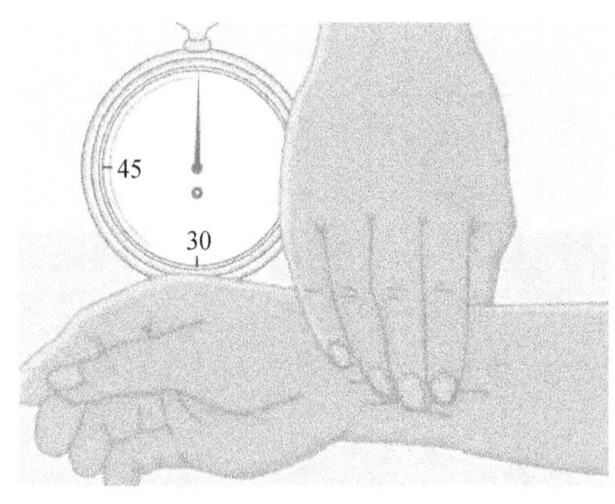

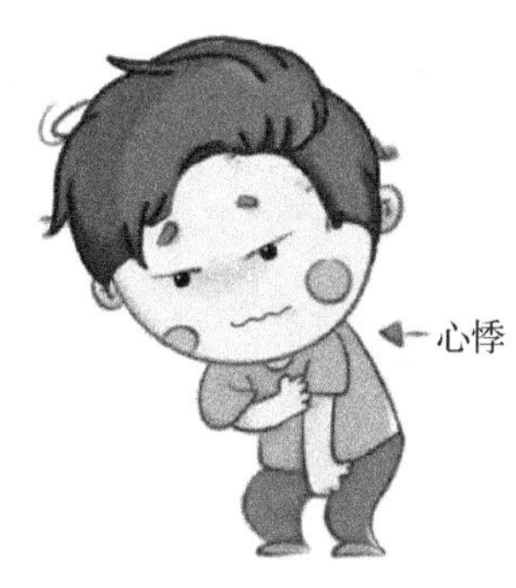

图 5-1 发现窦性心律不齐的方式

科普 3：针对患者病情，告知患者哪些情形可能会发生窦性心律不齐？

住院后，应告知患者窦性心律不齐常与生气、情绪不稳定或使用某些药物（如洋地黄、吗啡等）有关（图 5-2）。

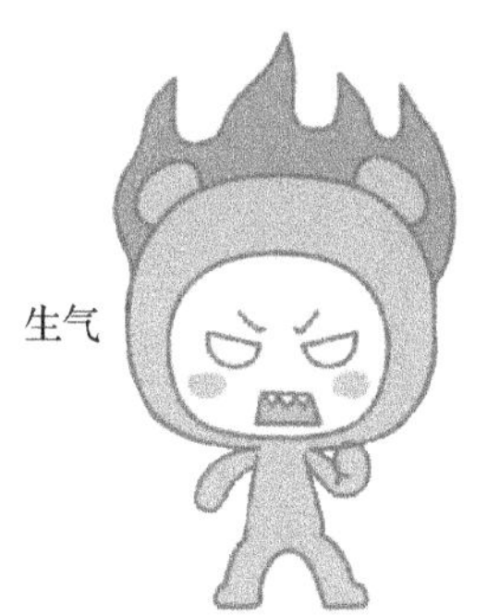

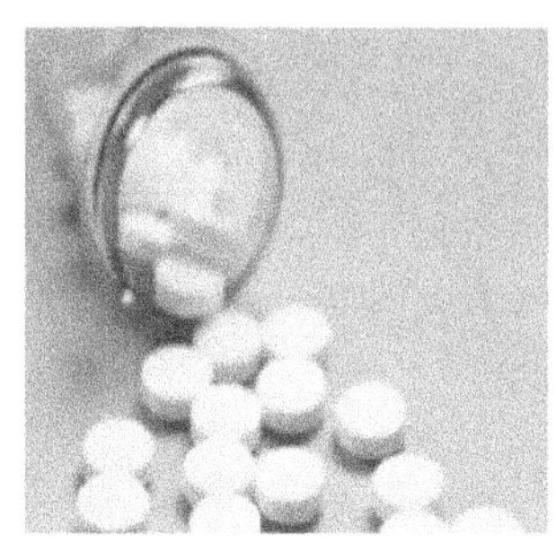

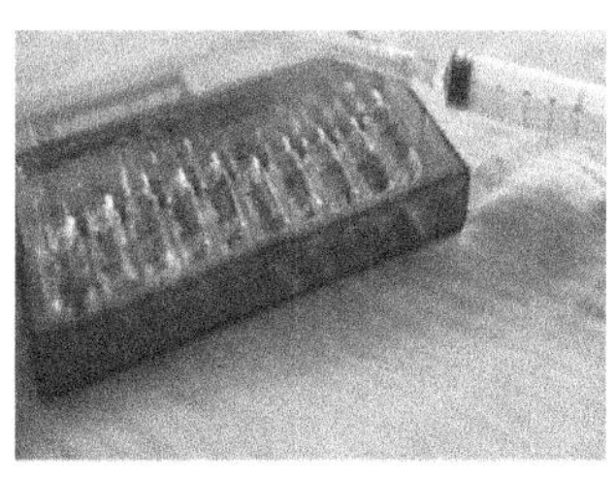

图 5-2 引起心律不齐的因素

科普 4：住院期间，患者需行动态心电图监测，此项操作应宣教的注意事项有哪些？

（1）使用动态心电图仪（图 5-3）监测时注意胸部和腹部皮肤清洁干燥，同时要远离电源和磁场，主要是因为电源和磁场会对心电图的检测结果产生影响，进而导致心电图的检测结果不准确。

（2）避免洗澡，洗澡会使体表连接的电极片松弛。

（3）避免牵拉电极线及减少术侧肢体大范围运动，预防对检测结果产生影响。

（4）佩戴期间可以正常活动，像往常一样，但是不能剧烈运动，要注意观察自身变化，在监测过程中应写好日志，按时间顺序记录活动状态和有关症状，以帮助诊断。

（5）佩戴期间应放松，不能紧张或者刻意减少活动，会使结果不真实。

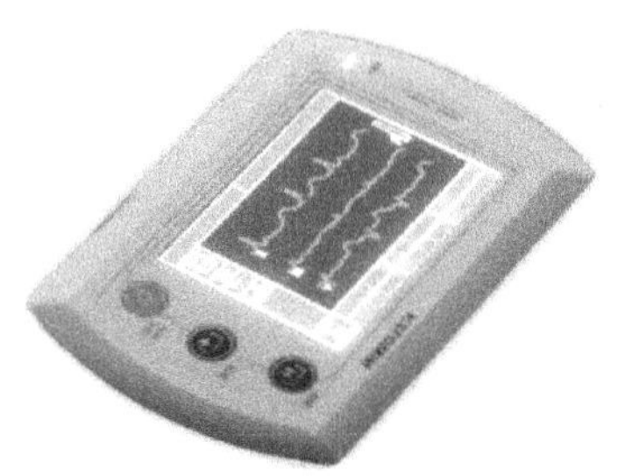

图 5-3　动态心电图仪

科普 5：患者窦性心律不齐严重吗？怎样帮助患者分析窦性心律不齐的危害？

通常不合并其他心脏疾病的单纯窦性心律不齐多为正常的生理现象，不是疾病，也不需要治疗（图 5-4）。但本病例患者已出现心悸、头晕、黑蒙症状，且 24 小时动态心电图显示：窦性心动过缓，窦性心律不齐，二度Ⅱ型房室传导阻滞，最慢心率只有 41 次/分，如果不积极处理，容易引起猝死。

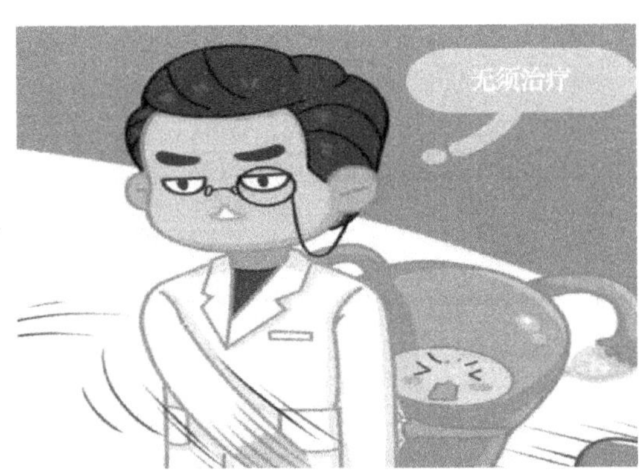

图 5-4　单纯窦性心律不齐是否需要治疗

科普 6：住院后，应及时告知窦性心律不齐有哪些治疗方法以供患者参考？

生理性的窦性心律不齐无须治疗，完全可以进行正常的学习、生活和工作。但如果是有心慌、胸闷、头晕、乏力、黑蒙、晕厥、心绞痛等症状时，则需进一步检查。

窦性心律不齐的治疗方法包括以下几种。

（1）药物治疗：阿托品、沙丁胺醇、异丙肾上腺素。

（2）安装永久性起搏器：在起搏器的选择方面，应尽量选择生理性起搏器，如 AAI 或 DDD，并通过程序控制减少心室起搏的比例，从而降低发生心房颤动的血栓栓塞的危险性。

科普 7：患者需安装起搏器，应让患者知晓的心脏起搏器作用有哪些？

心脏起搏器是一种通过植入人体进行疾病治疗的电子仪器，脉冲发生器发出电脉冲，经

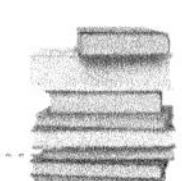

导线电极的传导，刺激与电极接触的心肌，引发心脏激动与收缩，在治疗心律失常所致的心脏功能障碍中发挥着重要作用（图 5-5）。

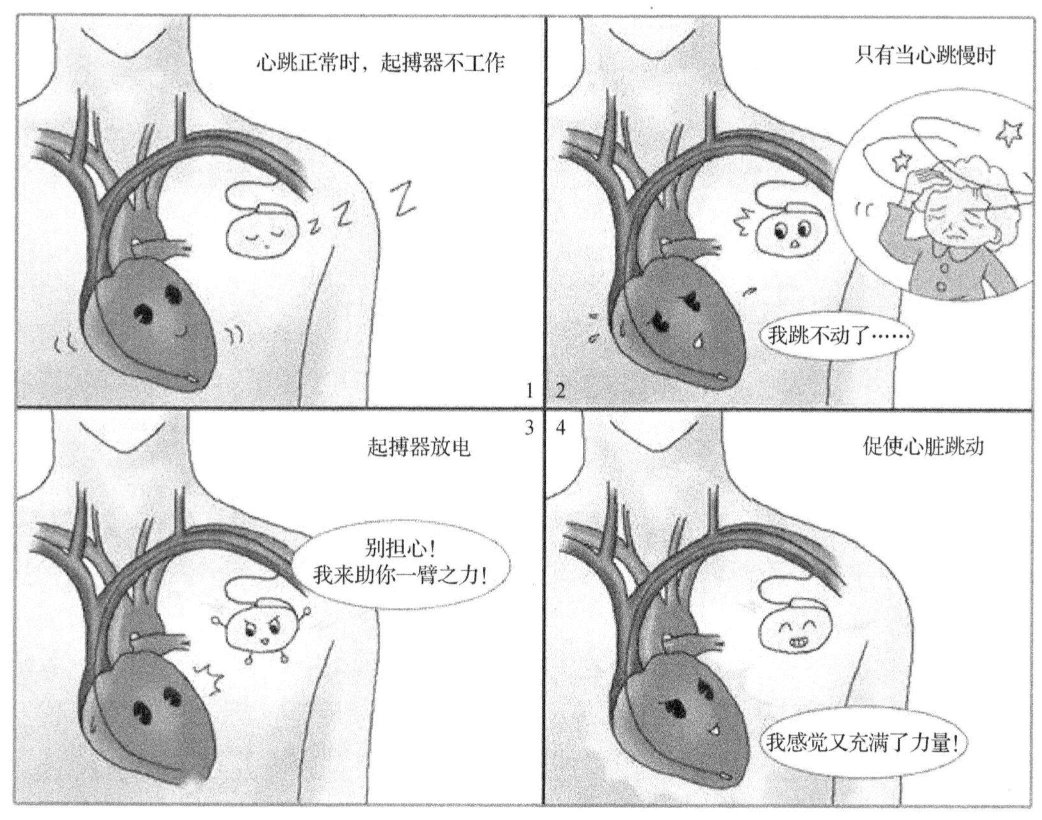

图 5-5　心脏起搏器作用

科普 8：患者行起搏器植入术，手术前应交代患者注意什么？

（1）因患者对手术本身缺乏了解，容易产生疑虑、恐惧、紧张心理。所以必须让患者能了解安装起搏器的必要性、安全性。

（2）告知手术方法，并适时介绍一些已成功植入该类起搏器患者的实例，使其消除或减轻焦虑、紧张心理，增强信心，提高手术的适应性及配合能力。

（3）遵医嘱给予患者抗生素皮试。

（4）帮助其尽快适应环境，必要时手术前夜给予安定辅助睡眠。

（5）术前建立静脉通道。

科普 9：手术后，对患者进行宣教时有哪些注意事项？

（1）患者术后通过平车返回病房，局部伤口会给予 0.5 kg 沙袋压 4 ~6 小时，且每间隔 2 小时解除压迫 5 分钟。注意观察伤口有无渗血、红肿。

（2）植入式起搏器者需保持平卧位或略向左侧卧位 8 ~ 12 小时，避免右侧卧位。如患者平卧极度不适，可抬高床头30°～60°。术侧肢体不宜过度活动，勿用力咳嗽，以防电极脱位。

（3）不可用术侧肢体支撑起床，勿用力向前弯腰，术肢勿外展及抬举过头，前后摆臂幅度小于10°，勿做转体、甩手等大幅度的动作（图5-6）。

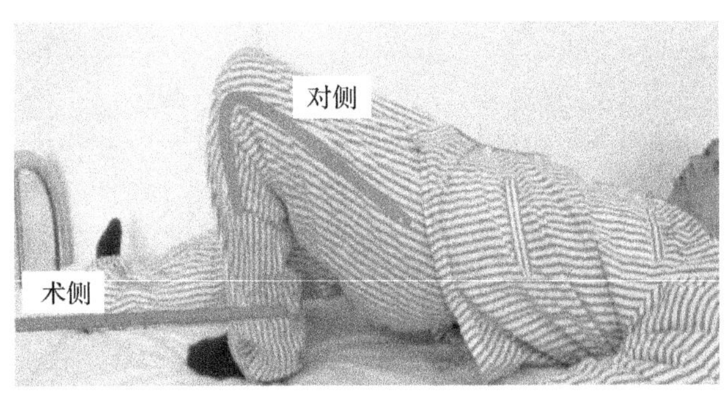

图5-6 术者体位

（4）给予患者心电监护，监测脉搏、心率、心律、心电图变化及患者自觉症状，及时发现有无电极导线移位或起搏器起搏、感知障碍。告知患者不要随意取下导联线，如有不适，及时告知医务人员。

（5）保持切口处皮肤清洁干燥，严格无菌换药，术后24小时换药1次，伤口无异常可2～3日换药1次。观察起搏器囊袋有无肿胀，观察伤口有无局部疼痛、皮肤变暗发紫、波动感等，及时发现出血、感染等并发症。如切口愈合良好，一般术后第7日拆线。

（6）监测体温变化，常规应用抗生素2～3日，预防感染。

科普10：起搏器植入术后，怎样指导患者进行早期的功能锻炼？

（1）术后第1日，握拳运动：患侧五指用力伸直，再用力握拳（图5-7）。5～10分钟/次，3～4次/日。

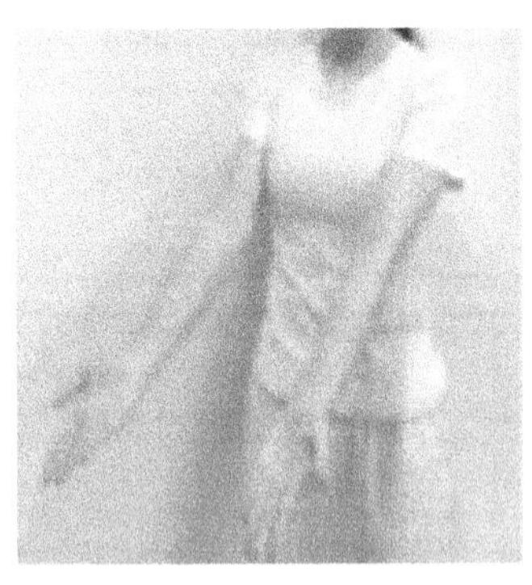
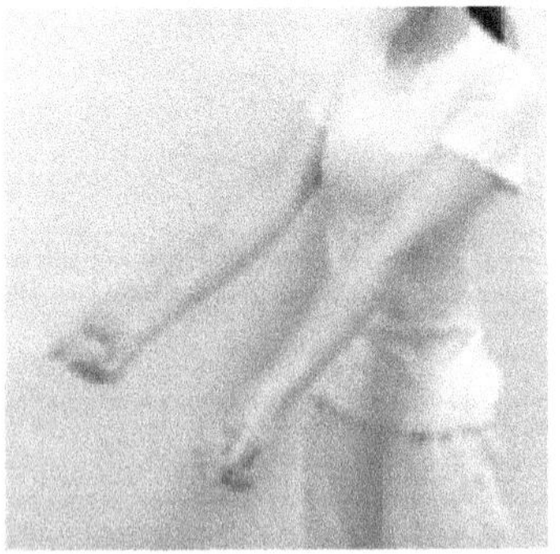

图5-7 握拳运动

（2）术后第2日，外展运动：上肢往两侧伸展，回收再打开（图5-8）。重复以上动作，逐渐过渡到与肩关节持平。10～15分钟/次，2～3次/日。

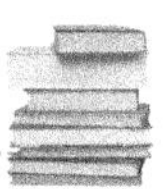

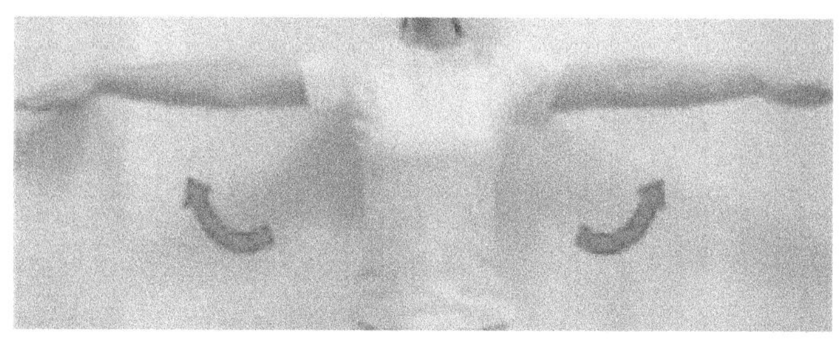

图 5-8 外展运动

（3）术后第 3 日，前屈后伸运动：站立将患肢前伸和后摆（图 5-9）。逐渐增加伸展的幅度，不超过 45°。10 ~ 15 分钟/次，2 ~ 3 次/日。

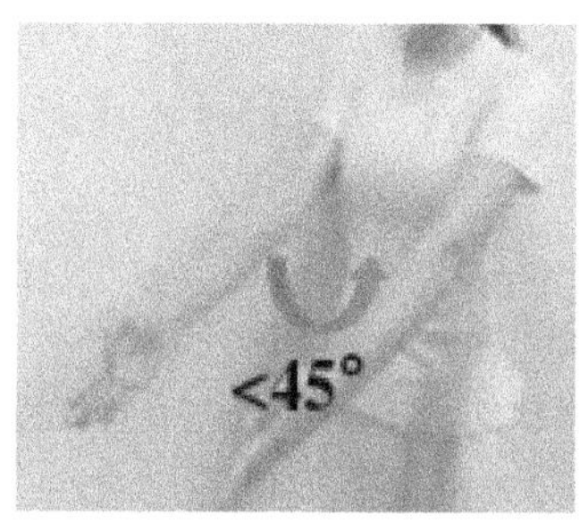

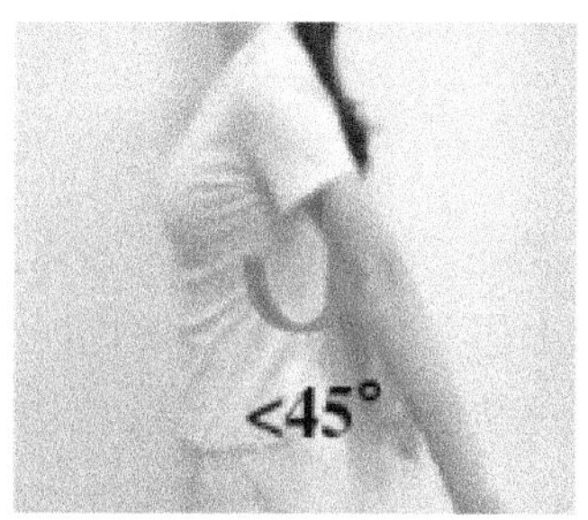

图 5-9 前屈后伸运动

（4）术后第 4 日，旋臂运动：患者呈站立位，上肢自然下垂，术侧以肩为轴，前旋和后旋（图 5-10）。10 ~ 15 分钟/次，2 ~ 3 次/日。

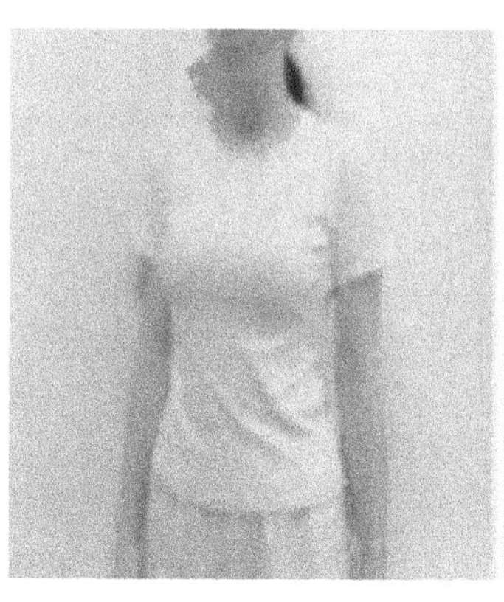

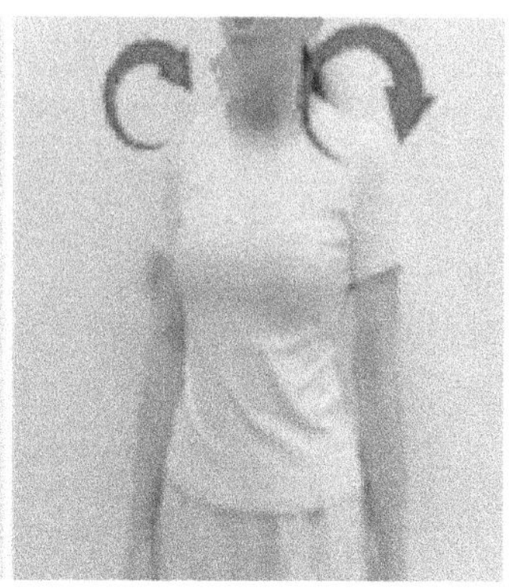

图 5-10 旋臂运动

（5）术后第 5 日，攀岩运动：面对墙壁，术肢手指在墙壁上逐渐上爬，应小于 90°（图 5-11）。5 ~ 10 分钟/次，1 ~ 2 次/日。

（6）术后第 6 日，绕头运动：患者呈站立位，身体不可弯曲，术肢抬起从同侧耳部逐渐摸向对侧耳后（图 5-12）。5 ~ 10 分钟/次，1 ~ 2 次/日。

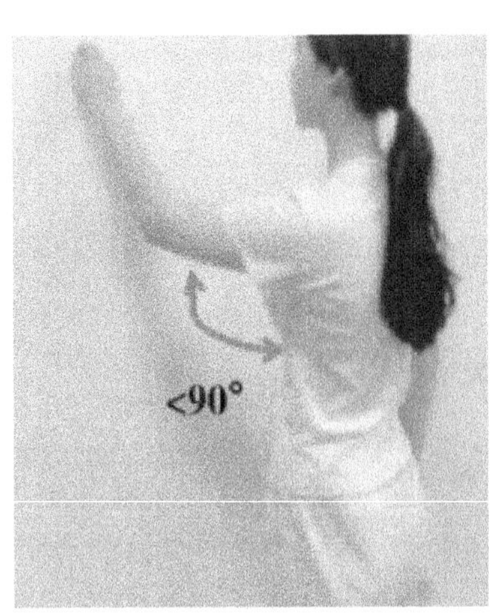

图 5-11　攀岩运动

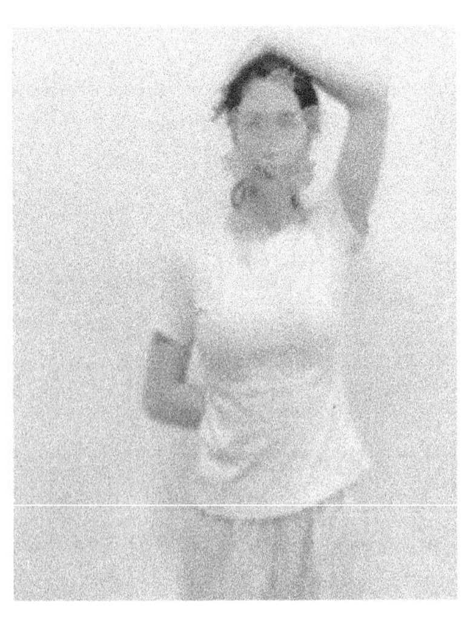

图 5-12　绕头运动

记忆口诀：一握、二展、三屈伸，四旋、五攀、六绕头。

注意事项：①上述功能锻炼，按照循序渐进的原则，根据疼痛及忍耐程度选择运动次数和持续时间。②避免动作幅度过大、用力过度、剧烈甩手、肢体急剧转身、过度弯腰、重力撞击等（图 5-13）。

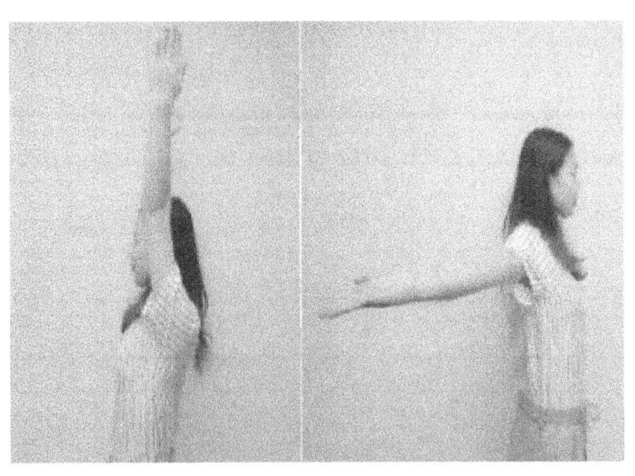

图 5-13　动作幅度过大示范

科普 11：出院前，应告知患者回家后需要注意什么？

（1）每天清晨醒来或静卧 15 分钟后测量脉搏，每次 1～2 分钟。若脉搏低于起搏器设置频率（一般情况下 60 次/分）或脉律不齐，应及时就医。

（2）心脏起搏器身份识别卡随身携带，以便在需要紧急救助的情况下，出具此卡以便识别。

（3）在术后 1～2 周术侧手臂只能进行轻微活动，避免高举过头，避免进行伸展、提举

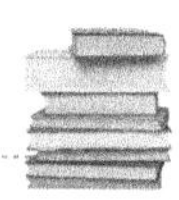

和突然的提拉活动。逐渐增加手臂的活动，6 周后可进行正常的运动。

（4）心脏起搏器一般不受家用电器的干扰，如电烤箱、洗衣机等，但应避免接近强磁场和强电场。在使用电磁炉或老式微波炉时应保持 1 m 以上距离，使用移动电话时应距离心脏起搏器 15 cm 以上，尽量用对侧耳接听电话。如果患者接触某电器或处于某种环境中出现了心悸、胸闷及头晕等症状，应及时远离此电器及环境。

（5）应避免接触与身体有直接震动或会发出电磁波的电器，防止各种环境对起搏器的影响，如直线加速器、磁共振成像检查、短波透热理疗等，远离电磁、信号强的区域，如电台发射站、转播车、雷达、变压器等强磁场区域。定期随访，测试起搏器功能，一般最初半年每月随访 1 次，半年后 3 ~6 个月随访 1 次。

（6）出院后进行适当运动，提高生活自理能力，以达到最佳体能和心理的最终目标。

科普 12：出院前，应让患者知晓哪些防治窦性心律不齐的常识呢？

保持良好的心情，平时要多进行一些体育锻炼，学会掌控自己的情绪，调整呼吸，饮食要清淡一些，保持居住环境空气的舒畅，戒烟，少吃辛辣刺激性食物。另外，多了解相关科普知识，缓解心理压力，必要时求助心理医生（图 5-14）。如果检查发现有“窦性心律不齐”而身体却没有什么不适的感觉，不必恐慌，十之八九是一种正常的生理现象，并不是疾病，不需要治疗，完全不影响正常的工作和生活。通过调整呼吸、保持稳定的情绪、远离危害我们身体健康的药品，我们的心脏就会健康地跳动。当然，如果出现心慌、胸闷、头晕、乏力、黑蒙、晕厥、心绞痛等症状时，提示我们强大的心脏可能出现了其他问题，必须及时求助医生（图 5-15）。

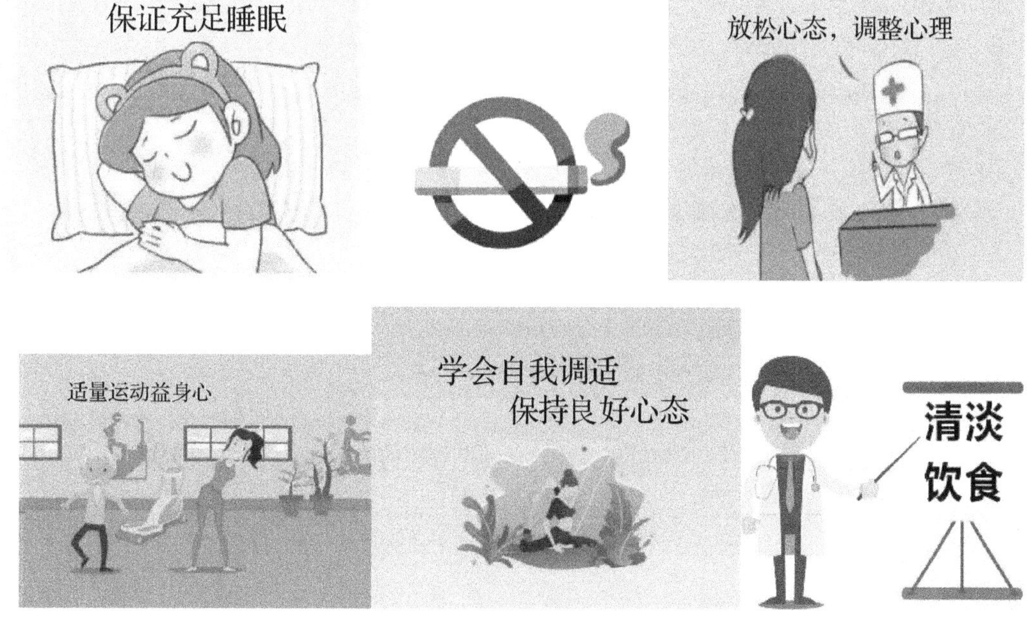
保证充足睡眠
放松心态，调整心理
适量运动益身心
学会自我调适
保持良好心态
清淡
饮食

图 5-14　防治窦性心律不齐的常识

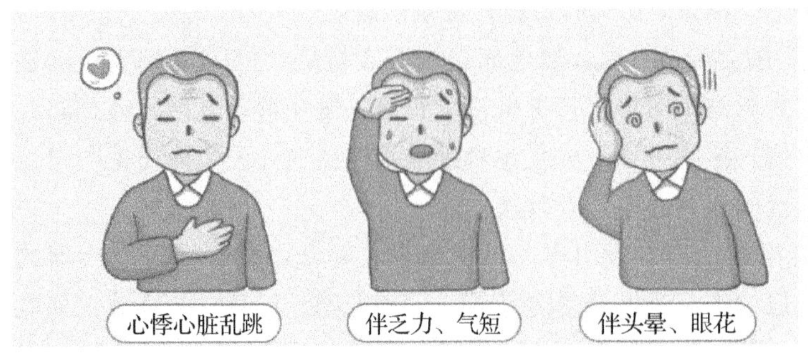
心悸心脏乱跳
伴乏力、气短
伴头晕、眼花
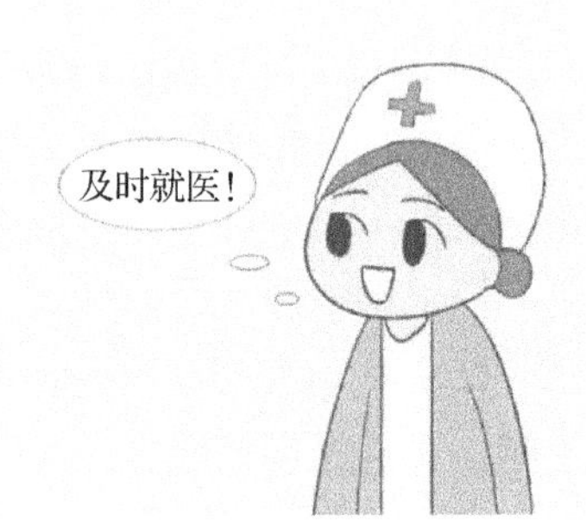
及时就医！

图 5-15　出现症状及时就医

（周云英　范　哲）

参考文献

［1］陈新．黄宛临床心电图学［M］．北京：人民卫生出版社，2009.

［2］陈灏珠．林果为．王吉耀实用内科学［M］．北京：人民卫生出版社，2013.

［3］菲利普·波德瑞德．波德瑞德（Podrid）临床心电图解析：（卷3）传导异常实例分析［M］．天津：天津科技翻译出版有限公司，2017.

［4］李世锋，李中健，申继红，等．心电图学系列讲座（九）——窦性心律失常［J］．中国全科医学，2014，17（9）：1086－1088.

［5］凌医生．窦性心律不齐正常吗［J］．家庭科技，2017（2）：41.

［6］窦性心律不齐是由什么病因引起的［J］．世界最新医学信息文摘，2017，17（4）：23.

［7］薛一涛．心律失常并非都要治［J］．中医健康养生，2019，5（9）：50－51.

［8］瑞华心康．读懂体检报告中的“窦性心律不齐”！［J］．养生大世界，2019（7）：64.

［9］杨宇帆，刘启明．解读窦性心律不齐［J］．家庭医学（下），2017（1）：51－52.

［10］崔瑢，邢娴娴，李妹芳．双心护理对永久性心脏起搏器植入患者术后疾病管理及生活质量的影响［J］．当代医学，2021，27（20）：185－188.

［11］陈利军，陈霞．永久起搏器术后护理及健康指导［J］．影像研究与医学应用，2018，2（4）：245－246.

［12］傅咏华，金敏真．永久性起搏器植入术后并发症及其防治护理进展［J］．当代护士（上旬刊），2021，28（2）：14－16.

［13］郭英，郭航远，孙勇，等．早期康复对起搏器植入术后患者效果及安全性评价［J］．中国全科医学，2017，20（20）：2446－2450.

［14］胡成燕．永久起搏器植入术后康复操的设计与早期应用效果［J］．世界最新医学信息文摘，2019，19（87）：2.

［15］漆红梅．运动康复训练操对永久起搏器术后患者上肢功能的影响［J］．实用临床医学，2017，18（12）：3.

［16］杨叶秋，杨佳汉．视频宣教在永久起搏器植入术后早期功能锻炼中的应用效果［J］．中国乡村医药，2020，27（2）：2.

［17］张艳红，伦爱美，郭里，等．快速康复护理对心脏永久起搏器植入患者术后舒适度及并发症的影响［J］．中国医药指南，2020，18（24）：3.

第二节 房性期前收缩

案例

患者，男性，67 岁，主诉：反复心悸半年，门诊以“心律失常、房性期前收缩、阵发性室上性心动过速”收入院，于 2021 年 7 月 4 日步行入院。现病史：患者近半年来心悸反复发作，自觉心跳快，不突发突止，无明显胸痛、大汗、呼吸困难、头晕、恶心、黑蒙，多于活动时发作，症状持续 1 ~2 分钟可自行缓解，于外院就诊，行心电图检查示阵发性室上性心动过速，今日为评估手术指征就诊于我院，入院时血脂、肌钙蛋白结果大致正常。心电图示：①窦性心律不齐；②房性期前收缩。既往史：无特殊。入院查体：神志清楚，T 36.5 ℃，P 100 次/分，R 20 次/分，BP 144/101 mmHg，入院后动态心电图（住院）+心率变异分析：①窦性心律不齐；②房性期前收缩并见二联律，阵发性室上性心动过速。入院前给予美托洛尔 12.5 mg，一日 2 次口服。手术前停用 3 天美托洛尔。2021 年 7 月 7 日患者在介入导管室局部麻醉下行心脏射频消融术（RFCA），术后恢复良好，于 2021 年 7 月 10 日康复出院。

科普 1：入院诊断为房性期前收缩，这个疾病严重吗？怎样向患者解答此病的相关知识？

患者入院后应向患者介绍房性期前收缩是一种什么疾病及其分类、危害。

房性期前收缩，起源于窦房结以外心房的任何部位，又称为房性期前收缩，简称房早。房早可见于正常人，心脏病患者约 60% 有房性期前收缩发生。房早对普通人群来说，一般危险性不高，也不会有明显的症状，若患者本身有严重的心脏病或者心脏结构有异常，则可能引起严重的恶性事件，存在较高的危险性。各种器质性心脏病患者均可发生房性期前收缩，老年人多见，并常是快速性房性心律失常出现的先兆，多见于冠心病、风湿性心脏病、肺心病、心肌炎、高血压心脏病等。在患有内分泌疾病的患者中也会出现房早，如甲亢等。在神经异常状态下也常常会发生房早，即房早的出现可无明显诱因，但与精神紧张、情绪激动、血压突然升高、疲劳、过多饮酒、吸烟、喝浓茶、喝咖啡、饱餐、便秘、腹胀、消化不良、失眠、体位突然改变等因素有关。不少患者由于对期前收缩不正确的理解和恐惧、焦虑等情绪，在睡眠前或静止时较易出现房早，在运动后或心率增快后减少或消失。

科普 2：住院期间应提醒患者发生哪些不适表现时需引起重视与关注？

房性期前收缩临床的主要症状为心悸、心脏“停跳”感，期前收缩次数过多时自觉“心跳很乱”，可有胸闷、心前区不适、头晕、乏力、脉率不齐等，当出现以上症状时，经休息或充足睡眠后无法缓解时，应及时就医。

（1）心悸：感觉心前区不适，自觉心中悸动，甚至不能自主的一类症状，发作时，患者可觉得心跳快而强。

（2）心慌：常表现为心动过速、过慢或不规律，同时心脏部位有不舒服的感觉。期前收缩次数过多时自觉“心跳很乱”。

（3）心脏“停跳”感：感觉到自己心里突然“嘣”地跳一下、“咯噔”一下，有人感觉心里空了一下。

（4）胸闷、心前区不适：患者常感觉胸部有东西压着，气不够用。所以常常会引起呼吸频率加快、深呼吸、叹气等表现。

（5）脉搏有间歇：触摸脉搏可以发现脉搏不齐，可能偶尔出现“抢拍”或“漏掉一拍”的情况。

（6）乏力：常表现为全身没有力气，精神状态比较差，休息后仍不能缓解。

科普3：住院期间，应向患者介绍房性期前收缩是怎么引起的，需要注意些什么？

对房性期前收缩的出现首先要判定是生理性的还是病理性的。

如为生理性的情况，可消除各种诱因，如精神紧张、情绪激动、吸烟、饮酒、过度疲劳、焦虑，消化不良等，应避免过量服用咖啡或浓茶等，必要时可服用适量的镇静药。

如为病理性的情况，特别是由器质性病变，如甲亢、肺部疾病缺氧所致的房性期前收缩，洋地黄中毒、电解质紊乱等引起者，应积极治疗原发病。对器质性心脏病患者，其治疗应同时针对心脏病本身，如冠心病应改善冠状动脉供血，风湿活动者抗风湿治疗，心力衰竭的治疗等，当心脏情况好转或痊愈后房性期前收缩常可减少或消失。

科普4：患者存在房性期前收缩可以吃药治疗吗？常用治疗方法有哪些？

房性期间收缩通常无须治疗，吸烟、饮酒与浓咖啡均为房性期间收缩的诱因，应戒除。一旦有明显症状或触发室上性心动过速者可予药物治疗或手术治疗。其治疗目标是降低血压，降低心肌兴奋性，减少心脏的负担，缓解患者症状。治疗方法包括：

（1）药物治疗：服用美托洛尔、比索洛尔、地尔硫䓬、普罗帕酮、胺碘酮等。

（2）若发生阵发性房性心动过速则应行心脏射频消融术（RFCA）治疗，心脏射频消融是将电极导管经静脉或动脉血管送至心脏特定部位，释放射频电流导致局部心内膜及心内膜下心肌凝固性坏死，达到阻断快速心律失常异常传导束和起源点的介入技术，具有安全、有效、复发率低、并发症少等优点。现已成为治疗某些快速心律失常的一种安全有效的根治性方法。

科普5：患者需行RFCA手术，怎样向患者介绍这项手术技术？

应向患者介绍射频消融术的优点。①创伤轻微：手术过程需局部麻醉。②成功率高：射频消融术是目前治疗快速心律失常的新兴介入性治疗技术之一，具有微创、并发症少、成功率高等特点，国外报道治愈率高达98%～100%。③费用低廉：一般家庭都能承受。④技术成熟：近年来，由于我国患者总数多，这项技术在我国发展迅速。某些类型的快速性心律失常在有经验的介入中心成功率甚高，复发率为1%～2%，且复发病例可以通过再次手术达到根治目的。

整个手术过程患者一般处于清醒状态，有时医生会用镇静剂来缓解患者的紧张情绪，全

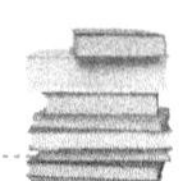

程监护患者，电生理检查一般不会引起疼痛，导管行进于血管和心腔时患者不会有感觉，检查时医生可能会用微弱的电流刺激心脏，患者不会感觉到这些电脉冲，往往会诱发出心动过速，感觉和以前发作时一样（可能有头晕、目眩、心悸、胸痛或气短等），告知医生即可，这些操作风险很小，相对而言很安全。

科普6：行RFCA手术，护士应进行哪些术前宣教？

（1）介绍手术的目的、简要过程，注意事项及可能出现的并发症，消除患者的顾虑。

（2）手术当天选择低脂、易消化、清淡的饮食，术前可进食，吃五成饱，遵医嘱照常服药，训练床上大小便。

（3）术前停用抗心律失常药物至少1周。

（4）观察足背动脉搏动情况。

（5）建立静脉通路：为患者在左侧肢体建立静脉留置通路，以便在术中维持静脉通路和随时注射药物。

科普7：手术后，应告知患者有哪些并发症值得注意？

（1）伤口渗血：术后伤口渗血是最常见的并发症。这是由术中抗凝药物的使用、患者不合作、用力过大等原因引起。一旦发现出血，应立即重新用纱布加压包扎止血，严密观察伤口渗血情况。

（2）迷走神经反射：为术中常见并发症，迷走神经反射主要表现为头晕、心率减慢、血压突然下降、出冷汗、恶心、呕吐、全身无力，面色苍白、脉搏细弱等。迷走神经反射的主要原因是由于射频消融术后释放的射频电能或导管对心房壁的牵拉刺激，加之治疗时间较长，患者由于紧张、手术前欠休息或禁食时间过长、疼痛、长时间卧床等，一旦出现上述情况，要即刻快速补液，给予阿托品0.5～1 mg静脉推注，必要时用多巴胺等对症处理。

（3）血栓形成、栓塞：可能与手术时间长，术中心肌受损结痂形成细小血栓或心房里自身形成的微小血栓在操作时脱落，以及术后长时间卧床有关。术后12小时嘱患者床上活动，24小时后鼓励患者尽早下床活动，并应用低分子肝素皮下注射防血栓。

（4）心律失常：一般以室性期前收缩、短暂室性心动过速多见，偶可发生室颤、三度房室传导阻滞。术后给予心电监护，严密观察，一过性心律失常一般可自行恢复或应用药物后消失。严重者需安装心脏起搏器。

（5）心包压塞：是最严重的并发症，表现为胸闷、血压进行性下降、心率加快。一旦发现，立即急查床旁心脏超声，行心包穿刺引流、补充血容量、升压等对症处理。必要时应开通绿色通道，争分夺秒，及时进行急诊外科手术。

科普8：患者行RFCA手术，怎样指导患者促进术后康复？

（1）饮食护理：鼓励进食，给予高热量、高维生素、清淡、易消化的饮食，限制烟酒，养成良好的饮食习惯，保持膳食平衡。

（2）抗凝药物的使用：服药期间护士应预见性地进行护理，指导患者学习自我观察及防护方法，能减少出血、渗血事件发生。教会患者服药期间密切观察是否出现皮肤瘀斑、牙龈出血、便血等症状，尽量穿着宽大舒适的衣服，选用质地柔软的牙刷清洁口腔。

（3）术后避免剧烈咳嗽，用力排便等增加负压的因素，必要时遵医嘱使用开塞露。

（4）心理护理：指导患者保持情绪稳定，避免情绪紧张激动，保证充足睡眠。做完RFCA术后24小时内可能会有胸部隐痛不适，应告诉患者是正常反应，不要担心。

（5）解除制动时指导患者，协助患者第一次下床活动，告知患者下床活动“三部曲”：床上坐、床边坐、床边站3分钟，观察有无头晕、眼花、心慌等不适。

科普9：患者出院前，应怎样进行健康指导?

（1）穿刺局部保持干燥、清洁，洗澡时不要用力搓擦，嘱患者按时服用抗心律失常药物，定时复诊，出现心悸、胸闷、呼吸困难等不适及时来院复查。

（2）射频消融术后无特殊饮食要求，规律饮食，但应避免辛辣刺激类食物，戒烟戒酒，忌饮浓茶及咖啡。

（3）遵医嘱口服抗血小板药物，不可自行停药。

（4）定期复查心电图、B超、肝肾功能、电解质等。

（5）指导患者学会自测脉搏的方法以利于自我检测病情；鼓励其正常工作和生活，选择健康的生活方式，保持心情舒畅，避免过度劳累。

（彭丽蓉）

参考文献

[1] 洪秋萍. 60例射频消融术治疗快速性心律失常的围术期护理［J］. 国际护理学杂志，2009（4）：569－570.

[2] 周林琳. 射频消融术围手术期护理［J］. 医学前沿，2016，6（9）：268－269.

[3] 来菊菊，魏群，徐冬梅. 优质护理对心脏射频消融术后尿潴留病人的效果［J］. 中外医学研究，2012，10（34）：68－69.

[4] 汪勤. 舒适护理在射频消融术治疗阵发性室上性心动过速的效果探讨［J］. 中国实用医药，2011，6（33）：188－191.

第三节　室性期前收缩

案例

患者，女性，37岁，因“阵发性心悸20余天”来我院门诊就诊，主诉：20多天前开始出现劳累后心悸，伴气促，呈阵发性，每次持续数秒钟至3分钟，无既往疾病史及心脏病家族史，月经量、月经周期及两便情况均无异常。症状一般于劳累、熬夜、焦虑及饮用咖啡后较明显，休息后即可缓解。查体：血压110/78 mmHg，双肺无异常，心率98次/分，可闻

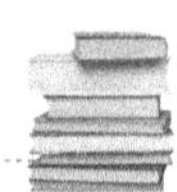

及偶发心律不齐，为进一步明确病因收入院。患者入院后予以完善血常规、心梗三项、电解质、肝肾功能、血糖、血脂等各项实验室检查及胸部 CT、心脏超声、心电图、动态心电图（Holter）等各项辅助检查，除心电图及 24 小时 Holter 有异常外，其余均无明显异常。Holter 示 24 小时总心搏数 120 874 次，平均心率 84 次/分，室性期前收缩总数 3157 次，三联律 162 阵，室性期前收缩每分钟不足 5 次。住院期间，医生未予药物治疗，仅嘱其改善不良的生活习惯及保持心情愉悦，出院前复查 Holter 示室性期前收缩总数 263 次，三联律 7 阵，自觉症状消失，故予以批准出院，出院前医生告知其若仍反复发作，必要时可行心脏导管射频消融治疗。

科普 1：患者入院后应首先完成哪些疾病相关宣教？

该患者入院后，首先要针对其不良的生活习惯进行宣教，告知其熬夜、焦虑、过量饮用咖啡等均会导致其出现室性期前收缩，可以通过改变这些不良生活习惯来有效减少室性期前收缩的发生；其次，为了明确其有无器质性疾病，则应针对其将要进行的各项辅助检查进行相关内容的宣教，以利于更好地配合完成各项检查，早日明确病因并对因治疗以根治。

科普 2：患者入院后，应告知患者出现哪些不适应引起重视？

室性期前收缩的临床表现差异很大，大多数患者可无明显症状，但频发室性期前收缩也可引发严重的症状，包括心悸、胸闷、心跳停搏感；有些室性期前收缩则可导致心排血量下降及重要脏器血流灌注不足，由此引发乏力、气促、出汗、头晕、晕厥、心绞痛等（图 5-16）。有无症状或症状严重性与室性期前收缩频发程度无关。室性期前收缩常有昼夜节律变化，大部分人在日间交感神经兴奋性高时更多，亦有部分人在夜间更多。

科普 3：患者发生室性期前收缩的原因是什么？怎么预防？

针对该患者的病例来分析，首先她是年轻女性，其次结合她的既往史和日常生活作息习惯，可初步判定为功能性室性期前收缩：正常心脏在情绪激动、紧张、过度劳累、疲乏、焦虑、失眠、吸烟、喝酒、喝浓茶及浓咖啡时诱发期前收缩（图 5-17）。应告知患者避免刺激

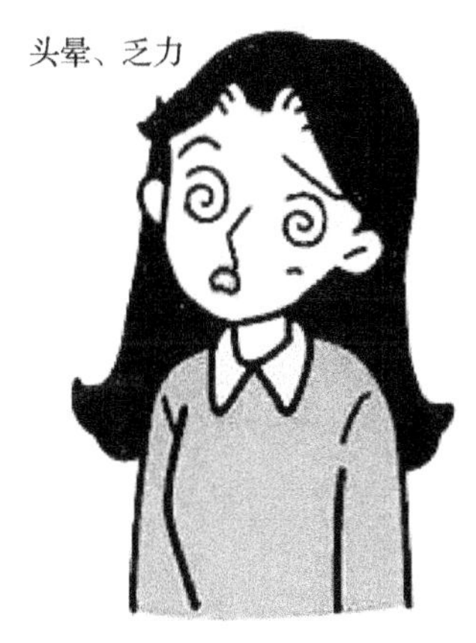

图 5-16　期前收缩不适表现

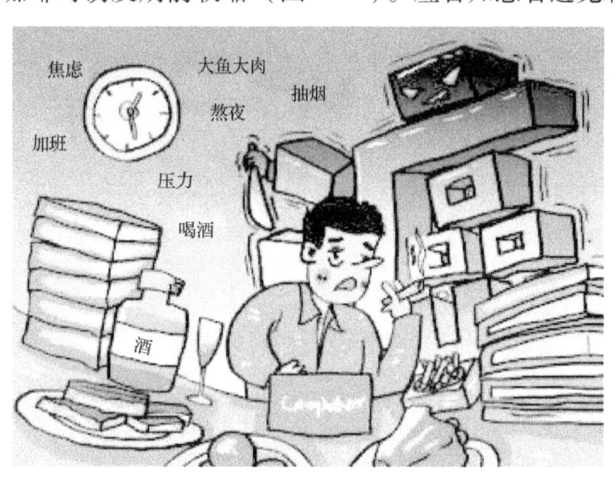

图 5-17　期前收缩的诱因

的因素出现，调整作息时间，改变不良生活习惯，从而达到治疗和预防室性期前收缩的目的。

科普4：应告知患者发生室性期前收缩的危害？怎样区别生理性还是病理性（表5-1）？

表5-1 从临床表现上判断病理性室性期前收缩和生理性室性期前收缩

项目	病理性室性期前收缩	生理性室性期前收缩
年龄	儿童、老年人	青壮年
症状	可无症状	症状明显
运动相关性	运动或心律快时增多	运动、激动后减少
诱因	心绞痛发作、心功能不全、应用洋地黄	劳累、吸烟、饮兴奋性饮料、失眠等
基础疾病或危险因素	多有心血管危险因素或结构性心脏病	无

科普5：室性期前收缩可通过哪些检查确诊呢？

对于室性期前收缩的诊断主要依赖心电图和24小时Holter检查，需要除外室上性期前收缩伴差异性传导、间歇性心室预激等。普通12导联心电图可用于判断室性期前收缩的起源部位，24小时Holter可用于判断室性期前收缩的总数、不同时间的分布情况等。本病例患者就是通过以上两项检查来确诊室性期前收缩的。

科普6：患者室性期前收缩需要治疗吗？

医学研究结论认为，室性期前收缩的临床症状与其预后并无平行关系，这意味着并不是所有室性期前收缩都需要治疗。对于无结构性心脏病的室性期前收缩患者，经医师反复解释并告知室性期前收缩的良性特征后，患者临床症状仍不缓解者可给予适当治疗。对于合并结构性心脏病的室性期前收缩患者，尽管症状也可成为治疗室性期前收缩的依据，但更应侧重于结构性心脏病的治疗。频发室性期前收缩的患者（24小时Holter提示室性期前收缩 >500个）应通过各种检查来排除任何潜在的结构性心脏病，如缺血性心脏病或心脏离子通道病。本病例患者属于无结构性心脏病的室性期前收缩，故应以健康教育为主要治疗手段，同时通过完善各项辅助检查来进一步排除其余危险因素。

科普7：室性期前收缩有哪些治疗方法呢？

（1）健康教育为主要治疗手段：其目的是通过健康教育的方式来改善患者的症状、加强宣传教育、去除诱因，若症状持续及阶段性左室收缩功能下降，再予药物治疗。

（2）药物治疗：对于健康教育后症状仍然不能有效控制的患者，可考虑使用β受体阻滞剂（如美托洛尔、阿替洛尔等）或非二氢吡啶类钙通道阻滞剂（如维拉帕米、地尔硫䓬等），另有中成药，如参松养心胶囊、稳心颗粒等。

（3）导管射频消融治疗（图5-18）：对于室性期前收缩诱导性心肌病患者，应积极推

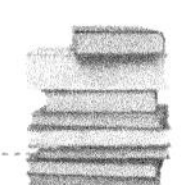

荐导管消融，以期根治室性期前收缩、改善心脏功能。对于症状明显的频发室性期前收缩患者，可以推荐导管消融治疗，但具体室性期前收缩负荷多少为导管消融的最强适应证尚无定论，实践中大多以室性期前收缩 24 小时 >10 000 次为筛选标准。

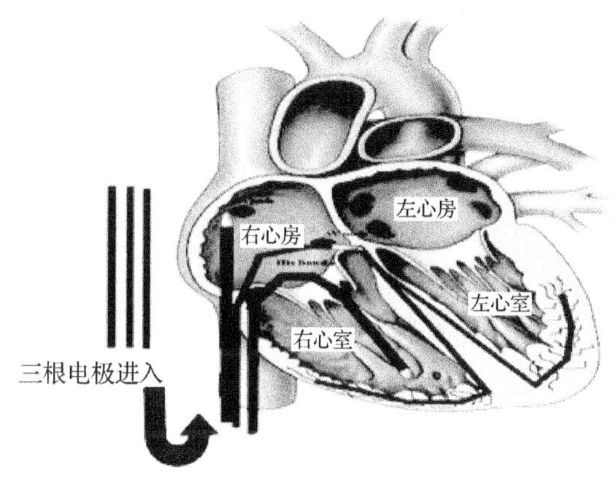

图 5-18　导管射频消融治疗

科普 8：如果做心脏导管射频消融治疗，需要注意哪些事项？

（1）术前准备

1）心理调适：根据患者的年龄、文化程度、心理素质等，采用适当的形式向患者及家属介绍手术的必要性和安全性及手术的过程、方法和注意事项，以解除思想顾虑和精神紧张，取得最佳手术配合。必要时，术前应用镇静药，保证充足的睡眠。

2）完成检查：完成必要的实验室及其他检查，如血常规、尿常规、血型、出凝血时间、胸部 X 线、心电图、动态心电图、超声心电图等。

3）提前训练平卧位床上排尿，以免术后由于卧床体位而出现排尿困难。

4）术前建立静脉通道，以便术中用药。

（2）术后护理

1）休息与活动：需保持平卧位 8 ~ 12 小时，如患者平卧极度不适，可抬高床头 30° ~ 60°。术侧肢体不宜过度活动，勿用力咳嗽，以防穿刺点渗血，如出现咳嗽症状，应双手按压穿刺点后再咳或遵医嘱适当使用镇咳药。卧床期间做好生活护理。术后第 1 次下床活动应动作缓慢，防止跌倒。

2）监测：术后医生将描记 12 导联心电图，监测心率、心律、心电变化，患者需将自觉症状及时告知。每日监测体温，观察有无心肌穿孔、消融失败等表现，出院前常规行动态心电图及心脏彩超检查。

3）伤口护理与观察：局部加压包扎 8 ~ 12 小时。保持穿刺处皮肤清洁干燥，术后 24 小时换药 1 次。观察伤口有无渗血、红、肿，大腿根部有无瘀青肿胀，双侧足背动脉搏动情况及皮温。患者有无局部疼痛、皮肤变暗发紫、波动感等，及时发现出血、感染等并发症。

科普 9：日常生活中预防心律失常患者有什么应该注意的?

（1）针对本病例患者首先要告知其要养成良好的生活作息习惯，尽可能做到不熬夜、不喝或少喝咖啡等刺激性饮料、戒烟限酒、避免过度劳累，有效减少诱发室性期前收缩的各种高危因素。

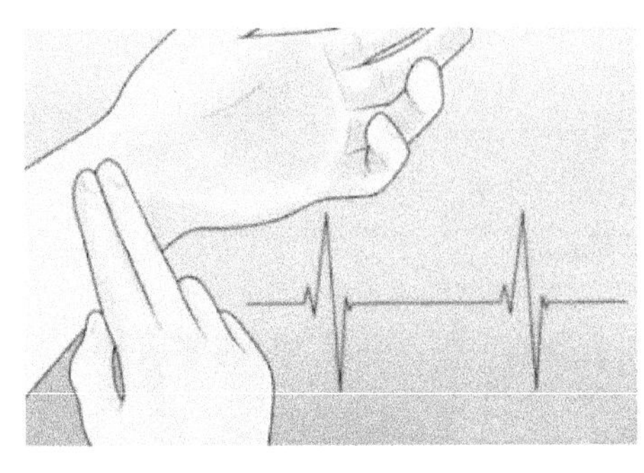

图 5-19　自搭脉搏

（2）教患者学会自搭脉搏（图 5-19），当出现节律异常时，需及时就诊。

（3）必要时遵医嘱进行药物治疗，此时要告知患者应严格遵医嘱定时定量服用药物，不擅自增减药物，如有不良反应或药物治疗无效时应及时就诊。

（4）嘱患者症状未缓解前需定期复诊，必要时复查心电图、心脏彩超、动态心电图等，以便早发现、早干预。

（赵慧华　赵春艳）

参考文献

[1] 黄德嘉，霍勇，张澍，等．冠心病血运重建后心脏性猝死的预防［J］．中华心律失常学杂志，2017，21（1）：9－21.

[2] 李绍龙，龙德勇，廖祁伟，等．导管消融治疗右心室乳头肌起源的室性心律失常［J］．中华心律失常学杂志，2018，22（4）：358－363.

[3] 浦介麟，吴林，吴永全，等．索他洛尔抗心律失常中国专家共识［J］．中国循环杂志，2019，34（8）：741－751.

[4] 朱俊．胺碘酮规范应用专家建议［J］．中华内科杂志，2019，58（4）：258－264.

[5] 中华医学会心电生理和起搏分会，中国医师协会心律学专业委员会．2020 室性心律失常中国专家共识（2016 共识升级版）［J］．中国心脏起搏与心电生理杂志，2020，34（3）：189－253.

第四节　心房颤动

案例

患者，女性，71 岁，主诉：右下肢乏力伴水肿 10 余天，门诊以“心房纤颤、高血压 2 级、糖尿病”收入院，于 2021 年 2 月 16 日步行入院。入院时 NT-proBNP 257. 50 ng/L。心脏彩超：①双房大；②二尖瓣反流、三尖瓣反流（均少量）；③左室射血分数 59% 。心电图：①心房颤动；②部分导联 T 波改变。既往有心房颤动、脑梗死病史，2006 年于我院行心脏永久起搏器植入术（工作模式为 VVI），术后口服达比加群 1 片，2 次/日，糖尿病病史 15 年，规律口服二甲双胍、格列美脲及盐酸吡格列酮，高血压病史 15 年，最高血压

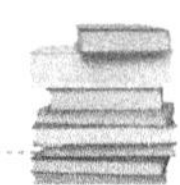

150/90 mmHg，规律服用替米沙坦。入院查体：T 36.1 ℃，P 104 次/分，R 20 次/分，BP 140/71mmHg，听诊心率 110 次/分，心律绝对不齐，第一心音强弱不等。入院后监测血糖，调整降糖方案：阿卡波糖 2 片，3 次/日，二甲双胍 1 片，2 次/日，甘精胰岛素 12 单位 10 pm 皮下注射，暂予达比加群抗凝，美托洛尔控制心率，减轻心肌耗氧。2021 年 2 月 21 日患者转为窦性心律，2021 年 2 月 23 日患者在介入室全麻下行左心耳封堵术（LAAC），经降压、稳定斑块、降糖、护胃、营养神经等对症治疗，患者于 2021 年 3 月 1 日康复出院，自诉左下肢乏力较前缓解，无其他不适。

科普 1：患者入院诊断为房颤，入院后应首先进行哪些疾病知识宣教？

入院后首先应让患者了解房颤是一种什么疾病及其分类。

房颤是一种以快速、无序心房电活动为特征的室上性快速性心律失常。常见于老年人，年龄在 75 岁以上的人群患房颤的概率可达 10%。当房颤发作时，心跳的频率远远高于正常人，心房激动的频率可高达 300～600 次/分，并且心跳进行规则的高频率跳动，心率可高达 100～160 次/分。心跳不整齐、不规律，会导致心房失去有效的收缩功能，心脏泵血功能下降，心房内附壁血栓形成，是心力衰竭、缺血性脑卒中等疾病的重要原因。另外，房颤患病率还与冠心病、高血压及心力衰竭等多种疾病密切相关。

房颤通常分为阵发性房颤（paroxysmal AF）、持续性房颤（persistent AF）、长程持续性房颤（long-standing persistent AF）、永久性房颤（permanent AF）4 类（表 5-2）。

表 5-2　房颤的分类

分类	定义
阵发性房颤	发作后 7 天内自行或干预终止的房颤
持续性房颤	持续时间超过 7 天的房颤
长程持续性房颤	持续时间超过 1 年的房颤
永久性房颤	医生和患者共同决定放弃恢复或维持窦性心律的一种类型，如重新考虑节律控制，则按照长程持续性房颤处理

科普 2：住院期间应提醒患者发生哪些不适表现需引起重视与关注？

大多数患者出现房颤时，常感到心跳快、心慌、气短、心前区不适、乏力及忧虑不安或出现头晕，需警惕脑卒中的发生，出现这种情况应立即告知医生（图 5-20）。

科普 3：患者入院前既往有脑梗死病史，需让患者了解相关并发症的哪些内容？

应让患者了解房颤有哪些并发症及主要预防措施。

房颤患者可能出现的并发症有（图 5-21）。①脑卒中及血栓栓塞；②心衰；③心肌梗死；④认知功能下降、痴呆；⑤肾功能损伤。其中血栓栓塞性并发症是房颤致死、致残的主要原因，而脑卒中则是最为常见的表现类型。房颤所致脑卒中占所有脑卒中的 20%。

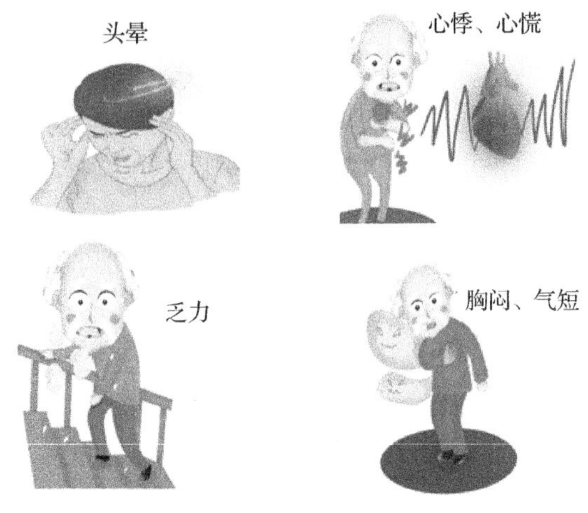

图 5-20　房颤的症状

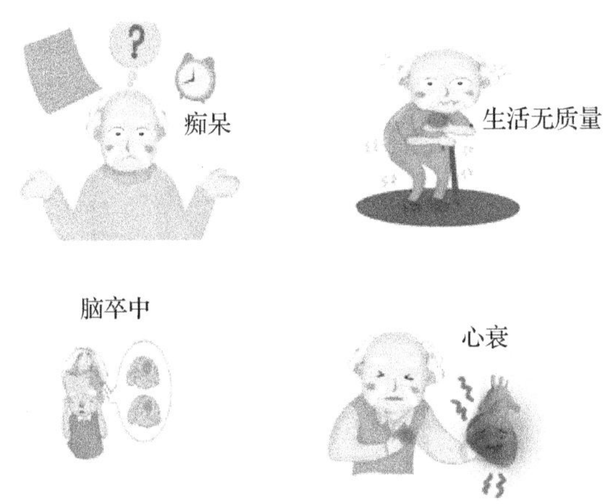

图 5-21　房颤的并发症

合理的抗凝治疗是预防房颤患者脑卒中的有效措施。指南提出，血栓栓塞事件风险高的房颤患者进行规范化抗凝治疗可以显著改善患者预后，因此患者需严格遵医嘱使用相关抗凝药物。

科普 4：住院期间，应告知患者的房颤治疗方法包括哪些？

房颤患者的治疗目标是控制心脏节律、控制心室率、预防卒中等栓塞事件，以改善临床症状，提高生活质量，降低致残、致死率。治疗方法如下。

（1）规范药物抗凝治疗：服用华法林或服用新型口服抗凝药（NOAC），包括达比加群酯胶囊（泰毕全）、利伐沙班片（拜瑞妥）、甲苯磺酸艾多沙班片等。

（2）行左心耳封堵术（LAAC）：通过导管递送系统，将预制、预装的左心耳封堵装置输送并固定于左心耳，以覆盖或填塞的方式隔绝左心耳与左心房的血流交通，将左心耳隔绝于系统循环之外，就能从源头上预防绝大多数的血栓形成和脱落引起的血栓栓塞事件。

科普5：患者住院期间，怎样指导认识服用抗凝药的重要性，怎样正确服用？

房颤患者容易引起脑卒中及血栓栓塞性疾病，因此需要长期抗凝治疗。根据患者病史及病情于2006年开始服用达比加群酯胶囊（泰毕全）抗凝药，临床常见的口服抗凝药有两大类，第一类是传统抗凝药物——维生素K拮抗剂华法林钠片，第二类是非维生素K拮抗剂口服抗凝药物，也称作新型口服抗凝药。目前国内上市的新型口服抗凝药主要有凝血酶抑制剂达比加群酯胶囊（泰毕全）、Xa因子抑制剂利伐沙班片（拜瑞妥）。

华法林是目前房颤患者长期抗凝治疗的常用药物。有很强的水溶性，口服经胃肠道迅速吸收，生物利用度100%。需告知患者严格按医嘱服用，如不小心漏服一次时，要告知护士，一般不超过正常服药时间4小时，可以立即补上，如果超过4小时，不可补服，需按之前服药计划等待下一次服药，切不可自行叠加服用。

科普6：患者服用抗凝药期间应做好哪些方面的指导？

华法林钠片的药效受药物、饮食、各种疾病的影响较大，如巴比妥、利福平、卡马西平等会减弱华法林抗凝作用；与非甾体抗炎类药物、某些抗生素、抗血小板药物同时服用，增加出血风险。饮食中摄入过多的维生素K（如菠菜、香菜、大白菜、豆类、动物内脏等），也是影响华法林钠片吸收的主要因素之一。

服用华法林钠片患者，需要定期检测凝血功能及INR，华法林钠片最佳的抗凝强度为INR 2.0~3.0，此时出血和血栓栓塞的危险性均最低。住院患者口服华法林钠片2~3天后开始每日或隔日监测INR，直到INR达到治疗目标并维持至少2天。此后根据INR结果的稳定性数天至1周监测1次，根据情况可延长，出院后可每4周监测1次。服用华法林钠片INR稳定的患者最长可以3个月监测1次。

INR过低导致抗凝作用不足从而使卒中风险增加，INR过高则导致出血风险增加。因此，需告知患者服用华法林钠片期间，注意观察有无出血倾向的表现，如皮肤瘀斑、紫癜、牙龈出血、流鼻血、伤口出血不止、月经量过多或小便带血、便血等情况，如发现异常，应立即告诉医务人员。

科普7：患者入院后调整了降糖方案，怎样指导患者正确执行服药顺序？

阿卡波糖片（卡博平）和盐酸二甲双胍肠溶片均应随餐服用。阿卡波糖片（卡博平）属于α-糖苷酶抑制剂，可延缓肠道内多糖、寡糖或双糖的降解，使来自碳水化合物的葡萄糖降解和吸收入血速度变慢，降低餐后血糖，使平均血糖值下降，盐酸二甲双胍肠溶片可与α-糖苷酶抑制剂合用，较二者单独使用的降血糖效果更佳，因此两种药物随餐吃才能起到更好的效果。另外，有些像双胍类的药，如果餐前吃可能对胃肠刺激增加，随餐吃可以减轻对胃肠的刺激。

科普8：患者采用皮下注射甘精胰岛素，进行胰岛素笔注射时的安全告知包括哪些？

（1）注射胰岛素前需洗手，减少感染的机会。

（2）根据胰岛素的不同，选择合适的注射部位，如甘精胰岛素属于长效胰岛素，需临睡前注射，可选择大腿或臀部进行注射（图 5-22）。

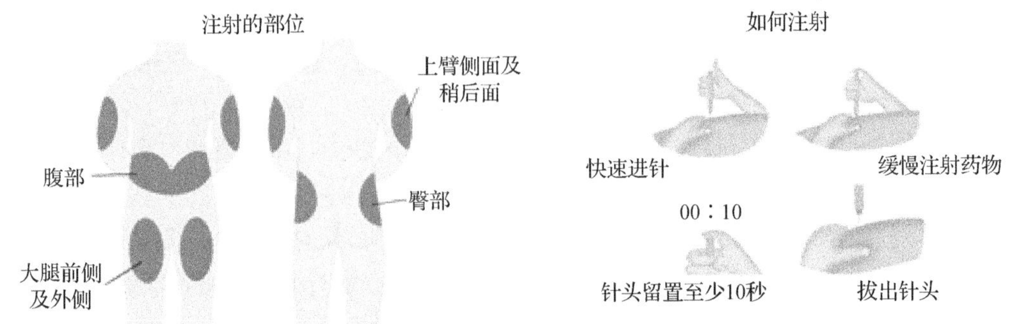

图 5-22　胰岛素注射部位及方法

（3）注射前选择 75% 酒精消毒，待酒精挥发后再进针，进针前需排气，注射后更换新针头。

（4）注射完毕后需在皮下停留十秒钟以上，保证胰岛素全部被注射到皮下组织。

科普 9：患者于 2006 年植入心脏起搏器，怎样结合病情进行康复指导？

（1）饮食护理：进食低盐、低脂、易消化的饮食，忌刺激性和兴奋性食物或饮料。

（2）养成良好的生活习惯，保持开朗乐观的情绪，避免激动，戒烟酒，适当参加体育锻炼，防止受凉，安装起搏器半年内要特别注意睡姿，应选择仰卧位，避免电极脱位。

（3）术后 24 小时可做康复操进行肢体康复治疗；术后 1 个月内避免术侧上肢过度外展、上举，患侧勿抬起超过 10 kg 的重物；术后 1 ~3 个月避免剧烈活动。

（4）起搏器埋藏处皮肤应保持干净，尽量不使用移动电话，必要时使用需放置在起搏器对侧，距离 15 cm 以上，告知患者应避免进入强磁场和高电压的场所，避免用力咳嗽，咳嗽时可按住起搏器埋藏处。

（5）告知患者自数脉搏的方法，如有异常，需及时就诊。

（6）妥善保管起搏器卡：卡片有患者姓名、植入起搏器时间、起搏器型号、电极型号、植入医院、植入医生、联系电话等信息，出现意外时能够快速就诊。

（7）患者出院后需定期门诊随访，检测起搏器功能。

科普 10：患者需要行 LAAC 手术，应让患者了解手术适应证包括哪些？手术过程是怎样进行的？

根据患者症状及表现，属于持续性房颤，结合 CHA2DS2-VASC 评分表分值计算，卒中风险为 7 分，既往有脑梗死病史，因此患者需选择手术治疗，可采取左心耳封堵术。医生下达医嘱后，应向患者阐述评分方法、左心耳封堵术的优势等。

（1）CHA2DS2-VASC 评分表（表 5-3）自 2010 年首次被欧洲心脏病协会（ESC）房颤管理指南引用以来，目前已在全球范围内被广泛用于房颤卒中风险的评估并作为是否启动抗

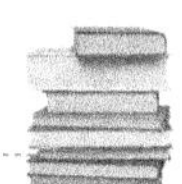

凝治疗的依据。对于 CHA2DS2-VASC 评分≥2 的非瓣膜性房颤患者，具有下列情况之一，推荐经皮左心耳封堵术，预防血栓栓塞事件：①不适合长期规范抗凝治疗；②长期规范抗凝治疗的基础上仍发生血栓栓塞事件；③HAS-BLED 评分≥3。

表 5-3　CHA2DS2-VASC 评分标准

危险因素	积分
慢性心力衰竭/左心室功能障碍（C）	1
高血压（H）	1
年龄≥75 岁（A）	2
糖尿病（D）	1
既往卒中/TIA/血栓栓塞史（S）	2
血管疾病（V）	1
年龄 65～74 岁（A）	1
性别（女性）（Sc）	1
总分	9

（2）优势：①左心耳封堵可解决抗凝治疗面临的问题。②左心耳封堵预防房颤卒中的循证医学证据主要来源于“PROTECT-AF”和“PREVAIL”两个使用 WATCHMAN 装置进行左心耳封堵与华法林抗凝的前瞻性、随机、对照临床研究。其长期随访结果显示：使用 WATCHMAN 装置进行左心耳封堵在卒中/系统性血栓/心血管死亡的复合终点事件发生率上不劣于甚至优于华法林组，在降低心血管死亡/不明原因死亡、致残/致死性卒中、出血性卒中和主要出血事件上优于华法林。③左心耳封堵成功率高，并发症发生率低。在 2005 年开展的 PROTECT-AF 研究中左心耳手术成功率仅为 91%，围手术期并发症高达 8.4%，但在 2010—2014 年开展的 PREVAIL 研究中，手术成功率提高到 95.1%，7 日围手术期主要不良事件发生率则大幅降低到 4.2%，在 2016 年发布的 EWOLUTION 多中心注册研究中手术成功率更是提高到 98.5%，围手术期主要不良事件率则降低到 2.7%。

科普 11：患者行 LACC 手术前，护士应完成哪些术前宣教？

（1）LAAC 术前 48 小时内常规行经胸心脏超声心动图（TEE）检查，明确左心耳解剖特征（形态、开口大小及深度、分叶和梳状肌分布）、血栓/自发显影程度、房间隔及左心耳排空速度和收缩功能。

（2）LAAC 术前 1 周内常规行食管超声心动图（TTE）检查，明确左心室收缩功能、左心房大小、房间隔、心脏瓣膜、肺动脉压力和心包积液等情况。但 LAAC 术前常规采用 CCTA（心脏 CT 成像）替代 TEE 检查。

（3）术前护理准备：进行常规心血管介入治疗术前护理，拿掉义齿，备皮，开放静脉，术前 8 小时禁食、禁饮、禁口服药等。

（4）麻醉方式：全身麻醉。全身麻醉状态下，不仅有助于实施全程 TEE 监控和指导，而且患者处于制动状态，受呼吸影响小，LAAC 手术成功率高，并发症发生率低。即使术中发生封堵器脱位、心脏压塞等严重并发症，手术医生也可得心应手处理。

科普 12：抗凝是患者手术后治疗的重要措施，应告知患者围手术期抗凝关键点包括哪些?

（1）术前未接受抗凝治疗的患者，入院后直接给予低分子肝素皮下注射直至手术前 1 日，手术当日早上暂停 1 次，术中使用常规剂量普通肝素（100 IU/kg），监测 ACT 维持在 250～350 秒（根据手术时间长短可能需要多次监测 ACT，必要时追加肝素）。

（2）手术结束后当日如排除急性心脏压塞、心包积液或其他严重出血性并发症，根据肝素代谢时间（通常术后 4～6 小时），适时启用抗凝治疗（如低分子肝素、华法林或新型口服抗凝药）。术后 24 小时内常规行 TTE，排除封堵器脱位、心包积液（包括新发心包积液和原有心包积液明显增多的情况）及其他出血并发症后，术后次日根据患者肾功能情况和出血风险高低给予个体化的抗凝治疗方案。

科普 13：患者行 LACC 后，怎样指导术后康复?

（1）饮食护理：进清淡易消化饮食。

（2）抗凝药物的使用：服药期间护士应预见性地进行护理，指导患者学习自我观察及防护方法，能减少出血、渗血事件发生。教会患者服药期间密切观察是否出现皮肤瘀斑、牙龈出血、便血等症状，尽量穿着宽大舒适的衣服，选用质地柔软的牙刷清洁口腔。术后复查 X 线片及超声心动图，观察封堵器形态及位置变化。

（3）术后避免剧烈咳嗽、用力排便等增加负压的因素，必要时遵医嘱使用开塞露。

（4）运动指导：手术 24 小时后鼓励患者下床活动，促进血液循环，特别是体质虚弱的老年患者，需协助早期下床活动，预防下肢静脉血栓形成。

（5）心理护理：主动询问患者的病情，向其健康宣教，消除患者焦虑，尽量满足患者的合理要求。

科普 14：患者出院前，应怎样进行健康指导?

（1）出院后保持良好心态，注意休息，避免疲劳、受凉。

（2）遵医嘱口服抗凝药，不可自行停药。

（3）定期复查心电图、B 超、肝肾功能、电解质等。

（4）监测血压，定期在医生指导下调整用药。

（5）2 型糖尿病规律口服药物、密切监测血糖，内分泌科门诊随诊。

（6）告知患者测心率的方法，服用美托洛尔缓释片后心率低于 50 次/分，及时就诊。

（7）出院后 1 个月、3 个月、6 个月至心血管内科门诊随诊，如有胸闷、胸痛、头晕、黑蒙等不适，需及时就诊。

科普 15：患者有高血压及糖尿病，怎样指导患者出院后的自我管理?

患者有高血压、糖尿病多年，这两者均为房颤的高危因素，需要患者掌握以下几点。

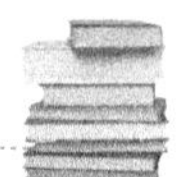

(1) 健康饮食：减少钠盐及糖分摄入，增加富钾食物摄入，有助于降低血压和控制血糖。

(2) 进行合理的有氧锻炼可有效降低血压，建议老年人进行适当的规律运动，每周不少于5天、每天不低于30分钟的有氧体育锻炼，如步行、慢跑和游泳。

(3) 戒烟限酒：戒烟可降低心血管疾病和肺部疾病的患病风险。

(4) 保持理想体重，可适当控制能量摄入和增加体力活动（根据个人情况）。

(5) 保证充足睡眠并改善睡眠质量。

(6) 注意保暖、防寒。

(7) 除上述几点外，还需掌握高血压的危险因素（图5-23）。

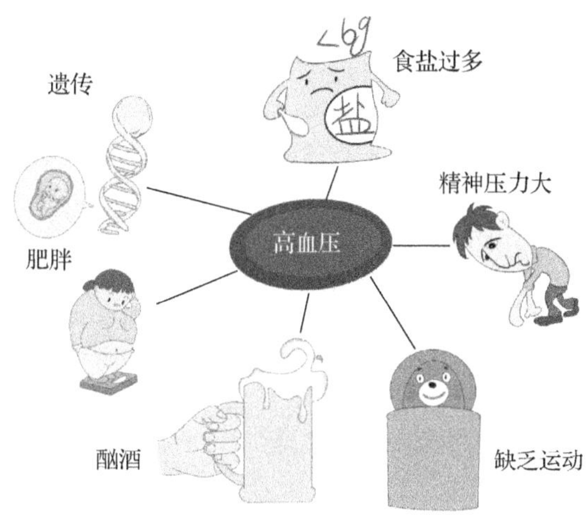

图5-23 高血压的危险因素

糖尿病的高危因素（表5-4）。

表5-4 糖尿病的高危因素

1. 年龄40岁；
2. 一级亲属中有2型糖尿病家庭史；
3. 种族易感性（比如：非洲、阿拉伯、亚洲、西班牙裔或南非土著居民，以及经济地位低下者）；
4. 糖尿病前期者（IGT、IFG或者HbA1c为6.0%~6.4%）；
5. 妊娠糖尿病史；
6. 生产过巨大儿；
7. 存在糖尿病相关的终末器官损害；
微血管病变（视网膜病变、神经病变、肾脏病变）

（梁爱琼　徐　颖）

参考文献

[1] 孙玉杰，张海澄. 2013EHRA/ESC 心脏起搏器和心脏再同步治疗指南解读 [J]. 中国医学前沿杂志（电子版），2013，5（11）：65－69.

[2] BOERSMA L V，SCHMIDT B，BETTS T R，et al. Implant success and safety of left atrial appendage closure with the WATCHMAN device：peri-procedural outcomes from the EWOLUTION registry [J]. Eur Heart J，2016，37（31）：2465－2474.

[3] 谢福林. 房颤是怎么回事，对人有哪些影响呢？[J]. 保健文汇，2019（12）：250.

[4] 董艳，李小荣，周秀娟，等. 心房颤动抗凝治疗的指南更新和实践运用 [J]. 中国心脏起搏与心电生理杂志，2019，33（2）：95－99.

[5] 中华医学会心血管病学分会，中华心血管病杂志编辑委员会. 中国左心耳封堵预防心房颤动卒中专家共识（2019）[J]. 中华心血管病杂志，2019，47（12）：937－955.

[6] 张玲. 人工心脏起搏器植入术后护理与健康指导 [J]. 现代养生，2020，20（19）：29.

[7] 吴雪迎，姚可欣，龙德勇，等. 心房颤动管理指南的变迁与发展 [J]. 中国医刊，2021，56（2）：120－123.

[8] 黄富文，林伟明. 达比加群酯与华法林治疗非瓣膜性心房颤动患者对血管内皮功能及凝血功能的影响 [J]. 中国处方药，2021，19（2）：104－105.

[9] 兰贝蒂，王瑞涛，谢学刚，等. 非瓣膜性房颤防治综合策略中左心耳封堵术的助攻 [J]. 心脏杂志，2021，33（1）：81－86.

[10] 王儒. 最新指南：科学管理好老年高血压 [J]. 江苏卫生保健，2021（2）：50－51.

第五节　室上性心动过速

案例

患者，男性，62 岁，主诉：阵发性心悸 20 年，再发 2 天，门诊以“阵发性室上性心动过速”收入院，于 2021 年 8 月 7 日步行入院。入院时心电图：①室上性心动过速；②ST-T 改变。心脏彩超：①右房、右室稍增大；②三尖瓣轻度反流；③左室射血分数 56%。血化验：空腹血糖 8.9 mmol/L，糖化血红蛋白 7.0%，同型半胱氨酸 16 μmol/L。既往有糖尿病病史 5 年，规律服用二甲双胍，高血压病史 5 年，最高血压 170/100 mmHg，规律服用硝苯地平控释片。入院查体：T 36.4 ℃，P 170 次/分，R 20 次/分，BP 150/78 mmHg，入院后即对患者采取改良式 Valsava 动作终止其室上速发作，监测血糖、血压，调整降糖方案：盐酸二甲双胍缓释片 0.5 g bid，瑞格列奈片 1 mg，tid，调整降压方案：硝苯地平控释片 30 mg qd，马来酸依那普利叶酸片 5 mg qd。2021 年 8 月 9 日患者在介入室于局部麻醉下行导管射频消融术，于 2021 年 8 月 10 日康复出院，自诉无其他不适。

科普 1：患者入院诊断为阵发性室上性心动过速，入院后应首先进行哪些疾病知识宣教？

患者入院后首先应让患者了解室上性心动过速是一种什么疾病。

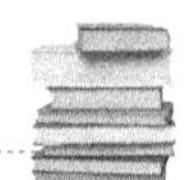

室上性心动过速简称室上速，广义上是指一组起源于房室交界及其以上传导系统的心动过速，包括窦性心动过速、阵发性室上性心动过速（PSVT）、房性心动过速、心房颤动、心房扑动等。

狭义上特指阵发性室上性心动过速，是一组以突发突止为特征，发作时规则而快速的心律失常，发作时间无明显规律，呈阵发性，数天或数年发作一次不等。大多数心电图表现为QRS 波形态正常、RR 间期绝对规则的心动过速，其发生机制为折返。

阵发性室上性心动过速的发病率约每年 0.36‰，可见于多年龄段，多发于女性和老年人。其中房室结折返性心动过速是最常见的阵发性室上性心动过速，占 PSVT 近 2/3，女性患病率高于男性。房室折返性心动过速男性患病率高于女性。

阵发性室上性心动过速的病因多为先天性，如心房和心室间存在异常的传导通路、房室结内存在不同传导路径等，常无器质性心脏病。部分患者心动过速可自行缓解，但如果频繁发作，尤其患者患有心脏病或其他疾病，可能造成心绞痛、心力衰竭或猝死等严重后果。

科普 2：住院期间应提醒患者发生哪些不适表现需引起重视与关注？

患者如感到心跳快、心发慌、气急、胸闷、呼吸困难及烦躁不安或出现头晕、黑蒙甚至晕倒等，提示室上速发作可能性大，应立即告知医生（图 5-24）。

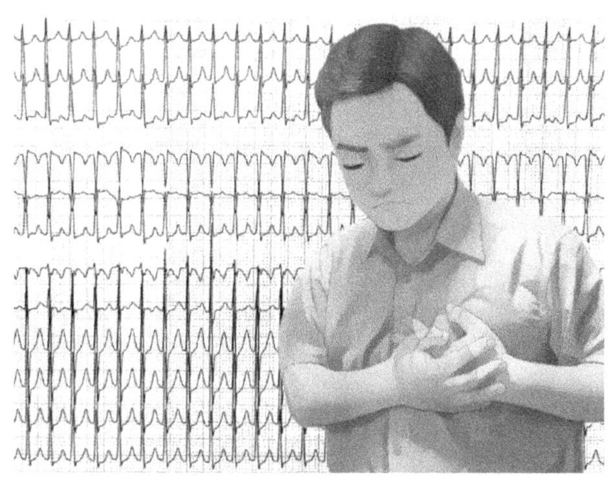

图 5-24 室上性心动过速的症状

科普 3：住院期间应怎样告知患者阵发性室上性心动过速的治疗方法？

如患者症状轻微且偶尔发作，通常不需要治疗，以观察为主；如患者急性期症状较为严重，或长期且频繁发作（本案例患者属于此种情况），临床医生会开展相应治疗，包括以下几项。

（1）刺激迷走神经：患者心功能、血压正常的情况下可尝试刺激迷走神经的方法，Valsava 动作［深吸气后屏气、再用力做呼气动作，使胸膜腔内压增高 30～40 mmHg（1 mmHg = 0.133 kPa），维持 10～30 秒］（图 5-25）、将面部浸没于冰水内做潜水动作、刺激咽部诱导恶心、保持坐姿弯腰咳嗽。有经验者可行颈动脉窦按摩（患者取仰卧位，单侧按摩 5 ~ 10 秒，切忌双侧同时按摩），此方法应在医院等有急救措施的场所由专业医师完成。刺激迷走神经的方法在部分患者效果较好。

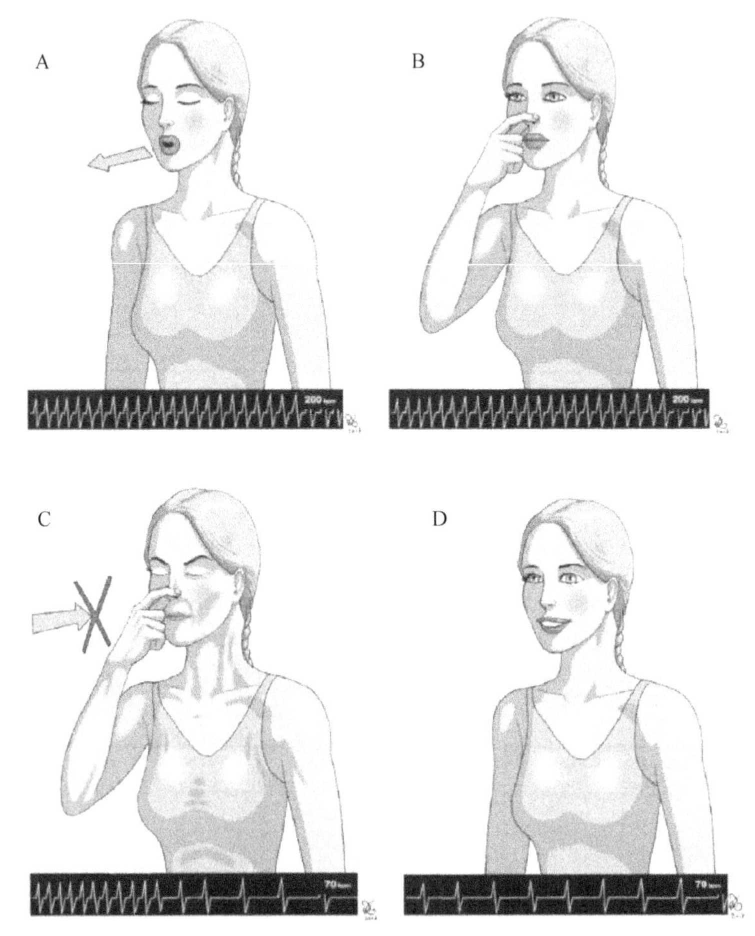

A：坐姿下呼气（无须用力）；B：捏住鼻子并合上嘴巴（紧紧地）；C：抵抗阻力吸气 10 秒钟；D：逐渐好转。

图 5–25　Valsava 动作

（2）如果迷走神经刺激疗法无效，患者可能需要使用药物控制异常心律。常用药物包括腺苷、维拉帕米、普罗帕酮等。

（3）食管心房调搏：药物复律效果差，有条件者可行食管调搏终止心动过速，在食管调搏前可记录食管心电图，有助于室上性心动过速的诊断。此外，对于药物复律失败、有药物治疗禁忌的患者可用食管调搏终止心动过速发作。

（4）直流电复律：当患者出现严重心绞痛、低血压、急性心力衰竭表现时应立即同步电复律，药物复律失败者也可选同步电复律，能量单向波 100 ~ 200 J，双向波 50 ~ 100 J。

（5）导管射频消融：是根治阵发性室上性心动过速的有效方法，成功率高，并发症少。

科普 4：如何指导患者配合完成改良式 Valsava 动作？

改良 Valsalva 动作（图 5-26）：患者半卧位，手持 10 mL 注射器并用力吹气，使压力达到 40 mmHg，坚持 15 秒，迅速使患者平卧并抬高下肢 45°，坚持 15 秒，心电监护实时监测转复效果，恢复半卧位 1 分钟后进行 12 导联心电图确认是否转复。

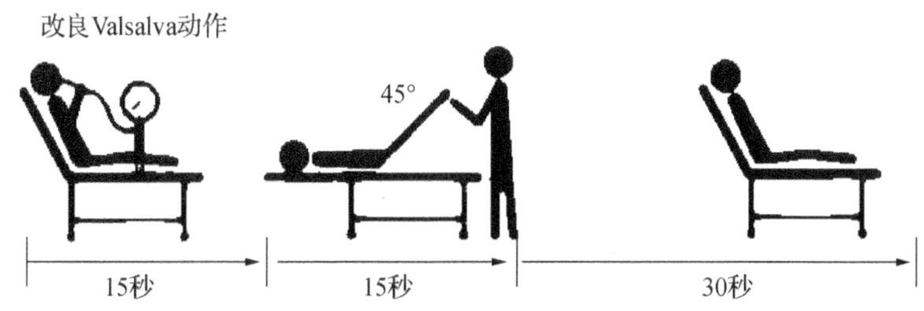

图 5-26　改良 Valsalva 动作

对于血流动力学稳定且可以耐受手法转复的患者，刺激迷走神经仍是首选的治疗方法。其中 Valsalva 动作操作简单，安全性高，被推荐作为急诊处理的首选操作手法。研究表明，改良 Valsalva 动作与标准 Valsalva 动作相比可明显提高转复率（43% *vs.* 17%），并被指南推荐。

科普 5：患者入院后调整了用药方案，怎样指导患者正确遵医嘱服药？

（1）二甲双胍具有提高Ⅱ型糖尿病患者的血糖耐受性，降低基础和餐后血糖的作用。盐酸二甲双胍缓释片禁止嚼碎口服，应整片吞服，并在进餐时或餐后服用。瑞格列奈为短效口服降血糖药，通过促进胰腺细胞的胰岛素分泌，降低血糖水平。通常在餐前 15 分钟内服用，也可在餐前半小时内。二甲双胍与瑞格列奈合用，对控制血糖有协同作用，但也会增加发生低血糖的危险，需注意观察。

（2）硝苯地平是 1，4 二氢吡啶类钙离子拮抗剂，可特异性作用于心肌细胞、冠状动脉及外周阻力血管的平滑肌细胞，能扩张冠状动脉，尤其是大血管，能减少动脉平滑肌的张力而降低外周阻力和血压。硝苯地平控释片通常整片药用少量温水吞服，不宜咀嚼或掰碎，服药时间不受进食的限制，清晨空腹服用效果最佳。服药期间应避免食用葡萄柚汁，其可使硝苯地平的血药浓度升高并延长作用时间，从而增强降压效果。

（3）马来酸依那普利叶酸片为复方制剂，其为马来酸依那普利和叶酸的不同剂量组合，用于治疗伴有血浆同型半胱氨酸水平升高的原发性高血压。

所有药物需遵医嘱按时服用，不得自行减量或停药。

科普 6：患者需行导管射频消融手术，怎样向患者宣教准备施行的手术方法？

导管消融治疗室上速，尤其是治疗房室结内折返性心动过速，是有症状患者目前首选的治疗方法。射频消融术是将射频电流作为能量，通过心导管使消融部位的局部心肌产生高温而发生凝固性坏死，阻断室上速发生的折返环，从而根治室上速的介入治疗技术。它是

20世纪80年代开展并得到迅速发展和成熟的技术，临床上其具有恢复快、创伤小、成功率高、预后好、并发症少及对心肺器官功能几乎无影响等优点。

科普7：患者行射频消融手术前，应向患者做好哪些术前宣教？

（1）术前常规进行血常规、凝血功能、肝肾功能及12导联心电图、心脏超声检查等。

（2）术前1日做好双侧腹股沟区、会阴部、颈胸部备皮，并练习床上排大小便。

（3）术前3~5日停用抗心律失常药物。

（4）手术麻醉方式：局部麻醉。术前可正常饮食，不宜过饱。

科普8：患者行射频消融术后24小时内，应指导患者注意的事项有哪些？

（1）术后观察与护理：手术后，医务人员将进行持续心电监护，严密观察患者心率、心律、血压、呼吸、神志等变化，患者如有不适应立即告知医务人员。

（2）穿刺部位敷料有无出血：如有出血立即通知医生，压迫或缝扎止血后确认无出血情况下，采用多层纱布包扎和弹力绷带固定，然后用沙袋压迫6~8小时，密切观察下肢皮肤颜色、温度及循环情况。

（3）并发症防治。①穿刺点局部血肿：由拔管后穿刺点压迫不当或过早活动引起。预防方法：保持正确的体位，并保证患者绝对卧床和术侧肢体制动。②血栓栓塞：由动脉穿刺时肝素用量不足及导管移动刺激所致，表现为下肢远端小腿内侧及足底疼痛。处理：止痛、局部热敷、解痉。③三度房室传导阻滞：可能与消融导管靠近或重叠于His束过度放电有关。防治措施：采用低能量短时间放电，一旦发生三度房室传导阻滞，采用激素（异丙肾上腺素）或临时起搏器治疗。④尿潴留：与术后不习惯床上排尿有关。处理：指导患者局部热敷，必要时留置尿管协助排尿。

科普9：患者行射频消融手术，怎样指导术后康复？

（1）饮食护理：进清淡、易消化饮食。

（2）术后避免剧烈咳嗽、用力排便等增加腹压的因素，必要时遵医嘱使用开塞露。

（3）术后72小时避免剧烈运动，以防穿刺点再出血。

（4）心理护理：主动询问患者的病情，进行健康宣教，消除患者焦虑情绪，尽量满足患者的合理要求。

科普10：患者出院前，应怎样进行健康指导？

（1）出院后保持良好心态，注意休息，避免疲劳、受凉，避免剧烈运动。

（2）调整饮食习惯：限盐限糖、清淡饮食，增加蔬菜和全谷物的食用，戒烟戒酒。

（3）监测血压，在医生指导下调整用药。

（4）2型糖尿病规律口服药物、密切监测血糖，内分泌科门诊随诊。

（5）定期复查肝肾功能等。

（6）出院后如有心悸、胸闷等不适，至心血管内科门诊就诊。

科普11：患者有高血压及糖尿病，怎样指导患者出院后的自我管理？

高血压及糖尿病均为慢性病，患者的自我管理非常重要。

（1）立即启动并长期坚持生活方式干预，即“健康生活方式六部曲”——限盐减重多运动，戒烟戒酒心态平。

（2）规律进餐：定时定量，少食多餐，每餐七八分饱，主食粗细搭配，副食荤素搭配。

（3）坚持正确服药，定期家庭自测血压及血糖。

（4）学会自我识别和处置低血糖：当出现明显饥饿感、头晕、出冷汗、心慌、手抖、全身无力等低血糖症状时，应马上自测血糖，并进食糖果或含糖饮料。为避免发生低血糖，服降糖药后要及时进餐，平时注意加餐（两餐间及睡前），外出活动时要随身携带食物。

高血压合并糖尿病患者心脑血管患病风险进一步增加，要特别注意心脑血管疾病风险的评估，必要时考虑进行一级预防，还应进行血脂的监测与控制。

（丁　岚）

参考文献

[1] APPELBOAM A, REUBEN A, MANN C, et al. Postural modification to the standard Valsalva manoeuvre for emergency treatment of supraventricular tachycardias (REVERT): a randomised controlled trial [J]. Lancet, 2015, 386 (10005): 1747 - 1753.

[2] AL-AAITI S S, MAGDIC K S. Paroxysmal Supraventricular Tachycardia: Pathophysiology, Diagnosis, and Management [J]. Crit Care Nurs Clin North Am, 2016, 28 (3): 309 - 316.

[3] PAGE R L, JOGLAR J A, CALDWELL M A, et al. 2015 ACC/AHA/HRS Guideline for the Management of Adult Patients With Supraventricular Tachycardia: A Report of the American College of Cardiology/American Heart Association Task Force on Clinical Practice Guidelines and the Heart Rhythm Society [J]. J Am Coll Cardiol, 2016, 67 (13): e27 - e115.

[4] 刘安雷，刘聚源，张放，等．急诊阵发性室上性心动过速转复方法回顾性分析 [J]. 中华急诊医学杂志，2018，27（2）：200 - 203.

[5] 中国心血管病预防指南（2017）写作组，中华心血管病杂志编辑委员会．中国心血管病预防指南（2017）[J]. 中华心血管病杂志，2018，46（1）：10 - 25.

[6] 中华医学会，中华医学会杂志社，中华医学会全科医学分会，等．室上性心动过速基层诊疗指南（实践版·2019）[J]. 中华全科医师杂志，2020，19（8）：672 - 675.

[7] BRUGADA J, KATRITSIS D G, ARBELO E, et al. 2019 ESC Guidelines for the management of patients with supraventricular tachycardiaThe Task Force for the management of patients with supraventricular tachycardia of the European Society of Cardiology (ESC) [J]. Eur Heart J, 2020, 41 (5): 655 - 720.

[8] 董红锰，梅雪，高珍珍，等．改良 Valsalva 动作对阵发性室上性心动过速的转复效果及相关因素分析 [J]. 中国急救医学，2021，41（8）：661 - 664.

[9] 国家心血管病中心国家基本公共卫生服务项目基层高血压管理办公室，国家基层高血压管理专家委员会．国家基层高血压防治管理指南 2020 版 [J]. 中国循环杂志，2021，36（3）：209 - 220.

第六节 一度房室传导阻滞

案例

患者，男性，67 岁，因“发现高血压病史半年，血压最高 160/100 mmHg，未服用降压药，1 个月前运动后反复胸闷、气短”，为明确诊断于 2021 年 7 月 1 日步行入院。现病史：患者 1 个月前体力劳动后疲乏或情绪激动后胸闷，伴有气短，休息后好转，无胸痛，无大汗淋漓，无晕厥，小便正常，有便秘。T 36.4 ℃，P 60 次/分，R 18 次/分，BP 167/105 mmHg，体格检查：神志清，呼吸平稳，咽部无充血，颈软，气管居中，两肺叩诊呈清音，各瓣区无病理性杂音，腹软，无压痛，双下肢无肿胀，四肢肌力正常。心电图检查为一度房室传导阻滞：①PR 间期 >220 毫秒。②每一个窦性 P 波均能下传心室并产生 QRS 波群。既往史：患者否认“糖尿病、冠心病”病史，有吸烟史 40 余年。半年前跌倒来我院就医，X 线检查股骨颈骨折，目前恢复良好。临床诊断：①一度房室传导阻滞；②高血压 2 级。目前行降压等对症治疗，患者自诉症状有所缓解，无其他不适，于 2021 年 7 月 3 日出院。

科普 1：患者入院诊断为一度房室传导阻滞，应当进行哪些宣教?

首先应该让患者了解什么是房室传导阻滞及其分型。

房室传导阻滞（AVB）又称房室阻滞，是指房室交界区脱离了生理不应期后，冲动传导延迟或不能传导至心室，按阻滞程度，通常将房室传导阻滞分为三度四类（表 5-5）。

表 5-5 房室传导阻滞分类

分类	定义
一度房室传导阻滞	每个冲动都能传到心室，但 PR 间期超过 0.20 秒
二度 I 型房室传导阻滞	传导时间进行性延长，直到 1 次冲动不能传导
二度 II 型房室传导阻滞	间歇出现的传导阻滞
三度房室传导阻滞	全部冲动不能被传导

科普 2：住院期间，告知患者出现哪些症状要格外注意?

一度房室传导阻滞一般来说不会引起明显的症状，但我们须告知患者出现头晕、胸闷、胸痛、明显的气短及出现心悸、乏力、活动耐力下降，合并晕厥，心率跳的很慢且不稳定等不适，或者心电图检查合并束支传导阻滞需要格外关注，应作为高危患者进行处理，及时通知医生护士（图 5-27）。

科普 3：住院期间，我们如何帮助患者查找其发生一度房室传导阻滞的原因?

目前临床上老年人患有一度房室传导阻滞，主要有原发性传导系统纤维化所致的一度房

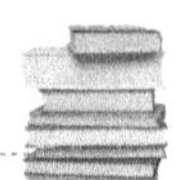

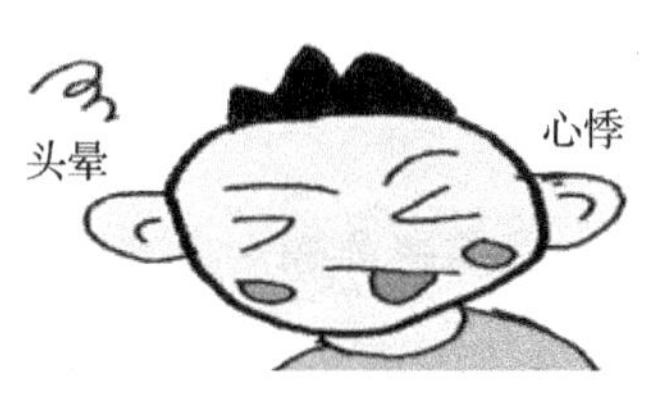

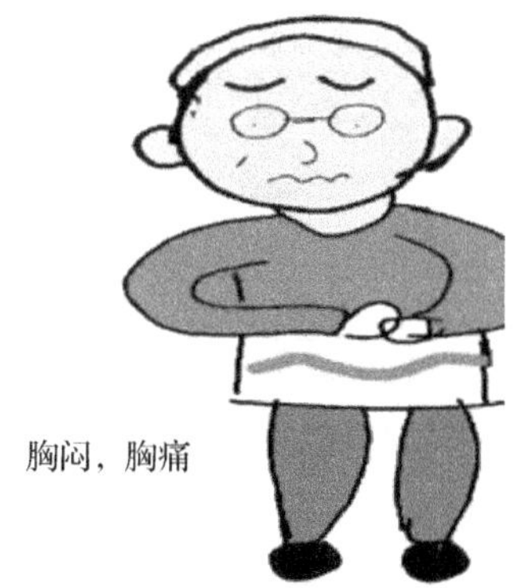

图 5-27 房室传导阻滞的临床表现

室传导阻滞与神经兴奋引起的一度房室传导阻滞，结合患者生活史与心电图，P-R 间期固定延长，患者常年从事体力劳作，考虑为迷走神经亢奋所致一度房室传导阻滞，排除原发性传导系统纤维化所致的一度房室传导阻滞（图 5-28）。

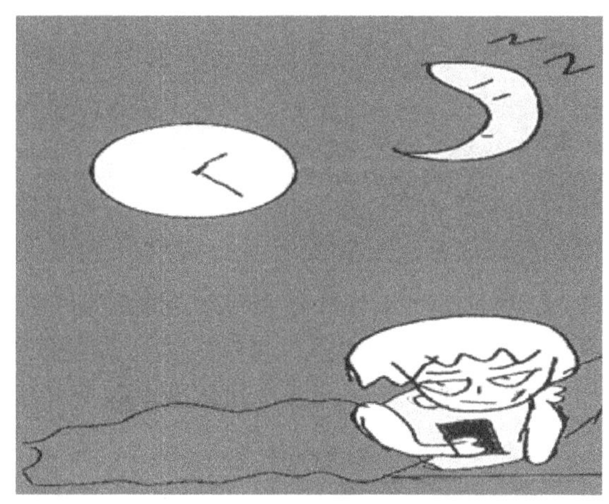

图 5-28 不合理的生活作息

其次，造成一度房室传导阻滞的其他主要原因在日常生活中需格外注意。

（1）神经兴奋：正常人均可出现一度房室传导阻滞，这类患者常发生于夜间，这与夜间迷走神经张力增高有关。

（2）某些药物：如洋地黄、奎尼丁、普鲁卡因胺、钾盐、β 受体阻滞药和钙拮抗药，中枢和周围交感神经阻滞药等均可致 P-R 间期延长，多数患者在停药后症状消失。

（3）心肌炎症：心肌炎症的各种原因是最常见的，如风湿病、病毒性心肌炎等感染，但大多为暂时性的，可迅速消失或经过一段时间后消失。

（4）器质性心脏病：各种器质性心脏病，如冠心病、风湿性心脏病和心肌病。

（5）心脏外伤：在心脏手术中，房室传导组织损伤或受累可导致外伤、房室传导阻滞。

（6）电解质紊乱：如低钾血症、低镁血症。

（7）传染病：感染性心内膜炎、白喉、风湿热、莱姆病和结核病患者均可能伴有一度房室传导阻滞。

（8）医源性疾病。

科普 4：患者发生一度房室传导阻滞需要治疗吗，目前主要的治疗方法有哪些？

（1）一度房室传导阻滞如果稳定而不发展，平时没有低血压、晕厥、心动过缓的表现，则预后较好，平时饮食有节，起居有常，情绪舒畅，适当参加体育锻炼，无须做什么特殊处理。对于该患者，除了常规观察外，无须进行任何治疗。但定期评估是必不可少的，建议患者复查。

（2）若患者心率较慢又有明显症状时，遵医嘱可口服阿托品或氨茶碱。口服阿托品时注意患者有无不良反应，如口干、眩晕、颜面或皮肤潮红、心动过速等，应及时停药，对症处理。

科普 5：住院期间，怎样告知患者出现哪些情形应尽快就医？

一度房室传导阻滞一般无并发症，但应告知患者如果出现头晕、晕厥、呼吸急促、胸痛、低血压等病情加重的危险表现，要及时随访，以防发展为高度房室传导阻滞。

（1）大量文献与临床数据表明，婴幼儿、胎儿从一度房室传导阻滞可快速发展为三度房室传导阻滞，应引起重视。

（2）房室传导阻滞位置对临床预后影响极大。如果发生希氏束以下的一度房室传导阻滞，只能由室性逸搏代偿，代偿能力不足，且极不稳定，代偿终究掩盖不了病情，并且时间久了，会对人体产生不利的影响，人们早晚会出现相关症状，包括疲乏、头晕、心绞痛、心衰等。若心室率过慢的话，血流动力学缓慢，导致组织缺血缺氧，出现阿－斯综合征，若反复发作的晕厥时是病情危重的前驱症状，此时应及时就医，必要时安装起搏器治疗。

科普 6：怎样指导患者进行一度房室传导阻滞相关并发症的预防？

（1）积极治疗原发疾病，戒烟限酒，烟草中尼古丁会导致心肌损伤，及时控制、消除原因和诱因是预防本病发生的关键。

（2）休息：适当参加体育锻炼，以增强体质。

（3）用药：心率较慢又有明显症状者可口服阿托品。

（4）饮食：多食甘润生津之品，如牛奶、蜂蜜、鸡蛋、甲鱼、海参、银耳等，补充高热量、高维生素且易消化的食物。

（5）心理暗示：告知转变患者不正常的心理状态和行为，有利于疾病转归和康复，不宜情绪激动或发脾气。

（6）密切观察患者的表情、面色、呼吸、脉搏等变化，患者出现心率减慢、感到头晕时，宜停止活动，立刻卧床休息，并及时通知医生。

（7）患者有便秘，严禁用力排便，以防增加心脏负荷。

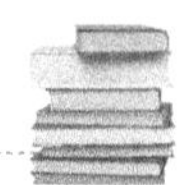

（8）注意防寒保暖，预防感冒。

（9）教会患者家属心肺复苏（图 5–29）。

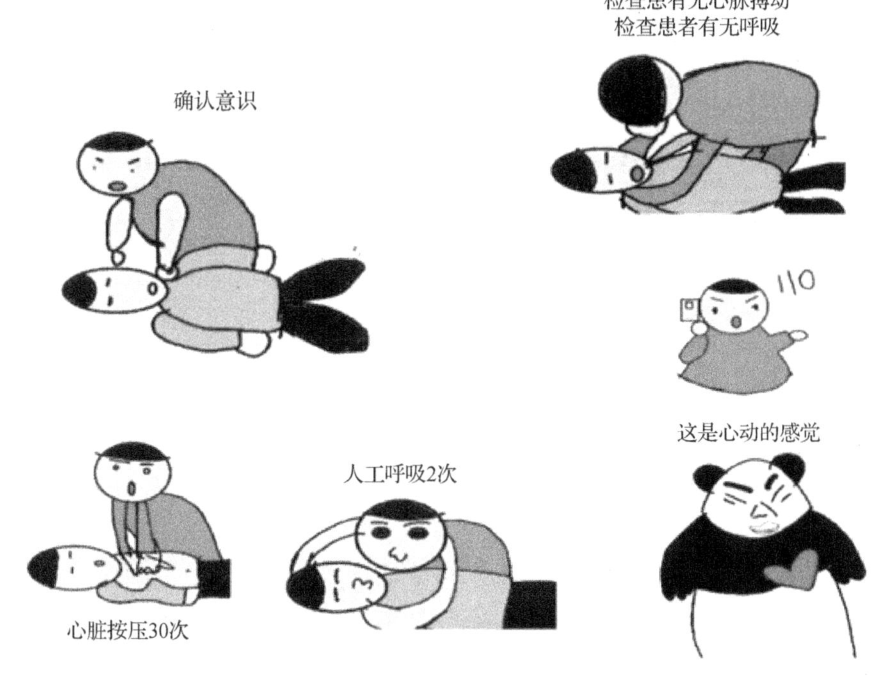

图 5–29　心肺复苏流程

科普 7：患者便秘，怎样指导饮食？

饮食和疾病密切相关，合理的饮食有助于组织修复，提高机体免疫力，不合理的饮食可以引起人体不适，甚至导致疾病的发生。患者有一度房室传导阻滞、便秘、高血压，饮食原则宜进低盐、低胆固醇、高纤维素饮食。谷物类及蔬菜水果类可以选择燕麦、荞麦、黑米、绿豆、红豆、芹菜、白菜、土豆、火龙果、苹果、香蕉等；肉类可以选择鱼肉、瘦肉、鸡肉等。高纤维素饮食有利于增加饱腹感，促进肠道蠕动，改善便秘，还能预防结肠癌、结石等。

科普 8：对于需服用降压药的患者，应如何指导患者正确服用降压药？

（1）该患者属于老年人，在患者能够耐受的情况下逐步降压，血压降至 130/80 mmHg 为宜。

（2）患者半年前体检血压高未给予重视，医务人员应告诉患者降压的重要性，可降低出现并发症和死亡的风险。

（3）告诉患者按时按量服药及降压药的名称、剂量、用法、不良反应。

（4）告诉患者不可以擅自突然停药，当血压得到满意控制后听从医生安排逐步减量。

（5）指导患者和家属掌握测量血压的正确方法，出院后可每日自行测量血压（图 5–30）。

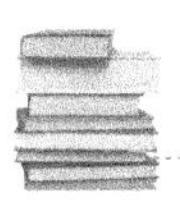

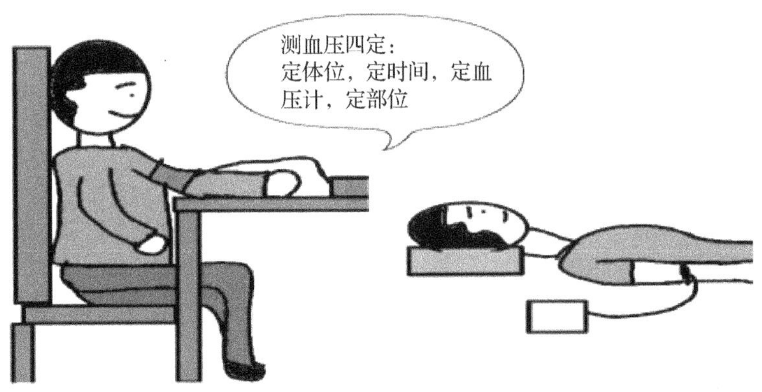

图 5–30　测血压“四定”

科普 9：患者曾出现直立性低血压的症状，怎样预防？

告知患者在服用降血压药期间容易出现低血压、乏力、头晕、心悸、出汗、恶心、呕吐等不适，应特别注意。

（1）服药后避免长时间的站立，改变体位的时候动作应缓慢。

（2）选择在平静休息的时候服药。

（3）服药后暂缓洗澡，过热的洗澡水容易导致血管扩张，血压下降。

（4）服药后不宜大量饮酒。

（5）一旦发生直立性低血压，立即平卧位休息，促进血液回流。

科普 10：患者有多年吸烟史，怎样落实戒烟的健康教育？

住院期间应进行吸烟危害的健康教育，让患者意识到吸烟是心血管事件中的主要危险因素，会大幅增加患高血压、冠心病、心力衰竭和心律失常等疾病的风险。

（1）吸烟对高血压的影响：吸烟使交感神经兴奋，释放的去甲肾上腺素增加，使血压增高，引起高血压，从而增加冠心病的风险。

（2）吸烟对冠心病的影响：吸烟促进冠状动脉粥样硬化，导致血管狭窄，损伤心脏血管。

（3）吸烟对心力衰竭的影响：吸烟导致血管壁增厚和心脏泵血功能下降，与左心室舒张功能受损有关，从而增加发生心力衰竭的风险。

（4）吸烟对心律失常的影响：烟草中的尼古丁和一氧化碳可导致心律失常，同时，尼古丁和一氧化碳能够减少心肌细胞的供氧量，增加心肌细胞的耗氧量，可造成动脉壁氧含量不足。

科普 11：吸烟是心血管事件中的主要危险因素，如何科学指导患者戒烟？

让患者认识到烟草的危害，从开始戒烟到戒烟成功并非易事，科学指导患者戒烟至关重要。吸烟会刺激人脑释放多巴胺，产生兴奋、愉悦的感觉，吸烟者容易对其产生依赖，当患

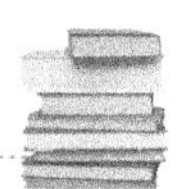

者开始戒烟时，就会出现戒断症状，常表现为心情抑郁、烦躁不安、精神不集中，以及恶心、头痛等，最终患者戒烟失败。

科学戒烟有妙招。

（1）尼古丁替代疗法：这是目前世界上最科学有效的一线戒烟方法，通过替代疗法可以减轻对尼古丁的生理依赖，避免戒断症状的出现，最终达到彻底戒烟的目的。

（2）正确处理戒断症状：当患者心情抑郁、烦躁不安、精神不集中时，可以散步、听音乐、泡澡等方式放松心情。当患者出现恶心、头晕症状时，立即停下来休息。

科普 12：患者有跌倒史，如何预防再次跌倒的发生？

（1）给患者和家属提供预防跌倒宣传课程，让其了解跌倒的危害及日常注意事项。

（2）对于年老体弱者，生活用品放于床头，可在家人陪同下或在房间安置小桶以备夜间小便的不时之需。

（3）穿鞋要尺码合适，注意防滑。

（4）日常生活中严格遵循 3 个 30 秒原则，醒来后 30 秒再起床，起床后 30 秒再站立，站立后 30 秒再行走。

（5）服降压药后先休息一段时间再活动。

（6）增加体力锻炼对预防老年人跌倒有重要作用。

（7）保持旺盛的精神活动可预防跌倒的发生。

（8）治疗相关疾病，有效的控制慢性病则是预防跌倒的重要措施。

科普 13：患者出现便秘时，如何指导患者进行预防？

便秘对于一度房室传导阻滞患者是一个危险因素，老年便秘因排便时间长、过度用力可诱发排便性昏厥、血压升高、影响脑供血，甚至引起心律失常。

（1）提供适当的排便环境，注意屏风遮挡，保护患者隐私。

（2）选取适宜的排便姿势，根据患者身体恢复程度，可选择床上排便－床边使用坐便器。

（3）环形按摩，排便时手沿着结肠解剖位置，顺时针进行按摩，促进结肠内容物向下移动，促进排便。

（4）遵医嘱口服缓泻剂，老年人选择温和的缓泻剂。

（5）使用简易通便剂，可用开塞露软化粪便润滑肠道。

（6）健康宣教：①合理饮食，增加富含纤维素的食物，如水果、蔬菜的摄入，膳食纤维丰富的食物可以改善肠道，平衡肠道菌群；②甚至可每天清晨给予蜂蜜加 20 mL 温开水，同饮润滑肠道；③做一些力所能及的运动，如每天用双手按摩腹部，每次不少于 30 圈，以增加肠道蠕动能力；④排便后温水冲洗，注意保护皮肤。

科普 14：患者出院后日常活动中的注意事项有哪些？

（1）鼓励患者进行体力活动，运动时做好心率监测，随时调整运动量，每天记录运动次数，日后做参考比较，也可以评估运动耐力。所有的运动量一定要控制在身体状况可以的情况下进行，切记不要过度运动。

（2）运动锻炼可以减少神经激素系统激活和延缓心室重塑的进展，对心力衰竭的患者有利，运动方式以有氧运动为主，抗阻力运动为辅。需要注意的是严禁做肌力训练，肌肉等长收缩会引起血压升高及增加心血管负荷，该患者有高血压及心血管疾病，慎用肌力训练。结合病情该患者年迈，可以打太极、游泳、散步、体操、登山、旅游、瑜伽等。

患者运动的注意事项：①运动频率，每周 3 ~ 5 次，每次至少 30 分钟。②循序渐进地增加运动量。③运动时穿合身的运动装与运动鞋。④随时监测血糖。⑤在开展任何类型的运动之前咨询一下医生，看是否适合运动。

科普 15：患者有高血压，出院后如何进行自我管理？

首先，告知患者合理用药的重要性，高血压一旦发生需要终身治疗。

其次，健康的生活方式可以延缓高血压的发展，主要措施：①控制体重，减少食物中钠盐的摄入（每天钠盐摄入量应该低于 6 g），增加钾盐摄入量。②减少脂肪的摄入。③戒烟限酒，不提倡高血压患者饮酒，如要饮酒，应限量。《中国高血压防治指南 2018 年修订版》指出，高血压患者健康生活方式其中之一是限制饮酒，这是因为过量饮酒显著增加高血压的发病风险，饮酒量的增加会使高血压发病风险增加，限制饮酒可使血压降低。④适当运动可增加能量消耗，降低血压，每次 30 分钟有氧运动，步行、慢跑、骑车、跳舞等，运动中的心率 = 170 – 年龄。⑤减少精神压力，保持心情愉悦（图 5–31）。

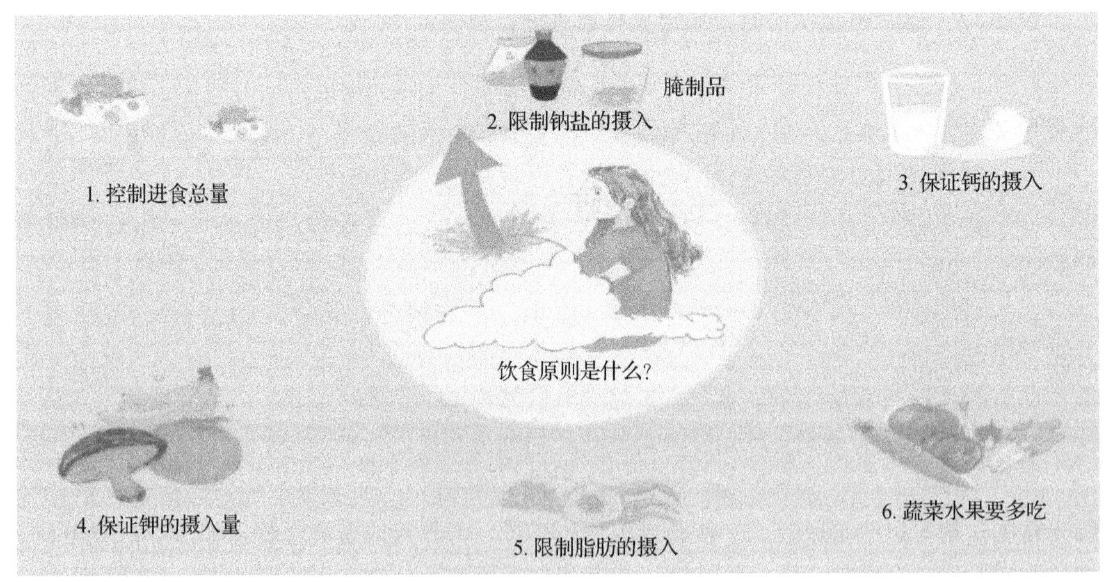
腌制品
2. 限制钠盐的摄入
1. 控制进食总量
3. 保证钙的摄入
饮食原则是什么?
4. 保证钾的摄入量
5. 限制脂肪的摄入
6. 蔬菜水果要多吃

图 5–31　合理膳食原则

（黄有红　黄站梅）

参考文献

[1] 王亚飞，王于领，梁崎，等. 不同体位和阻力运动对健康人心血管反应的影响 [J]. 中国康复，2014，29 (1)：24－28.

[2] KWOK C S，RASHID M，BEYNON R，et al. Prolonged PR interval，first-degree heart block and adverse cardiovascular outcomes：a systematic review and meta-analysis [J]. Heart，2016，102 (9)：672－680.

[3] 刘耀华. 医护合作健康教育模式对慢性心力衰竭患者生活质量影响的研究 [D]. 南京：南京中医药大学，2017.

[4] 顾菊康，王红宇. 常见心电图报告温馨提示专家建议 (5)：建议每份心电图附上相应内容供受检者参考 [J]. 实用心电学杂志，2017，26 (1)：30－31.

[5] 李小寒，尚少梅. 基础护理学 [M]. 6 版. 北京：人民卫生出版社，2017：550.

[6] 尤黎明，吴瑛. 内科护理学 [M]. 6 版. 北京：人民卫生出版社，2017：935.

[7] 黄华文，周宏霞，秦锡祥. 华法林治疗Ⅰ度房室传导阻滞 90 例的效果观察 [J]. 广东医科大学学报，2020，38 (1)：191－193.

[8] DU Z，XING L，LIN M，et al. Prevalence of first-degree atrioventricular block and the associated risk factors：a cross-sectional study in rural Northeast China [J]. BMC Cardiovasc Disord，2019，19 (1)：214.

[9] 王静，梁爱琼，李海燕. 心电图异常病例临床护理解析 [M]. 上海：上海科学技术出版社，2020：222.

[10] 郑颖. 什么是 PR 间期 [J]. 科学养生，2021，24 (15)：42.

[11] TANG C，YU H，SHAO S，et al. Case report：prenatal diagnosis and treatment of fetal autoimmune-associated first-degree atrioventricular block：first report from China [J]. Front Cardiovasc Med，2021，8：683486.

[12] 周苗，郭晓岚. 以认知行为疗法为主的双心护理在急性心肌梗死术后焦虑患者中的应用效果研究 [J]. 实用心脑肺血管病杂志，2022，30 (1)：108－112.

第七节　二度房室传导阻滞

案例

患者，女性，40 岁。近半年来有反复胸闷症状，3 个月前晕厥 1 次，数秒钟后自行苏醒，无抽搐、呕吐、偏瘫及二便失禁。近 3 日胸闷加重，伴有头晕，无抽搐，无意识不清。既往无高血压、糖尿病、结核等病史，生活能自理。体格检查：T 36.2 ℃，P 38 次/分，R 18 次/分，BP 110/60 mmHg，推入病房，神志清楚，语言流利，查体合作。胸廓正常，双肺呼吸音清晰，未闻及干湿啰音；心界不大，心率 38 次/分，未闻及杂音。辅助检查示 ECG：二度Ⅱ型房室传导阻滞，心脏彩超、胸片正常，血、尿常规及肾功能、电解质、血凝正常。患者临床诊断为心律失常－二度Ⅱ型房室传导阻滞，偶发房性期前收缩。给予提升心率、对症治疗，患者心率仍为 40 次/分。患者住院 3 日后给予安装永久起搏器，术后手术切口愈合良好，起搏器工作正常，术后 10 日拆线、完善住院及出院康复指导后患者出院。

科普 1：患者入院诊断为二度Ⅱ型房室传导阻滞，首先向患者宣教的内容是什么？

患者入院后首先应向患者宣教房室传导阻滞是怎么回事。

心脏能够有规格的搏动是因为有正常的传导系统，包括窦房结、结间束、房室结、希氏束及左右束支，正常情况下由最高指挥官窦房结发出指令，激动按序依次向下传导。

房室传导阻滞指的是激动被阻碍在心房和心室之间，延迟下传或不能下传至心室，可发生于房室结、希氏束及左右束支这段传导通路的任何部位（图 5–32）。

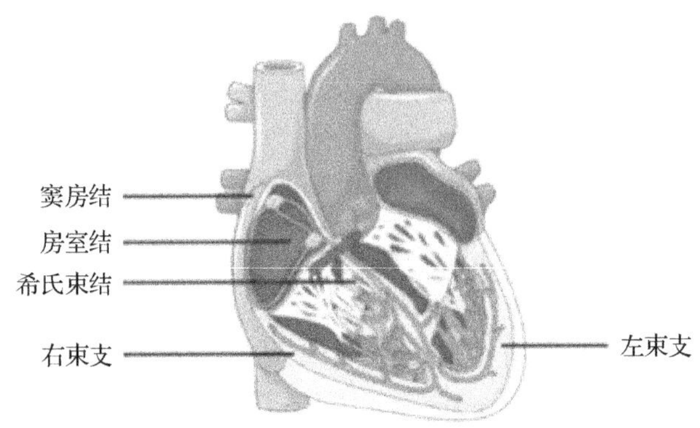

图 5–32　心脏传导系统

科普 2：患者入院诊断为二度Ⅱ型房室传导阻滞，应如何向患者宣教房室传导阻滞的程度？

房室传导阻滞根据阻滞程度分为一、二、三度。主要看心电图上的 P 波是否能够下传到心室，具体看 P-R 间期和房室传导比（房室传导比 = P 波数：QRS 数）（表 5–6）。

（1）一度房室传导阻滞：P 波完全下传，P-R 间期大于 2.0 秒；

（2）二度房室传导阻滞：P 波部分下传，QRS 波发生脱漏。漏搏次数越多，心室率越慢，预后越差。

二度房室传导阻滞分为两型：二度Ⅰ型（文氏型）和二度Ⅱ型（莫氏型）。

二度Ⅰ型：PR 间期逐渐延长直至 QRS 波脱漏（P 波不能下传）。数个心搏为一组，阻滞现象呈周期性反复。

二度Ⅱ型：PR 间期固定，QRS 波脱漏（呈 2：1、3：1、4：1 阻滞等）；下传心动周期的 PR 间期可正常或延长。比Ⅰ型少见。多有器质性心脏病，易转变为三度房室传导阻滞。

（3）三度房室传导阻滞：所有 P 波均不能下传心室，PP 间期 < RR 间期。房室传导完全中断，心室与心房兴奋完全无关。是严重心率失常，需要特别重视和治疗。

表 5–6　房室传导阻滞的类型与特征

类型与阻滞发生部位	心搏	PR 间期	节律
一度 多在希氏束以上	完全下传	延长（>0. 20 秒）	整齐
	P 波：QRS = 1：1		

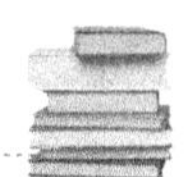

续表

类型与阻滞发生部位	心搏	PR 间期	节律
二度Ⅰ型（文氏周期）多在希氏束以上	时时下传	逐渐延长	不齐
	P∶QRS＞1∶1	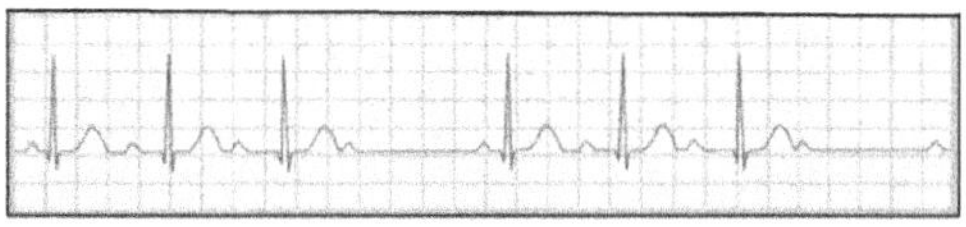	
二度Ⅱ型多在希氏束以下	时时阻滞	在正常范围且恒定。突然发生 QRS 脱漏（被有规律地阻滞，呈 2∶1、3∶1 或数个 P 波脱漏一个 QRS）	不齐
	P∶QRS＞1∶1	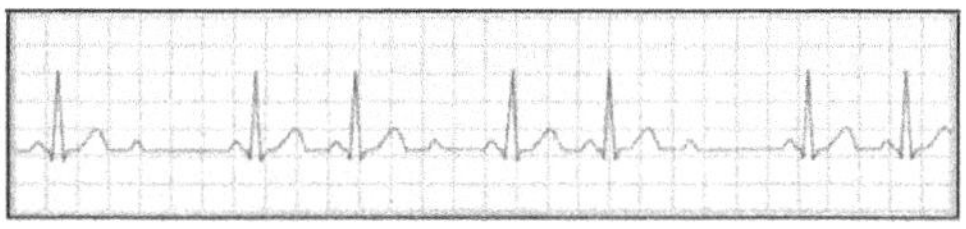	
三度多在希氏束以下	不下传	不定；P 波与 QRS 毫无关系，PP 间期＜RR 间期	P 波与 QRS 互不相关
	P 与 QRS“各自为政”	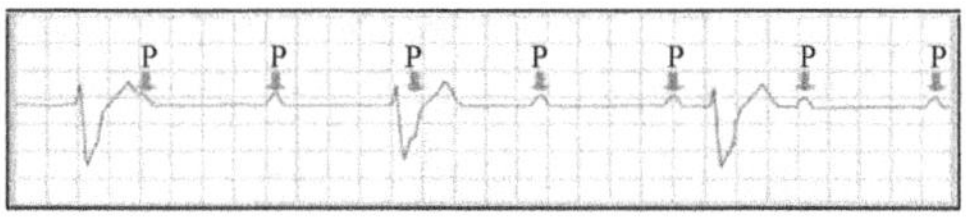	

科普 3：如何向患者宣教此型阻滞发生的部位？

发生部位：二度Ⅱ型房室传导阻滞发生阻滞的部位多在希氏束以下。

需要注意：因易于转变为三度房室传导阻滞，所以是一种需要注意的心律失常，应引起重视。

科普 4：应向患者宣教二度房室传导阻滞的常见病因有哪些？

常见病因：可见于大部分心脏疾病，以及一些药物过量使用时。一般在健康人群中不会见到。

（1）器质性心脏病：如冠心病、急性心肌梗死（发生率为 1%～2%，多发生在发病后 72 小时内，多见于前壁心肌梗死），扩张型心肌病、肥厚型心肌病、先天性心脏病、心脏直视手术、钙化性主动脉瓣狭窄症、单束支或两束支非特异性纤维性变等。

（2）抗心律失常药物：如洋地黄、奎尼丁、普鲁卡因胺、普罗帕酮、美托洛尔、阿义马林、丙吡胺等抗心律失常药物过量使用时。

（3）其他：如高血钾（血钾为 7～9 mmol/L）、低血钾（血钾＜2.8 mmol/L）、甲状腺功能亢进与黏液性水肿，其他感染如柯萨奇 B 病毒感染、麻疹、腮腺炎、病毒性上呼吸道感染、传染性单核细胞增多症、病毒性肝炎、伤寒等。

科普5：患者既往有晕厥病史，需如何做好预防相关并发症的宣教？

二度房室传导阻滞患者可能发生的并发症：①心绞痛；②Ⅱ型房室传导阻滞因阻滞多发生在希氏束以下的部位，容易发生晕厥和阿-斯综合征。

预防措施：遵医嘱服用硝酸酯类等药物、定期复诊，保持生活规律、按时作息、健康饮食；有晕厥、黑蒙史及先兆者，谨记勿独自驾驶车辆和从事高空作业等有风险工作或活动（图5-33），以避免发生意外。

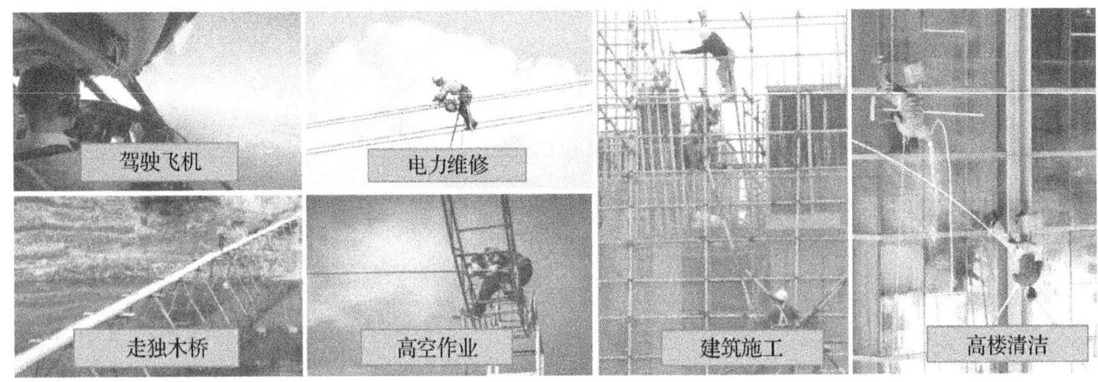
驾驶飞机
电力维修
建筑施工
高楼清洁
走独木桥
高空作业

图5-33　不宜从事的高风险工作及活动

说明：图5-33图片均来自网上，仅供患者直观了解注意事项，未经许可不可转载和他用。

科普6：住院期间应提醒患者可能会发生哪些不适及自护自救措施？

（1）程度轻时，所致心室漏搏很少，对血流动力学影响不大，可无明显症状或仅有心悸感，日常需禁忌浓茶、咖啡、辛辣刺激性食物，避免情绪激动和保证充足的睡眠。

（2）如心室漏搏较多，可出现头晕、无力、血压下降等心排出量降低的症状。需卧床休息、勤测脉搏和血压，并及时报告医护人员。

（3）如突然晕厥、意识丧失，会影响心脏功能，导致血液循环异常，危及生命。须立即大声呼救或按床头对讲机，同时采取有效自护自救措施，如头低脚高卧位（保障脑部供血充分）、头偏向一侧保持呼吸气道通畅等。

科普7：住院期间应告知患者二度房室传导阻滞的治疗方法有哪些？

（1）二度Ⅰ型房室传导阻滞治疗：一般不会引起心率显著降低或者血压降低。①如果心率在正常范围，无自觉症状，则无须治疗。②如是轻度的心动过缓，可口服心宝丸和阿托品片，平时需要多运动，定期复查。③如果心动过缓倾向严重，可给予异丙肾上腺素、阿托品等治疗观察。

（2）二度Ⅱ型房室传导阻滞治疗：①因阻滞多发生在希氏束以下的部位，容易转变为三度房室传导阻滞，容易发生阿-斯综合征，应积极治疗。②有重度眩晕、意识丧失症状时，应考虑安装心脏起搏器。

科普 8：患者需要行心脏起搏器植入术，应向患者宣教什么是心脏起搏器？

心脏起搏器是一种植入人体的医用电子仪器，它发放电脉冲并通过起搏电极导线传导刺激心脏，模拟正常心脏的冲动形成和传导，从而代替发生故障的心脏传导系统，维持正常的心脏跳动。

科普 9：患者需要行临时心脏起搏器植入术，应向患者宣教哪些相关知识？

（1）介绍临时起搏方法：有经皮起搏、经食管起搏、经胸壁穿刺起搏、开胸心外膜起搏和经静脉起搏等 5 种方法。目前多选择最后一种。

（2）介绍临时起搏穿刺途径：通常选用股静脉、锁骨下静脉或颈内静脉穿刺送入临时起搏电极导线。

（3）宣教植入期间注意事项：严防止电极导线移位，术肢活动和变换体位遵照医护指导，必要时在护士协助下进行；有头晕、黑蒙、晕厥等征象时立即报告。

科普 10：患者需要行永久心脏起搏器植入术，应向患者宣教哪些基本知识？

（1）什么是永久心脏起搏器：永久起搏器是一种植入于体内的电子治疗仪器（包括脉冲发生器和电极导线），通过脉冲发生器发放电脉冲，通过导线电极的传导，刺激电极所接触的心肌，使心脏激动和收缩，治疗部分严重心律失常和心力衰竭。

（2）永久心脏起搏手术方法：在 X 线透视下将电极导线从前臂或锁骨下静脉插入预定心腔部位，检测固定；然后在胸大肌埋入与电极导线相连接的起搏器，缝合皮肤，手术完成（图 5-34）。

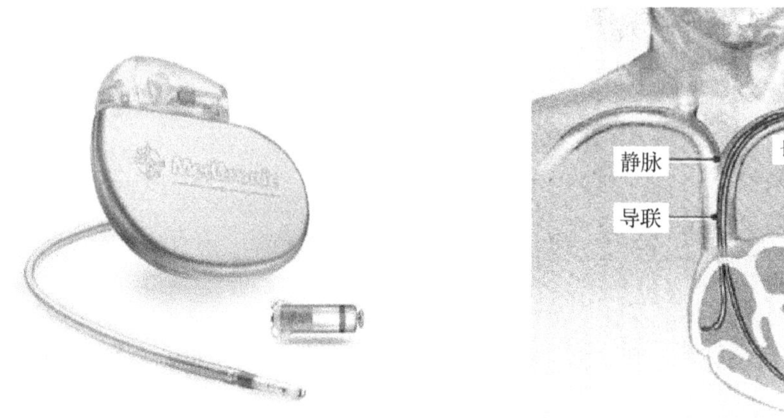

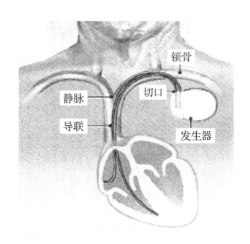

图 5-34　永久心脏起搏及植入示意

科普 11：患者行心脏起搏器植入术前，护士应宣教哪些护理内容？

（1）辅助检查：术前查血常规、尿常规、便常规、肝肾功能、血糖、电解质及出凝血时间、胸部X线、心脏彩超等。

（2）药物准备：术前停用活血化瘀药物，如肝素、阿司匹林等，以防术中出血及皮下囊袋内形成血肿；尽可能停用抗心律失常药3个半衰期；应尽可能消除或改善心力衰竭；术前行抗生素过敏试验，如青霉素；必要时术前一天晚上用镇静药物，如安定等，以保障良好的睡眠。

（3）心理护理：术前让患者及其家属充分了解安装起搏器的必要性及手术简要过程，使患者消除顾虑积极配合。

（4）术前训练：床上大小便；指导患者熟练掌握呼气屏气动作，以便配合静脉穿刺植入起搏器导管。

（5）皮肤准备：术前需仔细清洁手术部位皮肤，范围上自下颌，下至脐部，两侧至腋下。病情许可者最好能洗澡更衣，但切记勿用搓澡巾用力搓澡，防止皮肤破损。通常皮肤准备范围应较大些，因为如有预定静脉插管失败，即可改为对侧穿刺。

（6）饮食护理：术前不禁食，可进高蛋白、易消化、清淡饮食（避免进食牛奶、豆制品等，以免引起腹痛、腹胀），以防引起虚脱、低血糖或静脉充盈不良等；禁食油腻、重口味及辛辣刺激性食物。

（7）病情与嗜好评估：详细了解病情，包括既往史、家族史及过敏史，劝其戒除不良嗜好，如吸烟、饮酒、喝浓茶及咖啡等。

（8）静脉通路畅通：建立留置针静脉通路（宜建在手术部位对侧），以便术中、术后给药及抢救。

科普12：患者行心脏起搏器植入术后，可能出现的并发症有哪些？

心脏起搏器植入术后可能出现的并发症有心律失常、出血、感染、电极移位、穿刺并发症、起搏器工作障碍等，护理人员应指导患者预防并发症的主要方法。

科普13：心脏起搏器植入术后，为早期发现囊袋感染需向患者教育指导哪些事项？

（1）囊袋感染是永久性起搏器植入术后的常见并发症。

（2）一般发生在术后的2～4日。

（3）囊袋感染是由残留在囊袋中的细菌感染引起，多为葡萄球菌引起的感染，其中以金黄色葡萄球菌较多见。

（4）临床可表现为切口红、肿、热、痛，创面有渗出物，严重者有波动感、起搏器/导线不同程度外露等。

（5）囊袋内残留的细菌还可通过电极延伸至心内膜引起心内膜炎，手术全程严格预防。

（6）术前要积极预防受凉感冒和术侧皮肤破损或感染；术后要做到四勤：勤查看切口、勤测体温、勤换药、勤报告。

科普14：心脏起搏器植入术后，为早期发现囊袋积液积血需向患者教育指导哪些事项？

（1）囊袋积液积血：表现为单纯非感染性囊袋积液者极为罕见。

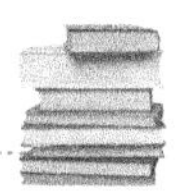

（2）多于手术后一周内发生。

（3）导致囊袋积液积血的主要原因：术前未及时停用抗凝类药物或术中止血不彻底；凝血功能缺陷；术后术侧肢体运动过早、过量等。

（4）临床表现：囊袋处疼痛、有麻木感，局部张力高；部分患者可见脓性分泌物、流液、局部皮肤红肿和轻微压痛。

（5）注意事项：术后多关注囊袋处的状况，如有异常立即报告。

科普15：心脏起搏器植入术后，为早期发现电极脱位需向患者教育指导哪些事项？

（1）电极脱位在永久性起搏器植入术后较为常见，常发生在术后24～48小时。

（2）发生原因：与术后患者活动不当、心内膜条件差、电极导线植入位置不理想或固定不良等有关。

（3）临床表现：心悸、头晕、乏力、肩部肌肉抽动等，严重起搏器依赖者还可能会出现眩晕、黑蒙等症状，更严重者可出现阿－斯综合征。

（4）注意事项：术后关注病情，每日自测脉搏，按医护人员指导循序进行肢体及全身运动，加强自我护理，如有相关症状立即报告。

科普16：心脏起搏器植入术后，为早期发现起搏器工作障碍需向患者教育指导哪些事项？

（1）起搏器工作障碍：多见于起搏电池耗竭、高电压、强磁场干扰等。

（2）临床表现：低血压、头晕、气短、乏力及心悸等。

（3）起搏器工作障碍危害：若不及时处理会严重影响患者的心功能。

（4）注意事项：平时远离高电压、强磁场，严格遵医嘱定时测试，感觉不适及时就诊。

科普17：患者行心脏起搏器植入术后，需向患者宣教的自护重点有哪些？

（1）卧位：24小时内卧床休息，取平卧或低坡卧位，禁止翻身，术后第2日可适当取术侧卧位。

（2）术肢：术后1周内术肢相对制动，恢复期循序渐进功能锻炼，避免大幅度甩手、外展、上抬，比如打羽毛球、打乒乓球、跳绳、举重、引体向上等；避免术肢及患侧肩部负重等。

（3）伤口：术后用1 kg盐袋压迫止血6～8小时，每1小时解除压迫10～20分钟；保持敷料清洁干燥，如有潮湿或脱落及时更换；拆线前伤口禁洗浴，拆线后无异常可短时淋浴（水温40 ℃左右）。

（4）感染：术前术后30分钟静脉滴注抗生素各1次；每日换药1次，至拆线后；出院后保持皮肤清洁，避免伤口出汗和污染，避免抓挠搓洗伤口；要求内衣采用非化纤材质、宽松柔软，并勤换洗；如有伤口局部红肿痛、皮肤溃烂或全身发热等，需及时就医。

科普18：患者行心脏起搏器植入术后，一期康复指导的重点内容有哪些？

（1）心平气和生活：避免情绪激动，以良好的心态积极配合治疗和实施康复计划。

（2）循序渐进活动：术后除术肢相对制动外，其余肢体加强主动或被动运动，8～12 小时可下床在室内大小便，根据病情和起搏器电极种类，制订个体化活动方案。

（3）促进伤口愈合：比如预防感染、增加食欲、均衡营养，尤其是保障优质蛋白质摄入，穿戴专用的起搏器囊袋保护器具（减轻切口张力、促进血液循环、防止撞击）等。

（4）注重饮食营养：进食高维生素、高营养、高纤维素、易消化食物，少食多餐，多吃新鲜水果、蔬菜，以保证大便通畅。禁忌三高饮食，如高盐、高糖、高脂。

（5）康复环境管理：创造安静、舒适、整洁、阳光充裕的康养环境，建立温馨、关爱、人文的家庭与社会支持环境。

科普 19：患者出院前，康复指导的重点内容有哪些？

（1）生活与工作指导：可适当做家务和正常工作；规律生活、戒烟酒、禁暴饮暴食；保持情绪稳定，保证睡眠质量，防止感冒；身体锻炼量力而行，如散步、钓鱼、种花等，如活动出现头晕、黑蒙、胸闷、乏力等请及时就医。

（2）自我监测指导：学会正确测量脉搏的方法，了解起搏器固定频率，如低于起搏频率应立即去医院检查。

（3）起搏器保护指导：远离高压磁场的环境，如电视台发射站、雷达区、变电站、电焊场所等；看电视距离 1 米远，手机应置于健侧使用；避免患侧听半导体收音机；下雨有雷电时，尽量在屋内不要往外出，以免干扰起搏器正常工作。

（4）并发症预防指导：患侧上肢半年内不能抬高于肩部，不能大幅度外旋外展，以免电极脱位；发现切口局部红肿及近期体温升高，应立即到医院就诊。

（5）就医检查指导：就医时应将起搏器情况告知医生，避免对起搏器有不良影响的检查或治疗，如磁共振、电热疗法、磁疗、电烧灼术、放疗等。

（6）意外防范指导：出院后按照医嘱继续服药；平时外出和旅游时，均要随身携带起搏器保险卡，卡片注有您的姓名、年龄及安装起搏器的类型、型号、安装日期等，以便在发生意外时就近检查；安检时出示起搏器保险卡，以便顺利通过。

（7）定期复查：出院后复查时间为：术后第 1 个月、2 个月、3 个月、6 个月、12 个月，以后每年复查 1～2 次或遵医嘱时间按时复查，以便及时检测和调整起搏器各参数，确保功能良好。

（8）起搏器电池消耗指导：明确电池耗竭的信号，如频率减低 10% 或脉冲幅度下降 25%～40% 等，应立即到医院就诊。

（杨省利　朱琦霞）

参考文献

［1］张澍．实用心律失常学［M］．北京：人民卫生出版社，2020．

［2］杨训，吕铁伟．儿童缓慢性心律失常治疗进展［J］．儿科药学杂志，2020，26（7）：65－68．

［3］傅咏华，金敏真．永久性起搏器植入术后并发症及其防治护理进展［J］．当代护士（上旬刊），2021，

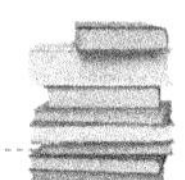

28（2）：14－16.
[4] 刘建萍．安装永久性心脏起搏器手术配合与护理研究［J］．中国药物与临床，2021，21（15）：2749－2751.
[5] 王颖，白井双，丁莉，等．多学科模式下阶段性康复训练在起搏器植入术后患者心脏康复中的应用［J］．中华物理医学与康复杂志，2020，42（6）：3.
[6] 刘扬．简易快速识别房室传导阻滞的方法探讨［J］．山西医药杂志，2020，49（1）：3.
[7] 李森林．心理干预对起搏器植入术后患者焦虑症状的疗效分析［J］．中国循环杂志，2016，31（Suppl. 1）：1.
[8] 项菲，张薇，黎莉．永久心脏起搏器植入患者自我管理的影响因素分析及护理策略［J］．广东医学，2018，39（8）：4.
[9] 戴珩，李冰．延伸护理服务对心脏起搏器植入术后出院患者不良情绪的影响［J］．中国医科大学学报，2018，47（7）：3.

第八节　三度房室传导阻滞

案例

患者，女性，70岁，患者自诉反复头晕、胸闷、黑蒙2月余，一天前干农活时突然出现黑蒙、晕厥，跌倒后由家人发现，约1分钟后自行清醒，头部有轻微的皮下血肿，为进一步诊治收入我科。既往有高血压病史，未予重视，期间不规律服用降压药，血压最高达180/96 mmHg。入院诊断：1. 心律失常—三度房室传导阻滞；2. 高血压病。入院查体：T 37.3 ℃，HR 38次/分，R 18次/分，BP 150/75 mmHg。双肺呼吸音清，心脏无杂音，实验室检查：血清钾3.28 mmol/L，胸部X线检查、心脏彩超结果未见异常。入院查心电图提示三度房室传导阻滞，患者入院后反复出现头晕、黑蒙，治疗上遵医嘱补钾，提高心室率，稳压治疗，心电监护：心率维持在40次/分左右，24小时动态心电图提示三度房室传导阻滞。责任护士给予全面护理评估。①饮食方面：患者平素爱吃腌菜、猪肉类，重口味，喜辛辣。②运动方面：在家干农活，多为重体力活。③用药方面：间断不规律服用苯磺酸氨氯地平片，血压高时服用，血压不高不服用。④心理方面：性格内向，平时很少和子女沟通，不愿意给子女添麻烦。⑤家庭情况：一儿一女，老伴去世，自己居住，家庭条件一般。⑥文化程度：文盲。⑦运用MORSE评分工具，跌倒评分为50分，属于高危患者。根据以上护理评估，给予对应的护理措施：指导患者正确饮食、适当活动，予以心理护理，指导其服药及讲解疾病相关注意事项，住院后完善相关检查，于2021年9月15日植入DDDR型起搏器，过程顺利，术后心电监护示波起搏心律＋自主心律，心率维持在60次/分左右，血压控制在135/80 mmHg左右，术后恢复良好，术后一周拆线康复出院。

科普1：患者入院后，应首先向患者做好哪些疾病相关的健康教育？

入院后应首先让患者了解什么是三度房室传导阻滞及其危害。

三度房室传导阻滞是一种慢心率疾病，又称为完全性房室传导阻滞，是从心房到达心室传导过程中某部分的传导能力异常降低，所有来自心房的激动都不能下传至心室而引起完全性房室分离。完全性房室传导阻滞患者年龄多在50岁以上，年轻患者中完全性房室传导阻滞以暂时性传导阻滞较多。男性患者较女性多，体力活动时可有心悸、头晕、乏力、胸闷、气短等症状。

如心室率过于缓慢，尤其是心脏同时有明显的缺血或其他病变，或并发急性广泛前壁心肌梗死，以及急性重症心肌炎者，则症状严重，可出现心力衰竭或休克；也可因大脑供血不足而发生反应迟钝或神志模糊，进而发展为晕厥（发生率可达60%）、阿－斯综合征等，严重时会发生心搏骤停等危险的情况。

科普2：住院期间应提醒患者发生哪些不适表现需引起重视与关注？

患者如果出现心悸、头晕、乏力、胸闷、气短、黑蒙、短暂性意识丧失等不适症状，属于此病的严重危害，应立即告知医生（图5-35）。

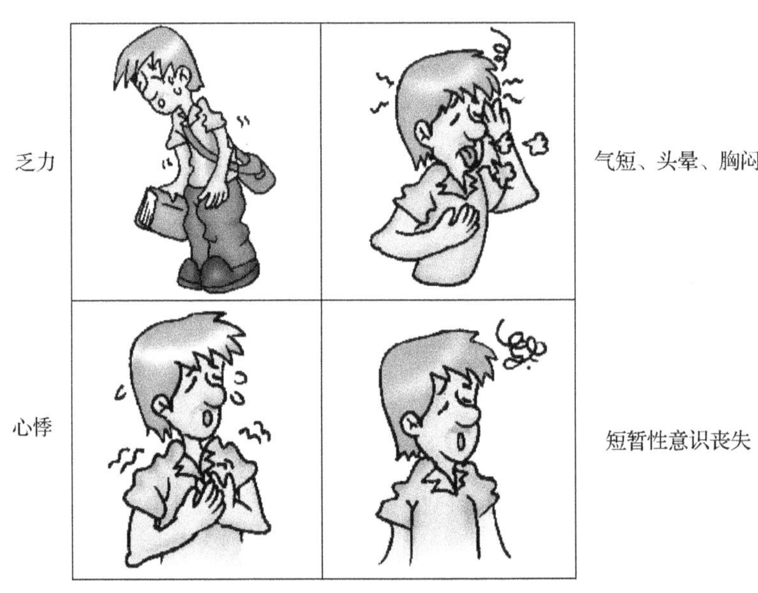

图5-35　三度房室传导阻滞症状

科普3：住院期间，应向患者介绍三度房室传导阻滞治疗方法有哪些？

完全性房室传导阻滞的治疗一方面需积极寻找病因，并针对病因治疗，如及时控制各种感染性疾病、纠正电解质紊乱，治疗洋地黄药物中毒、心肌炎、心肌病等原发病；另一方面针对房室传导阻滞进行治疗，一般采用药物治疗和手术治疗。

（1）药物治疗：主要包含阿托品、盐酸异丙肾上腺素注射液。

1）阿托品注射液：用于治疗阿－斯综合征，每次0.03～0.05 mg/kg，必要时15分钟重复1次，直至面色潮红、循环好转、血压回升，延长间隔时间至血压稳定。

2）盐酸异丙肾上腺素注射液：心率<40次/分时，可用0.5～1 mg盐酸异丙肾上腺素

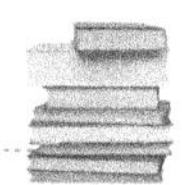

注射液加在5%葡萄糖注射液200～300 mL内缓慢静脉滴注。提升心率至80次/分。

以上药物治疗具有局限性，一旦停止使用无法维持心率，慢心率易引起患者晕厥。

（2）手术治疗：持续高度或完全性房室传导阻滞患者如果有症状，如心脑供血不足（如晕厥等），活动量受限或有过阿－斯综合征发作者，可安装永久性起搏器。

科普4：患者行起搏器植入手术，切口大吗？怎样与患者交流伤口的管理？

起搏器植入手术相对简单且安全，通常在局部麻醉状态下完成，整个过程需2～4小时，手术切口为3～4 cm，一般手术后1周拆线，术后1周左右即可出院，但完全伤口愈合则需1～3个月。

科普5：患者植入起搏器后，应告知日常要注意哪些问题？

（1）脉搏要监测：每天安静时数脉搏1分钟，然后记录脉搏次数，脉搏次数不少于起搏器设定次数10%为正常。

（2）如果出现胸闷、心悸、头晕、持续性呃逆、起搏器植入处上的皮肤持续性跳痛或者肿胀，应立即就诊；起搏器植入卡等同于起搏器身份证，需要保存好，上面详细记录有起搏器的型号、安装日期、起搏阈值、频率。

（3）检查要注意：大部分起搏器需要避免磁共振等检查和治疗，以免对起搏器的功能产生影响；如乘坐地铁、飞机经过闸机安检时请携带起搏器植入卡片以证明身体安装起搏器。

（4）生活要当心：术后外出避免到磁场、电场附近，以免影响起搏器的功能；避免穿过紧的衣物，胸前区避免压迫，以免对伤口或者起搏器发生器造成压迫；长时间使用手机尽量用对侧接听电话，电话与起搏器之间保持10 cm以上的距离。

（5）用力要避免：起搏器通常植入在锁骨下位置，装有起搏器的手臂一侧1个月内应避免做过度运动，利于电极导线稳定。

（6）保持心情愉快：避免发怒、急躁、抑郁、焦虑等不良情绪，可以慢跑、跳舞、打太极拳及户外郊游。

（7）饮食要健康：饮食上注意增加营养，同时应适量进食，避免过饱；多吃富含钾的蔬菜、水果，避免便秘，避免电解质紊乱；切忌暴饮暴食、吸烟酒，注意个人卫生及饮食卫生。

科普6：患者行起搏器植入术后，术后复查有什么具体要求？

患者行起搏器植入术后应严格执行，出院后1年内，第1个月、3个月、6个月、12个月各随访一次，之后每年起搏器程控一次，如有不适应随时门诊就诊，起搏器电池耗竭前每个月随访一次，直至更换起搏器。起搏器寿命在5～8年或以上，如提示电池即将耗竭，需到医院检查，但可放心，起搏器不会突然停止。

科普7：患者有高血压、跌倒史，怎么指导患者用药及预防跌倒事件发生？

必须坚持长期用药，切勿自行停服，并了解药物的作用及副作用，如服用排钾利尿剂时应注意低血钾的出现，表现为恶心、呕吐、肢体无力或麻痹、心律失常等，服药期间应多进食含钾高的食物，如豆类及豆制品、畜肉类、禽类、鸡蛋、鱼类、蔬菜、鲜果、干果类、各类果汁；同时应禁饮酒和服用巴比妥类药物，以免引起直立性低血压。服用卡托普利有干咳、味觉异常、皮疹等副作用，当出现副作用时应及时报告医生，调整用药。在应用降压药物过程中，从坐位起立或从卧位起立时，动作应尽量缓慢，特别是夜间起床小便时更要注意，以免因血压突然降低引起晕厥而发生意外。

（李　宏）

参考文献

[1] 周君桂，范建中，庞战军. 3 种量表应用于老年患者跌倒风险评估的区分效度及相关性研究［J］. 中华物理医学与康复杂志，2011（6）：422－424.

[2] 梁峰，胡大一，沈珠军. 2012 年美国心脏病学院基金会/美国心脏协会/美国心脏节律协会关于心脏起搏器置入治疗指南的更新［J］. 中华临床医师杂志（电子版），2013，7（16）：7497－7501.

[3] 林小花. 未成年患者经心内膜方式植入永久起搏器的病因分析及随访观察［D］. 福州：福建医科大学，2018.

[4] 陈诚，张疆华，邢强，等. 单中心 60 例无导线心脏起搏器植入临床经验分析［J］. 中华心律失常学杂志，2021，25（1）：37－42.

[5] 徐红党，林洪启，张戈军，等. 经导管主动脉瓣置入术围手术期完全性房室传导阻滞发生及治疗分析［J］. 中华医学杂志，2021，101（40）：3323－3328.

第六章　心脏瓣膜病

第一节　重度主动脉瓣狭窄

案例

患者，女性，65 岁，主诉：反复头晕 11 年余，加重 1 个月，门诊以“主动脉瓣狭窄、主动脉瓣关闭不全、高血压病 2 级（高危）”收入院，于 2020 年 7 月 19 日步行入院。入院时 PRO-BNP 1858 pg/mL，心电图：①窦性心律；②左心房、左心室肥大；③部分导联 ST-T 改变；多层螺旋 CT 胸部（平扫）：①两肺少许慢性感染灶；②左肺上叶尖后段小结节，低危；③心影增大，主动脉瓣钙化，主动脉及冠脉硬化；左心功能测定：①主动脉瓣病变：主动脉瓣呈团状钙化，主动脉瓣狭窄（中－重度）并关闭不全（中度）；②室间隔及左室后壁明显增厚；③左房增大；④二尖瓣反流、三尖瓣反流（均少量）；⑤升主动脉增宽，肺动脉稍增宽；⑥心包积液（微量）；冠状动脉（CTA）：①右冠优势型冠状动脉；②左主干远端少许硬斑块形成，对应管腔轻度狭窄；③左前降支近中段多发软、硬斑块，对应管腔轻中度狭窄；左侧第 1 对角支近侧段局部管壁钙化性斑块，管腔轻度狭窄；④左回旋支纤细，开口处点状钙化，对应管腔未见明显狭窄；⑤右冠近段硬斑块，对应管腔轻度狭窄；⑥所示心影增大，室间隔及左室壁弥漫性明显增厚，主动脉瓣膜多发钙化灶，升主动脉增宽。既往有高血压病史 11 年，平时血压控制在 140/85 mmHg。入院查体：T 36.2 ℃，P 84 次/分，R 19 次/分，BP 147/81 mmHg，听诊心率 84 次/分，律齐，主动脉瓣区听到响亮、粗糙、吹风样收缩期杂音。2020 年 7 月 23 日患者在介入室局麻下行冠状动脉造影检查以进一步明确诊断，术中造影显示：左主干正常；前降支近中段管壁不光滑；回旋支细小，管壁不光滑；右冠粗大，近段管壁不光滑。术中患者无特殊不适，术毕撤出导管后安返病房，结论：冠状动脉粥样硬化。2020 年 7 月 29 日心脏彩超示主动脉瓣病变：①主动脉瓣狭窄（重度）合并少中量反流；②主动脉瓣不排外二瓣化畸形；③升主动脉呈狭窄后扩张；④室间隔及左室后壁厚度明显增厚；⑤左心增大；⑥二尖瓣少中量反流。2020 年 7 月 30 日患者在介入室全麻下行经导管主动脉瓣膜置换术（TAVR），经抗凝、降压、减轻心脏氧耗、抑制心肌重构、调脂、稳定斑块等治疗，患者于 2020 年 8 月 4 日康复出院，自诉无胸闷、头晕及其他不适症状。

科普 1：患者入院诊断为主动脉瓣狭窄、主动脉瓣关闭不全，入院后疾病知识宣教内容有哪些？

患者入院后首先应让患者了解主动脉瓣是什么，主动脉瓣狭窄、主动脉瓣关闭不全属于何种类型疾病。

人的心脏有 4 组瓣膜，如同 4 个单向阀门，保证血液的单向流动，主动脉瓣是其中之一（图 6-1），它是心脏向全身供血的主阀门。当左心室收缩时，主动脉瓣开放，血液经主动脉瓣流入主动脉；当左心室舒张时，主动脉瓣关闭（图 6-2）。

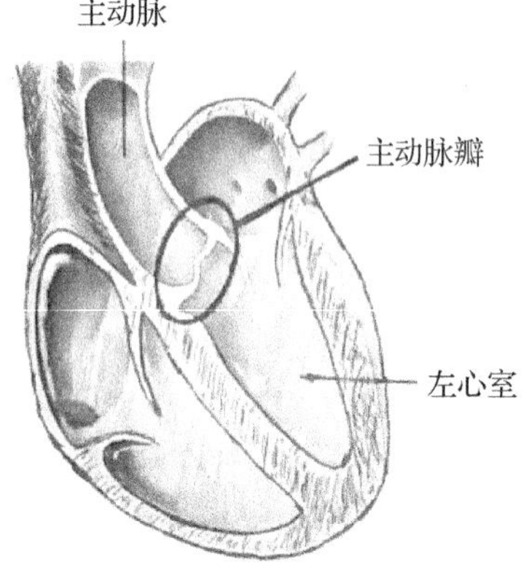

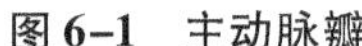
图 6-1　主动脉瓣

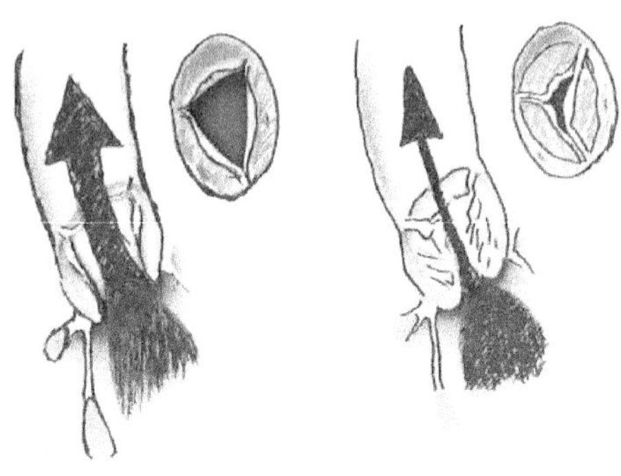
图 6-2　正常主动脉瓣（左）、主动脉瓣狭窄（右）

主动脉瓣狭窄（AS）指主动脉瓣病变引起主动脉瓣开放受限、狭窄，导致左室到主动脉内的血流受阻。发病率随年龄增长而逐渐升高，中度以上 AS 在 65 岁以上人群中发病率约为 2%，在 85 岁以上人群中约为 4%。常见原因包括先天性畸形和后天性原因，后天性原因包括风湿性心脏瓣膜病变（40～65 岁）、主动脉瓣退行性病变（70～80 岁）、瓣膜功能障碍等。一般情况下患者无明显的临床症状，进展期因心肌缺血和纤维化等导致左心衰竭，左心功能损害，患者有头晕、胸闷气喘、黑蒙和晕厥等脑缺血的表现，若不及时治疗，主动脉瓣狭窄患者预后差，死亡率高。

主动脉瓣狭窄分为先天性主动脉瓣狭窄、炎症性主动脉瓣狭窄、退行性主动脉瓣狭窄 3 类（表 6-1）。健康主动脉瓣闭合状态、关闭不全瓣膜闭合状态见图 6-3。

表 6-1　主动脉瓣狭窄的分类

分类	定义
先天性主动脉瓣狭窄	由于胚胎发育过程中主动脉瓣形成异常，导致左心室流出道狭窄，表现为主动脉瓣膜粘连、融合，瓣叶增厚，最终导致主动脉瓣狭窄
炎症性主动脉瓣狭窄	主动脉瓣受风湿热侵袭后，主动脉瓣交界粘连、融合，瓣叶挛缩、变硬，瓣叶表面有钙化沉积，主动脉瓣口逐渐缩小
退行性主动脉瓣狭窄	与年龄相关，瓣膜钙化呈进行性发展，起初仅发生于瓣叶与瓣环交界处，继之累及瓣膜，使之僵硬、活动度减低

科普 2：患者住院或居家时发生哪些不适表现应引起重视与关注？

主动脉瓣狭窄和主动脉瓣关闭不全通常是悄悄发病的，早期可无症状。当主动脉瓣狭窄

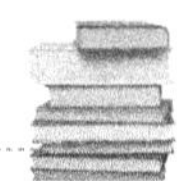

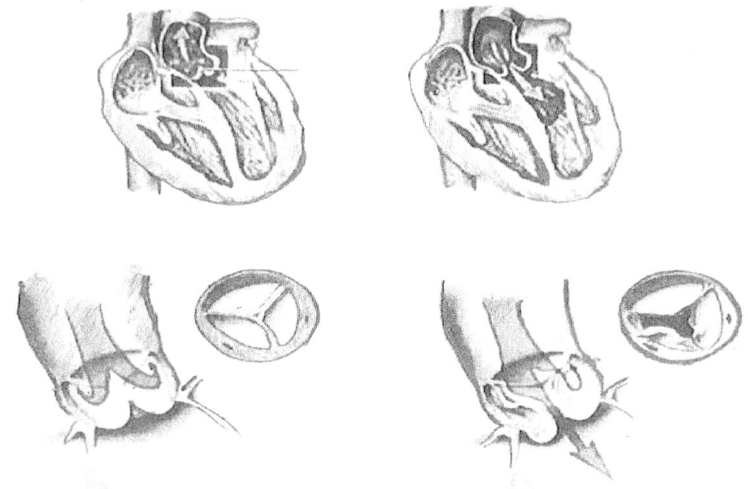

图 6-3　健康主动脉瓣闭合状态（左）、关闭不全瓣膜闭合状态（右）

表现出症状的时候，可能已经进入了疾病的中后期，呼吸困难、心绞痛和晕厥为典型主动脉瓣狭窄的三联征。

慢性主动脉瓣关闭不全患者可在较长时间内无症状，甚至可耐受运动，最先表现为与心搏量多有关的心悸、心前区不适、头部动脉强烈搏动感等，晚期可出现左心室衰竭的表现，常有体位性头晕，心绞痛较主动脉瓣狭窄少见，晕厥罕见。

急性主动脉瓣关闭不全轻者可无任何症状，重者可出现突发呼吸困难、不能平卧、全身大汗、频繁咳嗽、咳白色或粉红色泡沫痰，重者可出现烦躁不安、神志模糊，甚至昏迷。

科普 3：患者进行了冠状动脉造影检查，应做好哪些方面的指导？

做检查前应让患者了解什么是冠状动脉造影检查，以及术前和术后注意事项。

冠状动脉造影术（CAG）是一种心脏内科的微创手术，是将一种特制的导管经大腿外股动脉和上肢的桡动脉处进行穿刺，采用介入的方法，应用 X 线显影的造影剂，对冠状动脉进行细致的检查，能将冠状动脉的部位、范围及侧支循环情况准确定位，是诊断冠心病、明确冠状动脉狭窄部位及程度的“金标准”。冠状动脉造影桡动脉路径、冠状动脉狭窄显示见图 6-4。

由于该项操作技术是一项有创操作，易引起一系列的术后并发症，如心律失常、血栓栓塞、穿刺部位出血和血肿、动脉夹层形成、冠状动脉痉挛、造影剂反应（过敏）等，需做好患者的术前指导和术后护理，预防并发症发生。

（1）术前指导

1）手术当天可正常饮食，但避免过饱。

2）护士将在患者左侧上肢预留一路静脉留置针管路，用于方便术中用药。

3）术前请将身上的金属物品取下，如项链、耳环、戒指和手表等，交由家属保管。

4）术前请排空膀胱。

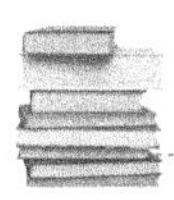

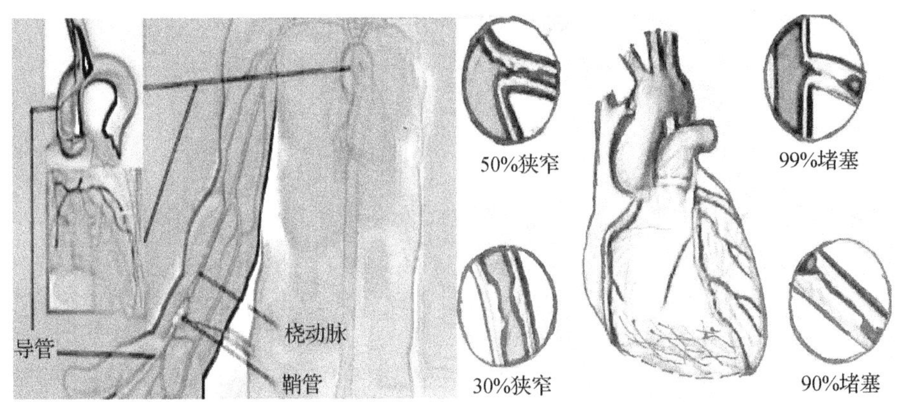

图 6-4　冠状动脉造影桡动脉路径（左）、冠状动脉狭窄显示（右）

5）准备好 2000 mL 温开水，术后饮用。

（2）术后护理：

1）根据医嘱定时测量生命体征。

2）桡动脉穿刺处止血阀将于术后 4 小时开始，每隔 1 小时逆时针旋转半圈放气，共放气 4 次，于术后 12 小时拆除。

3）术后指导患者饮用 2000 mL 左右的温开水，以利于造影剂排出。

4）术后定时观察患者术侧肢体的末梢循环情况，如有疼痛不适症状请及时告知护士。

5）术侧肢体需抬高，手指多活动，避免用术侧肢体提重物、做拧毛巾的动作，以免穿刺部位出血。

6）止血阀拆除后需保持穿刺处干燥 2 ~ 3 天，待穿刺处愈合。

科普 4：住院期间应告知患者重度主动脉瓣狭窄有哪些治疗方法？

主动脉瓣狭窄的治疗方法主要有内科保守治疗、介入和外科治疗。

（1）内科治疗：重度主动脉瓣狭窄患者临床保守治疗效果差，2 年病死率超过 50%。

（2）外科手术治疗：外科主动脉瓣置换术（SAVR）：是治疗重度 AS 的主要方法，但部分老年患者因并发症多、身体虚弱、心功能差，接受外科手术风险极大，预后很差，甚至存在外科手术禁忌证，没有外科手术机会，约 1/3 的患者处于“无方可医”的状态。如果不进行治疗，严重 AS 的患者的年死亡率将高达 20%。

（3）介入治疗：经导管主动脉瓣置换术（TAVR），又称经导管主动脉瓣置入术，是指将组装完备的人工主动脉瓣经导管置入到病变的主动脉瓣处，在功能上完成主动脉瓣的置换，是重度主动脉瓣狭窄、外科主动脉瓣置换术有禁忌症及高危患者的首选治疗方法。

科普 5：患者行 TAVR 手术前，应完成哪些术前宣教？

（1）术前访视：责任护士向患者介绍手术步骤、术中患者配合注意事项，使患者对此类手术有所了解，并向患者介绍术者、麻醉医师、术中护理人员等，以增加其信心，缓解患

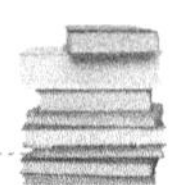

者的压力和紧张情绪。

（2）术前患者准备：术前指导患者练习病床上排尿和排便，以及进行适当的上肢和下肢的肌肉主动及被动锻炼，练习咳嗽、咳痰。术前常规禁食禁水 8 小时，防止术中胃反流、呕吐及误吸；完善相关检查，行碘过敏试验、抗生素过敏试验及交叉配血等。术前当日备皮，范围需符合体外循环手术要求，即上至颈部，下至腹股沟，左右两侧达腋后线。术前 30 分钟静脉滴注抗生素。

（3）麻醉方式：主要有全身麻醉及镇静配合局部麻醉两种（表 6-2），具体可综合各中心经验及患者个体化因素选择。一项回顾性观察性研究显示，镇静方式可以降低强心药、血管升压药使用率，缩短在院时间及手术时长，有助于术后患者提早下床活动。

表 6-2　TAVR 手术麻醉方式

麻醉方式	适用路径	优势	劣势
全身麻醉	各种血管	完全可控的气道管理 易于行 TEE 检查 绝对制动 提供呼吸暂停 血流动力学稳定	可能延长 ICU 停留/住院时间 增加正性肌力/血管收缩药需求
MAC/局部麻醉	经股动脉	增加心脏前负荷 节约手术室内时间 ICU 停留/住院时间短	有术中转全身麻醉的风险 气道可控性差 患者体动或不配合 难以行 TEE 检查

科普 6：TAVR 术后，护士应指导患者观察哪些并发症？

（1）低心排综合征：术前心功能正常的患者，TAVR 术后出现低心排综合征需药物干预时，应首选缩血管药物，如去甲肾上腺素，慎用正性肌力药物和扩血管药物，如多巴胺、硝普钠等，维持术后患者血压不低于手术前 20 ~ 30 mmHg（1 mmHg = 0. 133 kPa）。

（2）瓣周漏：TAVR 术后早期几乎所有患者均存在不同程度的瓣周漏，甚至存在瓣膜反流。因此，为减少瓣周漏的发生，植入前对瓣环的精准测量和选择合适型号瓣膜至关重要。注意观察患者有无血红蛋白尿，监测血清游离血红蛋白和乳酸脱氢酶水平，注意血红蛋白及红细胞压积的变化和黄疸情况。严重溶血和中重度主动脉瓣关闭不全者需及时治疗。对有瓣周漏的患者，出院后也要随访有无心悸、头晕、易疲劳感和其他贫血征象。

（3）房室传导阻滞：TAVR 术后有一定概率发生传导阻滞，护理过程中应观察患者心率、心律的情况，记录临时起搏参数，并防止电极脱位，随时评估临时起搏器工作状态，同时注意伤口处护理预防感染。手术后需持续进行至少 3 天的 24 小时严密心电监测，并确保起搏器工作正常，在手术后第 1 周内不可放松警惕。在保证起搏导线植入侧肢体相对制动情况下，尽可能满足患者舒适体位。每天更换穿刺部位贴膜，并检测导线外露长度，及时调节。

（4）脑卒中：TAVR 操作过程中由动脉粥样硬化斑块和钙化组织脱落引起的栓塞，植入瓣膜可发生附壁血栓，而血栓脱落可导致术后脑卒中。因此，和其他腔内介入治疗相同，TAVR 术中即开始使用双联抗血小板治疗，此后口服氯吡格雷 6 个月，并终身服用阿司匹林。对有严重的血管硬化病变的患者可选择经心尖入路，应尽量使用非静脉镇痛剂，以减少药物导致的谵妄。

科普 7：患者出院前，应进行哪些健康指导?

（1）生活指导：注意防寒保暖，避免与上呼吸道感染、咽炎患者接触，预防感染。保持良好心态，避免因重体力劳动、剧烈运动或情绪激动而加重病情。适当锻炼，加强营养，提高机体抵抗力。

（2）用药指导：告知患者遵医嘱口服抗凝药，坚持服用降压药，强调长期药物治疗的重要性，不可自行停药。

（3）心理指导：鼓励患者树立信心，做好长期与疾病作斗争以控制病情进展的思想准备。

（4）定期复查心电图、B 超、肝肾功能、电解质等。

（5）出院后 1 个月、3 个月、6 个月至心血管内科门诊随诊，如有胸闷、胸痛、头晕、黑蒙等不适，需及时就诊。

科普 8：患者同时合并高血压，怎样指导患者出院后的自我管理?

（1）低盐低脂清淡饮食：减少钠盐摄入，每日钠盐摄入量应低于 6 g；限制总热量，尤其要控制油脂的摄入量；营养均衡，适量补充蛋白质，增加新鲜蔬菜水果摄入，有助于降低血压。

（2）运动：进行合理的有氧锻炼可有效降低血压，建议老年人进行适当的规律运动，每周进行 3 ~5 次、每次不低于 30 分钟的有氧体育锻炼，如步行、慢跑和游泳。

（3）控制体重：避免超重和肥胖，告知患者高血压与肥胖密切相关，减轻体重可以改善降压药物的效果及降低心血管事件的风险。

（4）戒烟限酒：戒烟可降低心血管疾病和肺部疾患风险。如饮酒，则应饮少量，白酒、葡萄酒（或米酒）与啤酒的量分别少于 50 mL、100 mL、300 mL。

（5）用药：①强调长期药物治疗的重要性，降压治疗的目的是使血压达到目标水平，从而降低脑卒中、急性心肌梗死和肾脏疾病等并发症发生和死亡的危险，因此应嘱患者长期服药；②遵医嘱按时按量服药，告知有关降压药的名称、剂量、用法、作用及不良反应，并提供书面材料；③不能擅自突然停药，经治疗血压得到满意控制后，可遵医嘱逐渐减少剂量。如果突然停药，可能导致血压突然升高，特别是冠心病患者突然停用 β 受体阻断药可诱发心绞痛、心肌梗死等。

（6）家庭血压监测：应教会患者和家属正确的家庭血压监测方法，推荐使用合格的上臂式自动血压计自测血压，血压未达标者，建议每天早晚各测量血压 1 次，每次测量 2 ~3

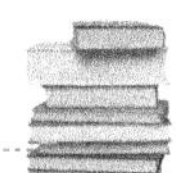

遍，连续7天，以后6天血压平均值作为医生治疗的参考。血压达标者，建议每周测量1次。

（7）定期随访：经治疗后血压达标者，可每3个月随访1次；血压未达标者，建议每2～4周随访1次。出现血压异常波动或有症状，随时就诊。

（颜　琼）

参考文献

[1] 罗晓娜．经心尖主动脉瓣置换术患者的围手术期护理［J］．中国循环杂志，2015，30（8）：173.

[2] 杨秀梅，纪代红，李庆印．主动脉瓣狭窄患者经导管主动脉瓣植入术后的护理进［J］．中华护理杂志，2017，52（9）：1128－1133.

[3] BAUMGARTNER H，FALK V，BAX J J，et al. 2017 ESC/EACTS guidelines for the management of valvular heart disease［J］. European Heart Journal，2017，38（36）：2739－2791.

[4] NISHIMURA R A，OTTO C M，BONOW R O，et al. 2017 AHA/ACC focused update of the 2014 AHA/ACC guideline for the management of patients with valvular heart disease：a report of the American College of Cardiology/American Heart Association task force on clinical practice guidelines［J］. J Am Coll Cardiol，2017，70（2）：252－289.

[5] 尤黎明，吴瑛．内科护理学［M］. 6版．北京：人民卫生出版社，2017.

[6] RAPTIS D A，BEAL M A，KRAFT D C，et al. Transcatheter aortic valve replacement：alternative access beyond the femoral arterial approach［J］. Radiographics，2019，39（1）：30－43.

[7] KIM C，SUNG J，LEE J H，et al. Clinical practice guideline for cardiac rehabilitation in Korea：recommendations for cardiac rehabilitation and secondary prevention after acute coronary syndrome［J］. Korean Circ J，2019，49（11）：1066－1111.

[8] 中国医师协会心血管内科医师分会结构性心脏病专业委员会．经导管主动脉瓣置换术中国专家共识（2020更新版）［J］．中国介入心脏病学杂志，2020，28（6）：301－309.

[9] WRITING COMMITTEE MEMBERS，OTTO C M，NISHIMURA R A，et al. 2020 ACC/AHA guideline for the management of patients with valvular heart disease：a report of the American College of Cardiology/American Heart Association Joint Committee on clinical practice guidelines［J］. Journal of the American College of Cardiology，2021，77（4）：e25－e197.

[10] 毛越，梁江淑渊，张玉萍，等．经导管主动脉瓣置换术患者Ⅰ期心脏康复的最佳证据总结［J］．中华急危重症护理杂志，2021，2（3）：232－237.

第二节　二尖瓣狭窄

案例

患者，女性，51岁，主诉因夜间阵发性呼吸困难、乏力、心悸13年，加重1年，门诊以“风湿性心脏病”收住入科。既往史：否认高血压病史，否认糖尿病病史。入院查体，T 36.5 ℃，P 125次/分，R 20次/分，BP 105/87 mmHg，双肺呼吸音粗，双肺未闻及干湿啰音，心界增大，心律绝对不齐，心尖部第一心音亢进，舒张中期有隆隆样杂音，面颊和口唇轻度发绀。颈静脉怒张、双下肢肿胀。入院时检查：PT 12.3 秒，INR 1.08。心电图：心房颤动。心脏彩超：①左房、右室增大；②二尖瓣狭窄（重度）；③主动脉瓣轻度狭窄，轻-中度反流；④三尖瓣轻度反流。综合超声所见，考虑风湿性心脏病。冠脉 CTA：①冠状动脉 CTA 未见明显异常；②左心房、右心室增大；主动脉瓣及二尖瓣多发钙化斑。患者入院后，责任护士行入院宣教，重点针对特殊检查、药物宣教、术前沟通等内容。经各项术前准备，于 2022 年 1 月 10 日在全身麻醉体外循环下行二尖瓣置换术，置入 27 号双叶机械瓣，留置临时起搏器，术后入 ICU 监护治疗。患者病情稳定后，于术后 8 小时顺利拔除气管插管，并于 2022 年 1 月 12 日转入普通病房，留置临时起搏器未启用，心电监护示自主心律，心率 96 次/分，行右颈内深静脉置管，接极化液、多巴胺、肾上腺素，留置纵隔、心包引流管 2 根，接一次性胸腔引流瓶，留置尿管 1 根接尿袋。2022 年 1 月 14 日拔除纵隔、心包引流管及尿管，当晚 19：00 口服华法林开始抗凝治疗。2022 年 1 月 15 日多巴胺及肾上腺腺素停用，拔除颈内静脉置管，使用外周留置针补液。2020 年 1 月 18 日，监测 INR 2.0，切口愈合良好，心功能二级，于 2022 年 1 月 19 日出院。

科普 1：患者入院诊断为二尖瓣狭窄，应首先向患者介绍哪些疾病相关知识？

患者入院后，应首先让患者了解二尖瓣狭窄的定义与临床表现。

二尖瓣狭窄指心脏的二尖瓣瓣膜受损、瓣膜结构和功能异常引起瓣口狭窄，瓣口面积低于正常水平后，导致血流障碍并出现相应的临床表现，比如呼吸困难、咯血、咳嗽、声音嘶哑、心悸、头晕、乏力等，可见所谓的“二尖瓣面容”，双颧呈绀红色。

科普 2：患者入院后，应做好哪些术前准备？

（1）指导患者适量活动，注意休息，避免劳累，保持情绪稳定。

（2）合理饮食，改善全身营养状况，增加对手术的耐受性。应进食高热量、高蛋白、高维生素、低胆固醇及易消化饮食，适当限制水分的摄入。

（3）避免受凉，积极预防呼吸道感染，保持口腔、皮肤、会阴的清洁。戒烟戒酒，保持良好的睡眠。

（4）按时服用强心、利尿、补钾、扩血管的药物，调整心功能，做好 24 小时尿量的记录。

（5）间断吸氧，改善机体缺氧状态。

科普 3：住院期间，应告知患者出现哪些不适应立即告知医护人员？

（1）心房颤动：患者如感到心跳快、心发慌、气短、心前区不适及忧虑不安或出现眩晕，应立即告知医生（图 6-5）。

（2）急性肺水肿：突然出现严重的呼吸困难，端坐呼吸，伴咳嗽，咳出粉红色泡沫样痰，烦躁不安，口唇发绀，大汗淋漓，心率增快，应立即告知医生（图 6-6）。

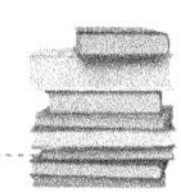

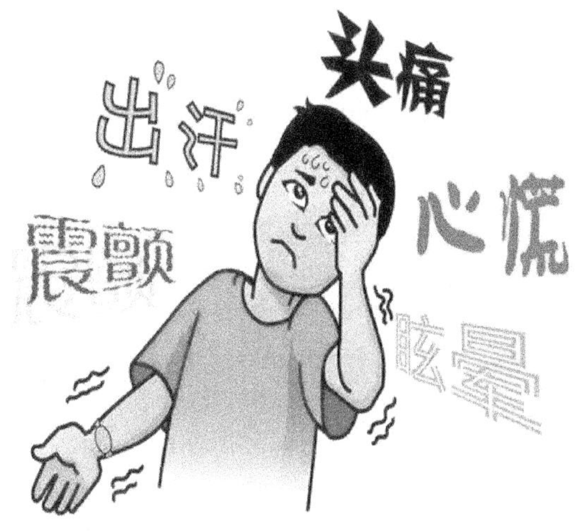

图 6–5　心慌气短不适表现

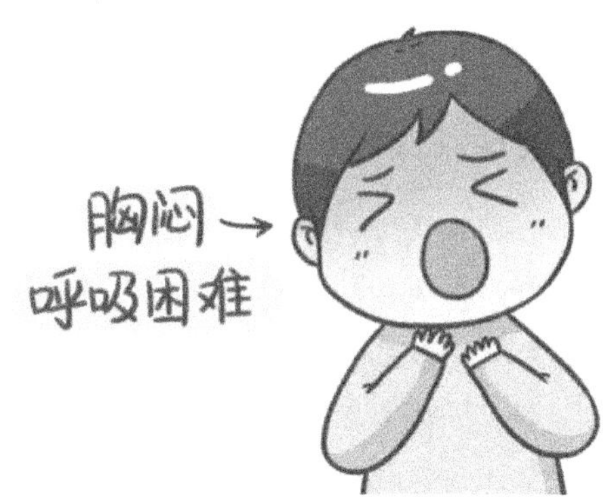

图 6–6　呼吸困难表现

（3）脑卒中：患者出现头晕、恶心、呕吐、口角歪斜、肢体无力、言语不清、不同程度的意识障碍及肢体瘫痪，应立即告知医生（图 6–7）。

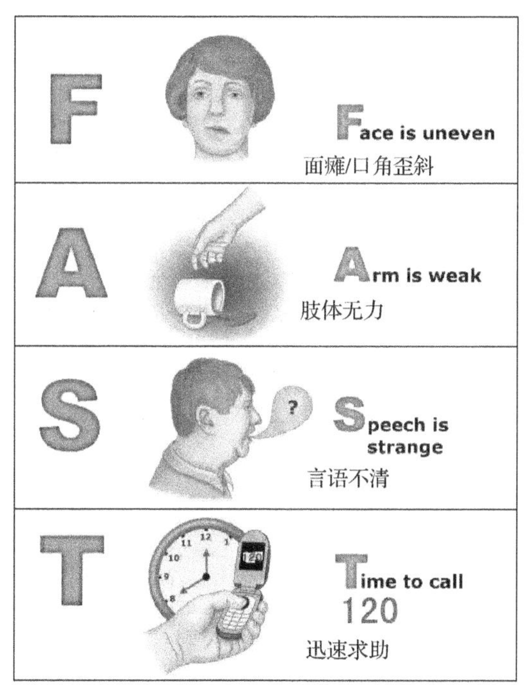

图 6–7　脑卒中表现

科普 4：住院期间需要告知患者二尖瓣狭窄的治疗方法有哪些？

一般先用药物进行对症治疗，但是药物无法治愈心脏瓣膜病，且当瓣口面积小于 1.5 cm^2 时，应行手术治疗。

（1）二尖瓣置换术（MVR）：将原有的瓣膜更换为机械瓣或生物瓣。

（2）其他手术治疗：经皮穿刺二尖瓣球囊扩张成形术。降低了二尖瓣跨瓣压力阶差和左心房压力，提高心脏指数，有效地改善临床结构；不必开胸，较为安全，患者损伤小，康复快，近期疗效已肯定。

科普5：机械瓣膜和生物瓣膜有哪些区别？应怎样为患者介绍与提供选择？

（1）机械瓣

优点：耐久性好，使用寿命可达到50年以上（仍有再次手术的风险），使用寿命可以满足所有年龄段的患者。

弊端：机械瓣最大的不足是需要终身抗凝治疗，并且需定期复查凝血功能，调整华法林抗凝剂量；终身抗凝使得出血风险增高，这些并发症严重时有致死风险；一旦发生机械故障，后果极其严重；降低生活质量（长期定时服药，有噪音，饮食、活动/生活方式受限）。

（2）生物瓣

优点：术后不必终身抗凝，患者的抗凝治疗时间更短，一般恢复良好无并发症出现的患者只需进行半年左右的抗凝治疗，提高了患者的生活质量；形成凝血块的风险小；无噪音。

弊端：组织退化（撕裂、钙化）增加再次手术的风险，耐久性受限（15～20年），目前科技进步，生物瓣取得了重大突破，可以耐受20年以上，但费用高昂。

选择哪种瓣膜，应根据患者自身情况、个人心理需求、经济条件及各类瓣膜的优缺点等综合考虑。

科普6：患者服用抗凝药期间，应做好哪些方面的用药指导？

心律失常、房室颤动是二尖瓣狭窄患者常见的并发症。患者长期患有房颤，为避免引起脑卒中及血栓栓塞性疾病，应长期抗凝治疗。临床常见的口服抗凝药有两大类，第一类是传统抗凝药物维生素K拮抗剂华法林，第二类是非维生素K拮抗剂口服抗凝药物，也称作新型口服抗凝药。目前国内上市的新型口服抗凝药主要有凝血酶抑制剂达比加群、Ⅹa因子抑制剂利伐沙班。

华法林是目前房颤患者长期抗凝治疗的常用药物，有很强的水溶性，口服经胃肠道迅速吸收，生物利用度100%。需告知患者严格按医嘱服用，如不小心漏服一次时，要告知护士，一般不超过正常服药时间4小时，可以立即补上，如果超过4小时，不可补服，需按之前服药计划等待下一次服药，切不可自行叠加服用。

华法林的药效受药物、饮食、各种疾病的影响较大，如巴比妥、利福平、卡马西平等会减弱华法林抗凝作用；与非甾体抗炎类药物、某些抗生素、抗血小板药物同时服用会增加出血风险。饮食中摄入过多的维生素K（如菠菜、香菜、大白菜、豆类、动物内脏等），也是影响华法林吸收的主要因素之一。

服用华法林时，需要定期检测凝血及INR，华法林最佳的抗凝强度为INR 2.0～3.0，此时出血和血栓栓塞的危险均最低。住院患者口服华法林2～3天后开始每日或隔日监测INR，直到INR达到治疗目标并维持至少2天。此后根据INR结果的稳定性数天至1周监测1次，

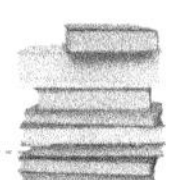

根据情况可延长，出院后可每4周监测1次。服用华法林INR稳定的患者最长可以3个月监测1次。

INR过低导致抗凝作用不足从而增加卒中风险，INR过高则导致出血风险增加。因此，需告知患者服用华法林期间，注意观察有无出血倾向的表现，如皮肤瘀斑、紫癜、牙龈出血、流鼻血、伤口出血不止、月经量过多或小便带血、便血等情况，如发现异常，应立即停药并告知医务人员。

科普7：患者拟行体外循环下二尖瓣置换术，怎样指导患者做好呼吸道准备？

（1）术前戒烟：长期吸烟会对气管、支气管黏膜造成持续刺激而导致呼吸道分泌物增多，使呼吸道抵抗力下降，加上手术打击、机体抵抗力下降，吸烟可导致术后肺部感染风险增加，所以术前至少戒烟2周，术后必须戒烟。

（2）呼吸功能锻炼。

①目的：全身麻醉后气管纤毛运动速率下降，故全身麻醉术后有明显的呼吸道分泌物增多、黏稠；另外开胸术后患者的肺活量下降，加之术后伤口疼痛、咳嗽无力，开胸术后极易发生肺不张和肺炎等呼吸道并发症。因此，需要在术前掌握腹式呼吸及咳嗽、咳痰的正确方法。

②腹式呼吸：指吸气时腹部慢慢鼓起，呼气时最大限度地向内收缩腹部的呼吸法。方法为两膝半屈使腹肌放松，用鼻子缓慢吸入时膈肌松弛，呼气时腹肌收缩（图6-8）。每天进行练习，每次5~15分钟，逐渐养成平稳而缓慢的腹式呼吸习惯。

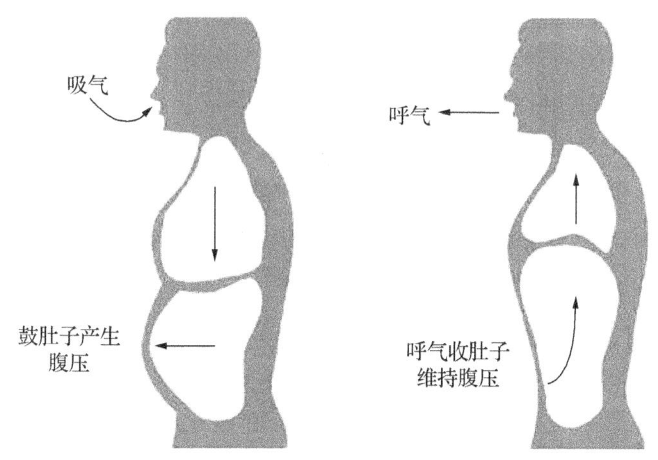

图6-8 腹式呼吸示意

科普8：患者手术后需要咳嗽、咳痰吗？应怎样指导患者进行？

术后有效咳嗽、咳痰是促进肺部护理的重要措施。可每天进行3~4次雾化吸入辅助治疗，治疗期间尽量保持坐位状态，雾化吸入结束后，要进行胸部物理治疗，如机械辅助排痰、叩背排痰（叩背方法详见图6-9）。即使自觉没有痰液，也要尽量咳嗽，咳嗽可以增强身体的气体交换，促使胸腔引流通畅，促进肺部膨胀、扩张，并且可有助于胃肠道蠕动。

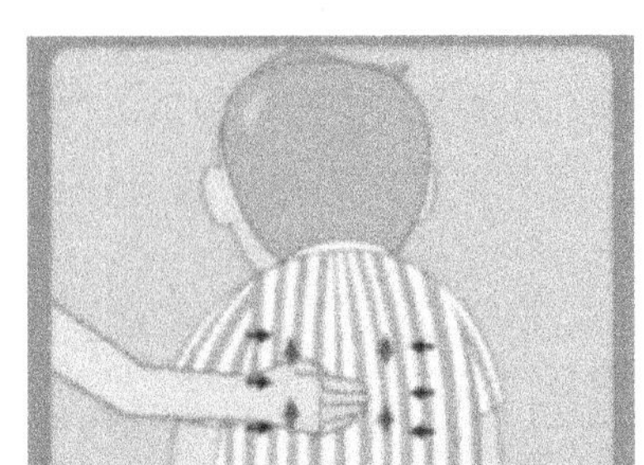

图 6-9　叩背方法

科普 9：患者手术后留置心包引流管和胸腔闭式引流管，怎样向患者宣教留管注意事项？

（1）胸腔闭式引流术是经胸壁放置引流管将胸腔内的积气、积液排除以促进肺复张和恢复，其末端连接水封瓶。在术后鼓励患者咳嗽、深呼吸、多下地活动以促进胸腔内的积气和积液的排出。之后会定期进行胸部 X 线检查，了解肺复张和胸膜腔积液、积气变化情况。术后应保持引流管通畅，忌使其受压、扭转，逐日记录引流量及引流液的性质和变化、水柱的波动情况，并告知患者通过起坐及变换体位，使引流充分通畅。若术后复查胸片提示胸腔引流及肺复张满意，24 小时内引流量小于 100 mL，且水柱波动较小，则具备拔管指征。

（2）安置心包引流管是为了引流出心包、纵隔内残存的积气、积血等，患者常规半卧位休息，有利于呼吸和引流，进行有效咳嗽和呼吸锻炼，有利于积液和气体排出，促进肺复张。水封瓶应低于胸壁引流口 60 ~ 100 cm。避免引流管滑脱、折叠、扭曲。如感到胸闷气促、呼吸困难，请立即告知医护人员。搬运患者前，需用止血钳双向夹闭引流管，将引流瓶放在患者两腿之间以利搬运。观察引流液的颜色、性状及量，若 1 小时内出现大量鲜红色液体，立即呼叫医护人员。切勿私自打开引流瓶，若管道从胸腔内脱出，应立即用手捏住伤口处皮肤，并立即呼叫医护人员。拔管指针：生命体征平稳、引流颜色变浅，24 小时引流液 <50 mL，脓液 <10 mL。胸片示肺复张良好，无漏气，患者无呼吸困难或气促。

科普 10：患者手术后，怎样指导其进行运动康复训练？

（1）术后活动：早期活动有利于增加肺活量、减少肺部并发症、促进血液循环、促进伤口愈合、预防深静脉血栓、促进肠蠕动恢复，减少尿潴留发生。从监护室转入病房后即可开始下床活动：从床边坐位到床边站立，再逐步过渡到床边步行到病房内行走，最后到室外走廊行走。活动量以整个活动过程不出现心慌、气短等不适为宜。

（2）胸骨的保护：起床的步骤为先侧身一手抓床档再起床。进行床上、床边活动。学会翻身、起床的方法及适当的活动方法。逐渐尽快恢复自理能力。

（3）胸部的活动：胸部活动时，身体直立或坐立，尽量保持上半身挺直，两肩向后展，每天做上肢水平上抬活动 2 ~3 次，避免肩部僵硬，胸部活动期间应避免双臂大幅度活动或做扩胸运动，以免影响胸骨愈合。

科普 11：患者出院的健康指导要点包括哪些？

（1）根据体力情况，进行适当的室内和室外活动，要量力而行，循序渐进，以不引起心慌气短为度，避免劳累。

（2）饮食要富含营养，品种多，多吃蔬菜、水果，戒烟酒。

（3）保持心情愉快，注意劳逸结合。预防呼吸道感染，避免去人多的地方。

（4）继续按时服用医师指示的各种药物，不随意增减药物剂量及种类。患者需继续利尿治疗 3 个月，口服呋塞米片，早晚各 20 mg，螺内酯片，早晚各 2 片，氯化钾缓释片，早中晚各 1 g。患者房颤行射频消融术后，出院后应继续服用胺碘酮片。

（5）特别提醒：患者需终身抗凝治疗，终身服用华法林治疗，目前服用华法林 2.5 mg（1 片）/次，每晚服用（定期随访凝血功能，维持 PT-INR 为 1.8～2.5；定期复查凝血功能）。患者不可随意加药、减药，随意减药可能会造成瓣膜无法正常工作，随意加药可能会引起身体各部位出血的危险。需学会自我监测，如出现牙龈、口腔黏膜、鼻腔出血，皮肤紫癜、瘀斑、出血和血尿等抗凝过量或出现下肢厥冷、疼痛、皮肤苍白等抗凝剂不足等表现时应及时就诊。

（6）患者需定期复查，出院 1 周后复查血常规、电解质、PT-INR；1 个月后复查胸片、心脏超声等；医生会根据结果决定诊疗方案。如有不适，及时就诊。

（谢徐萍）

参考文献

[1] 中华医学会外科学分会. 中国普通外科围手术期血栓预防与管理指南［J］. 中国实用外科杂志，2016，36（5）：469－474.

[2] 朱忱，俞振伟，方红梅，等. 国内外外科手术围手术期抗凝治疗现状［J］. 药品评价，2019，16（8）：23－27，32.

[3] 北京高血压防治协会，北京糖尿病防治协会，北京慢性病防治与健康教育研究会，等. 国家老年疾病临床医学研究中心中国老年心血管病防治联盟［J］. 《中国医学前沿杂志（电子版）》，2020，12（8）：1－73.

[4] 王永莉，宁园，吴丽娜. 零缺陷护理管理理念在心脏瓣膜置换术患者围手术期的干预效果［J］. 护理实践与研究，2021，18（15）：2263－2266.

[5] 陈黎，陈赛，李涛，等. 二尖瓣机械瓣膜置换术后不同阶段华法林剂量调整策略研究［J］. 中国胸心血管外科临床杂志，2021，28（8）：945－953.

[6] OTTO C M，NISHIMURA M D，BONOW R O，et al. 2020 ACC/AHA Guideline for the Management of Patients With Valvular Heart Disease：Executive Summary［J］. Journal of the American College of Cardiology，2021，77（4）：450－500.

第七章　心肌病

第一节　肥厚型心肌病

案例

患者，女性，67岁，主诉：活动后胸闷气促5年余，加重4个月。门诊以肥厚型梗阻性心肌病、左室流出道狭窄、二尖瓣关闭不全、心肌化学消融术状态、心功能Ⅲ级、高血压病2级于2018年8月28日收入院。入院查体：T 36.2 ℃、P 77次/分、R 19次/分、BP 115/83 mmHg，心前区无隆起，心尖冲动位于左第五肋间锁骨中线外1.5 cm，无抬举感，无震颤，心相对浊音界向左下扩大，心律齐，A2 > P2，胸骨左缘第3、第4肋间可闻及4/6级收缩期杂音，无心包摩擦音。心脏彩超：①室间隔与左室壁明显增厚（室间隔上段2.28 cm，室间隔中段2.11 cm，室间隔下段2.19 cm）；②左室流出道狭窄（压差133 mmHg）；③二尖瓣反流 + + + ~ + + + + ；④主动脉升部增宽；⑤左室舒张功能降低，LVEF 56%。入院后给予口服美托洛尔控制心率、利尿、补钾、营养支持等治疗，经充分术前准备，于2018年9月4日在全身麻醉下行室间隔肥厚心肌切除术 + 二尖瓣机械瓣膜置换术 + 临时起搏器植入术，术后床边心电图提示Ⅲ度房室传导阻滞，于2018年9月29日在局部麻醉下行永久起搏器植入术，术后给予抗生素抗感染、营养支持、营养心肌、雾化平喘止咳、缓解疼痛等对症处理，口服华法林抗凝治疗，恢复良好，于2018年10月4日办理出院。

科普1：患者入院诊断为肥厚型梗阻性心肌病，入院后应首先进行哪些疾病知识宣教？

患者入院后首先应让其了解肥厚型梗阻性心肌病是一种什么疾病及分型。

肥厚型心肌病（HCM）是指肌部室间隔非对称性肥厚、肥厚肌块向左室腔凸出、多伴有二尖瓣收缩期前向运动（SAM），导致左室流出道排血受阻、左室腔变小、左室舒张功能受损的一组心肌疾病，该病的基本特征是心肌肥厚及猝死发生率高，如图7-1。

目前临床最常用的肥厚型心肌病分型方法是根据超声心动图检查时测定的左心室流出道与主动脉峰值压力阶差（LVOTG），将肥厚型心肌病（HCM）患者分为梗阻性、非梗阻性及隐匿梗阻性3种类型。安静时LVOTG≥30 mmHg为肥厚型梗阻性心肌病（HOCM）；安静时LVOTG正常，负荷运动时LVOTG≥30 mmHg为肥厚型隐匿梗阻性心肌病；安静或负荷时LVOTG均<30 mmHg为肥厚型非梗阻性心肌病。梗阻性HCM与非梗阻性HCM比较见表7-1。

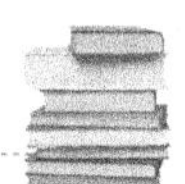

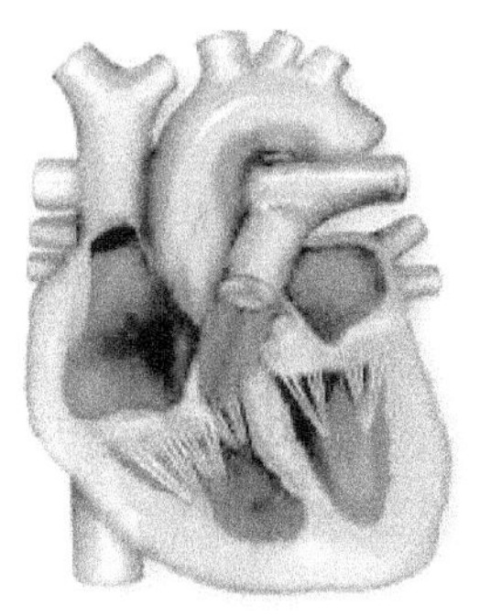
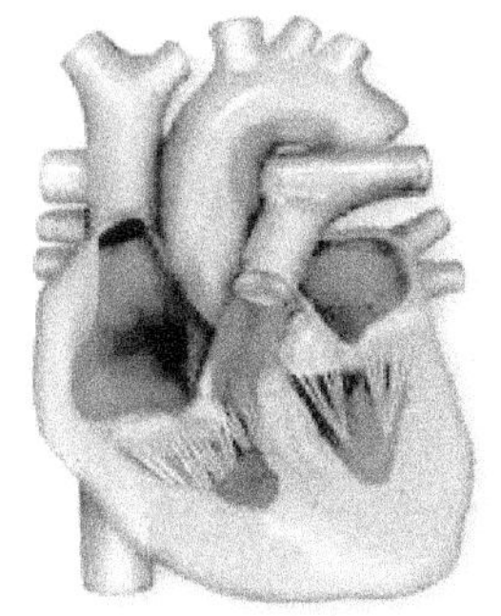

正常心脏　　　　肥厚型心肌病

图 7-1　正常心脏与肥厚型心肌病的心脏解剖

表 7-1　梗阻性 HCM 与非梗阻性 HCM 比较

	肥厚型梗阻性心肌病	肥厚型非梗阻性心肌病
特征改变	左心室肌肥厚，伴左室流出道梗阻	左心室肌肥厚，不伴左室流出道梗阻
临床表现	呼吸困难（多发于劳累后） 心前区疼痛（多发于劳累后） 头晕、晕厥	心悸、劳累后气促 心前区不适 一般不发生晕厥
诊断	超声心动图示室间隔厚度≥18 mm 并有二尖瓣收缩期前移 心导管检查显示左室流出道压力差	经胸超声心动图检查，可见明显的左室肥厚，但无左室流出道梗阻
治疗目的	控制症状，预防猝死	控制症状
治疗方法	药物治疗：β 受体阻滞剂、钙通道阻滞剂、抗心律失常药物（常用胺碘酮）	β 受体阻滞剂、钙通道阻滞剂、抗心律失常药物（常用丙吡胺）
	手术治疗：室间隔心肌切除术或室间隔化学消融术	无须介入或手术治疗
预后	室间隔心肌切除术后远期生存率与预后和正常人相似，明显好于未手术者	一般预后良好，心功能尚佳的女性患者可承受妊娠和正常分娩

科普 2：患者入院后诊断为肥厚型梗阻性心肌病，应向患者怎样介绍肥厚型梗阻性心肌病的病因？

肥厚型梗阻性心肌病是一种常染色体显性遗传病，大约 60% 的成年患者可检测到明确的致病基因突变，另外还有 25%～30% 是不明原因的心肌肥厚。该病可见于任何年龄，以 20～30 岁发病率最高，发生率约占肥厚型心肌病患者的 20%，男女比例约 2∶1，其自然病程预后不佳，5 年死亡率为 15%，10 年死亡率为 25%。

科普 3：住院期间应提醒患者发生哪些不适需引起重视与关注？

肥厚型梗阻性心肌病患者症状与心肌肥厚程度、左室流出道梗阻程度及心肌缺血有关，当心肌肥厚时心室舒张顺应性减低、心室腔缩小，舒张期容量减少，舒张期压力增高，同时左室流出道梗阻使心室排血受阻，特别当心室收缩时，肥厚的室间隔更加突入左室腔，二尖瓣向前移位接近突出的室间隔，更加重了流出道梗阻，晚期可出现充血性心力衰竭。若患者出现劳累性呼吸困难、气短、心悸、胸痛、头晕或者先兆晕厥、双下肢肿胀等症状，如图 7-2，应立即告知医生。

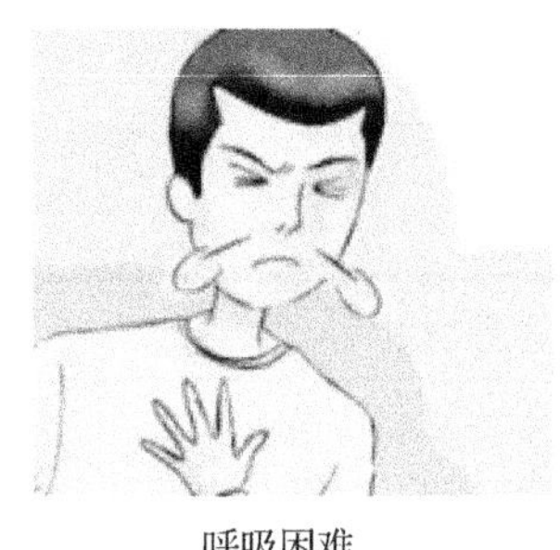

呼吸困难

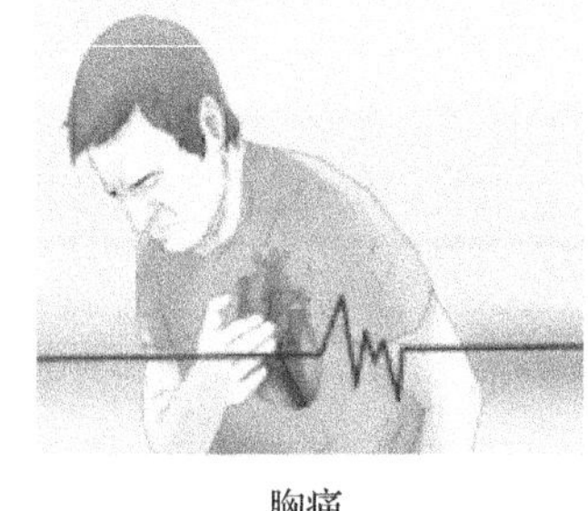

胸痛

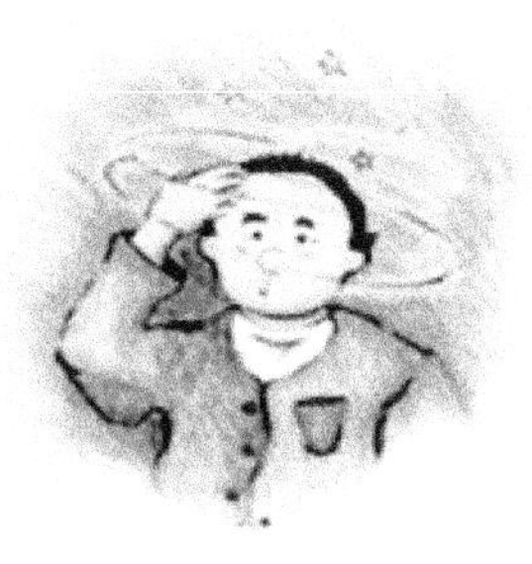

晕厥

图 7-2　肥厚型心肌病常见临床症状

科普 4：肥厚型梗阻性心肌病患者入院时应如何做好预防相关并发症的宣教？

肥厚型梗阻性心肌病引起的并发症有：①心源性猝死；②心绞痛；③心律失常；④心力衰竭。其中心源性猝死是其重要的并发症，年猝死率为 2%~4%。

心源性猝死（SCD）的危险分层和预防在 HCM 治疗中最为重要，可靠方法只有安装植入型心律转复除颤器（ICD），患者应避免参加竞技性体育运动，并进行综合 SCD 危险分层，确定是否存在下述情况，具备其中任意一项均建议植入安装植入型心律转复除颤器。①具有室颤、持续性室性心动过速或心搏骤停（SCD 未遂）的个人史；②早发 SCD 家族史，包括室性快速心律失常的 ICD 治疗史；③不明原因的晕厥；④动态心电图证实的非持续性室性心动过速；⑤左心室壁最大厚度 >30 mm。

科普 5：住院期间应告知患者肥厚型梗阻性心肌病有哪些治疗方法？

肥厚型梗阻性心肌病患者的主要治疗目标在于预防猝死和缓解梗阻症状，以改善临床症状、提高生活质量，降低致残和致死率。治疗方法主要有以下几种。

（1）药物治疗：β 受体阻滞剂、钙离子拮抗剂，抗心律失常、抗心衰治疗（终末期）可用利尿剂及扩血管药等药物治疗，避免应用洋地黄制剂、硝酸甘油、异丙肾上腺素等药物。

（2）室间隔肌切除术：对药物治疗无效、左室流出道严重梗阻者适用。

（3）经皮腔间隔心肌化学消融术（PTSMA）：通过介入手段，选择性注入无水乙醇，阻断冠状动脉左前降支的间隔支，使肥厚的心肌组织缺血坏死，从而减轻左心室流出道梗阻，降低左心室流出道压差，以缓解患者症状，改善心功能。

（4）预防猝死：对于高危患者，除避免剧烈运动和药物治疗外，还应安装植入式心脏复律除颤器。

科普 6：住院期间怎样指导患者正确服用β受体阻滞剂？

药物治疗是 HOCM 首选治疗方法，β受体阻滞剂和钙离子通道阻滞剂作为一线用药，可控制心室率，改善心肌顺应性，降低心肌耗氧量，增加心输出量，预防心绞痛发生。

（1）β受体阻滞剂对静息时左心室流出道压差影响较小，可以明显降低运动状态下左心室流出道压差。对于静息时或刺激后出现左心室流出道梗阻的患者，给予无血管扩张作用的β受体阻滞剂如美托洛尔等，可以改善患者症状。使用剂量应从小剂量开始，逐渐增加，以患者血压不过低、心率不过慢而且能够耐受为度。

（2）对于静息时或刺激后出现左心室流出道梗阻但无法耐受β受体阻滞剂或有禁忌证的患者，推荐给予维拉帕米等钙离子通道阻滞剂，以减轻左室流出道梗阻，改善心肌舒张功能而减轻症状，剂量从小剂量开始，可加至最大耐受剂量，以不引起心脏传导阻滞为度，但对 LVOTG 严重升高、严重心衰或窦性心动过缓的患者，维拉帕米应慎用。

科普 7：患者需行室间隔肥厚心肌切除术＋二尖瓣机械瓣膜置换手术，怎样完成手术治疗方法宣教？

（1）经主动脉的室间隔肥厚心肌切除术（Morrow 术）是目前外科治疗 HOCM 最常见的手术方式，改良扩大室间隔心肌切除（改良扩大 Morrow）手术，在扩大室间隔肌切除的基础上，同时松解二尖瓣乳头肌与室间隔的融合区，剪断二尖瓣乳头肌与室间隔的异常连接，可有效解除 HOCM 患者的左室流出道狭窄，改善二尖瓣反流，减轻症状；当患者症状明显时应同期行二尖瓣瓣膜置换术。

（2）适应证：①任何心功能低于Ⅰ级、休息状态下，左室流出道压差≥50 mmHg、内科保守治疗（β受体阻断剂或钙离子拮抗剂）无效的患者，无论临床症状轻重，均应考虑手术治疗。②休息状态下左室流出道无明显压差，但经诱发（用异丙肾上腺素）异搏心律或运动后 5 分钟左右左室流出道压差≥50 mmHg 者，仍应考虑手术。③无明显症状，但左室流出道压差≥80 mmHg，特别是当合并二尖瓣关闭不全或有晕厥史的患者，也应考虑手术。

科普 8：患者行手术治疗前，护士应完成哪些术前宣教？

（1）术前完善检查：心电图、超声心动图、动态心电图监测、运动负荷试验、心脏磁共振成像、冠状动脉造影及心导管检查等。

（2）严密观察病情变化：注意观察心率、心律、呼吸、血压是否正常，如有异常应持续监测并报告医师，对于呼吸困难、心悸气短者应及时给予吸氧并取半卧位。

（3）术前预康复：合理安排饮食，指导患者进行呼吸功能锻炼，指导患者使用呼吸功能训练器进行肺功能训练，教会患者腹式呼吸运动的方法，指导患者正确的咳痰方法等。

（4）术前护理准备：进行常规心血管术前护理，测量体重，清理胃肠道，备血，备皮，术前 8 ~ 12 小时禁食、禁饮等。

（5）心理护理：若患者及家属对手术治疗的效果缺乏了解，患者会出现紧张、焦虑等不良心理状态，故患者入院时应对其进行焦虑自评量表评估，根据评估结果给予心理疏导。

（6）麻醉方式：向患者及家属讲解心血管外科患者行全身麻醉体外循环下手术方式。

科普 9：患者行室间隔肥厚心肌切除术 + 二尖瓣机械瓣膜置换术后，护士需重点观察哪些内容？

（1）密切监测血流动力学变化：给予心电监护，监测有创血压、心率、心律、中心静脉压等变化，控制 HR < 80 次/分，中心静脉压 < 15 cmH_2O 以下，血管活性药使用微量泵泵入，准确记录 24 小时出入量，术后 1 ~ 3 天限制饮水量，并维持 24 小时尿量 1500 mL 以上，以减轻心脏的负担；每日观察记录心电图变化，同时观察心肌酶、肌钙蛋白、血常规、电解质、肝肾功能等相关检查。

（2）密切监测呼吸系统变化：密切观察呼吸频率、胸廓起伏、呼吸音的变化，保证呼吸道通畅，使用呼吸机期间由呼吸治疗师调节呼吸机参数，采用俯卧位通气方法，拔除气管插管后，指导患者深呼吸运动的方式，每天 5 ~ 10 次，协助患者翻身、拍背，每天 2 ~ 3 次，并指导患者有效咳痰的方法，确保患者能够将痰排出，对于痰液黏稠无法排出的患者，遵医嘱采用雾化吸入药物治疗方法，以稀释痰液，预防肺不张等并发症的发生。

（3）引流液的观察：观察伤口有无渗血，胸腔引流液的量及性质，以及是否在单位时间内突然增多，若有异常及时通知医师。

（4）指导患者早期康复活动方法：指导患者床上上肢运动的方法、侧身起床方式、早期下床活动方式，避免剧烈运动发生晕厥和猝死。

科普 10：患者使用临时起搏器应注意哪些观察护理要点？

（1）手术中安置临时起搏器导线时，应选择右心室表面，避免血管损伤，缝合深度 1 ~ 2 mm，避免损伤心肌，缝合局部有出血者，应缝扎止血，如图 7-3。

（2）持续监测心律，观察起搏器性能及效果，若有异常情况及时处理。

（3）每班检查电极外露刻度、电压、灵敏度、起搏频率及电池电量。

（4）妥善固定起搏器在安全且易观察的地方，连接好起搏器导线，防止导线与起搏器开脱而发生意外。

（5）定期做心电图检查，患者病情好转后，及时停用临时起搏器，对于长期不能停用临时起搏器患者，应安装永久起搏器。

科普 11：患者植入永久心脏起搏器后，怎样结合病情进行康复指导？

（1）饮食护理：进食低盐低脂易消化饮食，忌刺激性和兴奋性食物或饮料。

（2）养成良好的生活方式，保持开朗乐观的情绪，避免激动，戒烟酒，适当参加体育

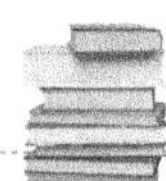

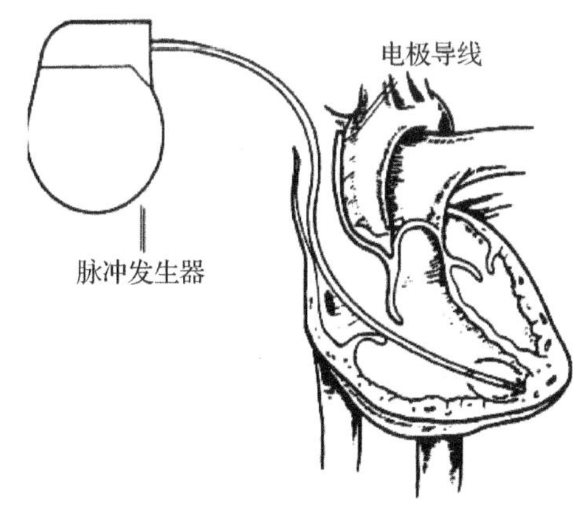

图 7-3 临时起搏器导线安置位置

锻炼，防止受凉，安装起搏器半年内要特别注意睡姿，应选择仰卧位，避免电极脱位。

（3）术后 24 小时可实施康复操进行肢体康复治疗；术后 1 个月内避免术侧上肢过度外展、上举，术侧勿抬起超过 10 千克的重物；术后 1 ~3 个月避免剧烈活动。

（4）起搏器埋藏处皮肤应保持干净，尽量不使用移动电话，必须使用时需放置在起搏器对侧，距离 15 cm 以上，告知患者应避免强磁场和高电压的场所，避免用力咳嗽，咳嗽时可按住起搏器埋藏处。

（5）告知患者自数脉搏的方法，如有异常，需及时就诊。

（6）患者出院后需定期门诊随访，检测起搏器功能。

科普 12：患者服用华法林进行抗凝治疗的标准及注意事项？

（1）低强度抗凝治疗：患者同期行二尖瓣机械瓣膜置换术，术后 48 小时后给予口服华法林 3 mg/d，维持凝血酶原时间（PT）在 18 ~25 秒，国际比值（INR）在 1. 5 ~2. 0，每日监测 PT 值及 INR 值，直到 INR 达到治疗目标并维持至少两天，出院后第 1 个月每周监测 1 次，稳定后可每 4 周监测 1 次。如果忘记服药，第二天不应该补服或者加倍服用，而应按照原剂量服用，避免由于剂量加倍而导致的出血，并咨询医务人员。

（2）症状和体征的自我监测：机械瓣膜置换者需终身抗凝，INR 过低易导致抗凝作用不足，脑卒中风险增加，INR 过高则导致出血风险增加，因此，患者服用华法林期间，应注意观察有无出血倾向和栓塞的表现。出血表现包括皮肤瘀斑、紫癜，牙龈出血，流鼻血，伤口出血不止，月经量过多，或小便带血，便血等情况，栓塞表现包括一侧肢体无力、口齿不清、偏瘫等，如发现异常，应立即告诉医务人员。

（3）日常生活中注意尽量减少外伤，以免引起出血，如需做其他小手术，如拔牙等，一定要告诉医生自己是瓣膜置换手术患者。

科普 13：患者出院前，应怎样进行健康指导？

（1）出院后保持良好心态，避免情绪过于激动，注意休息，避免疲劳、受凉。

（2）注意饮食搭配，科学进餐，饮食不要过量，禁忌烟酒咖啡刺激性食物，限制钠盐的摄入，注意观察尿量及体重的变化。

（3）定期复查心电图、B 超、肝肾功能、电解质等。

（4）告知患者测心率的方法，若服用 β 受体阻滞剂后心率低于 60 次/分，应及时就诊。

（5）遵医嘱口服抗凝药，不可自行停药。

（6）出院后 1 个月、3 个月、6 个月至门诊随诊，如有胸闷、胸痛、头晕、心悸等不适，需及时就诊。

（蔡　红）

参考文献

［1］朱晓东，张宝仁．心脏外科学［M］．北京：人民卫生出版社，2007：1299.

［2］徐一君，邓勇志．肥厚型梗阻性心肌病的研究治疗进展［J］．心血管外科杂志（电子版），2015，4（4）：32－34.

［3］中华医学会心血管病学分会中国成人肥厚型心肌病诊断与治疗指南编写组，中华心血管病杂志编辑委员会．中国成人肥厚型心肌病诊断与治疗指南［J］．中华心血管病杂志，2017，45（12）：1015－1032.

［4］刘帅，任崇雷，陈磊，等．改良 Morrow 手术治疗肥厚型梗阻性心肌病的中远期结果［J］．中国体外循环杂志，2018，16（2）：85－90.

［5］DEARANI J A. Septal myectomy remains the gold standard［J］. Eur Heart J，2012，33（16）：1999－2000.

［6］SCHAFF H V，DEARANI J A，OMMEN S R，et al. Expanding the indications for septal myectomy in patients with hypertrophic cardiomyopathy：results of operation in patients with latent obstruction［J］. J Thorac Cardiovasc Surg，2012，143（2）：303－309.

［7］张玲．人工心脏起搏器植入术后护理与健康指导［J］．现代养生，2020，20（19）：29.

第二节　扩张型心肌病

案例

患者，女性，58 岁，主因“胸闷 20 天，加重 10 天”入院。患者自述 20 天前受凉后出现胸闷、憋气，无夜间不能平卧，无活动耐力减低，未予以特殊治疗。10 天前患者自觉症状加重，伴有轻度双下肢水肿来院就诊。入院查体：T 36.5 ℃，P 90 次/分，R 23 次/分，BP 130/90 mmHg。听诊双肺呼吸音粗，未闻及干湿啰音、无胸膜摩擦音。各瓣膜听诊区未闻及病理性杂音，无心包摩擦音。辅助检查：脑钠肽（BNP）569 pg/mL；肌钙蛋白：0.16 ng/mL；常规检查示肝肾功能及电解质正常。心电图：心率 140 次/分，窦性心律。超声心动图：左室射血分数（LVEF）27%，左心室舒张末期内径（LVEDD）65 mm。胸部 X 光片提示：肺部有散在片状阴影。“6 分钟步行试验”：规定时间内连续步行 360 m，有轻度喘气等不适，休息片刻后症状缓解。初步诊断为：“心力衰竭 I 级、扩张型心肌病、肺部感染”。入院后遵医嘱给予抗感染、强心、利尿、改善心功能等对症治疗。责任护士对患者进行了全面的评估。①日常饮食状况：患者喜欢进食腌制的食物，如香肠、腊肉等；每日饮水量1000 mL左右。②用药情况：患者在家未规律用药，现用口服药，利尿剂（螺内酯片），每日2次，每次20 mg；地高辛片，每日1次，每次0.125 mg。③心理状况：与患者沟通时，发现其担心疾病愈后不佳，影响日常生活及工作。家庭经济状况一般，就医压力较大，夜间睡眠质量差；应用SAS（焦虑自评量表）得分58分，为轻度焦虑。④运动状况：患者日常未进行固定的有氧运动，活动量以日常工作及家务劳动为主。根据以上护理评估，给予对应的护理措施：指导患者正确饮食，适当活动，予以心理护理、药物及讲解疾病相关注意事项。治疗两周后患者胸闷，憋气等不适好转；双下肢水肿消失；复评SAS得分为38分，心理状态正常；“6分钟步行试验”可行走560米，中间无间断，未诉心慌等不适，已达到正常心肺水平，康复出院。

科普1：患者入院诊断为扩张型心肌病，入院后应首先了解什么是扩张型心肌病？

扩张型心肌病是以左心室或右心室或双心室扩张伴收缩功能受损为特征的疾病。可以是特发性、家族性/遗传性、病毒性和（或）免疫性、酒精性/中毒性，或虽伴有已知的心血管疾病，但其心功能失调程度不能用负荷状况或心肌缺血损伤程度来解释。组织学检查无特异性。常表现为进行性心力衰竭、心律失常、血栓栓塞、猝死，可发生于任何年龄阶段，但以中年居多。本病病死率较高，男多于女，发病率（5～10）/10万。

科普2：住院期间应提醒患者发生哪些不适表现需引起重视与关注？

住院期间告知患者，当出现阵发性呼吸困难、端坐呼吸、气喘、咳嗽、咯血等表现时，可能是出现左心衰竭；当患者腹胀、食欲减退、肝大、腹水、下肢水肿时可能出现了右心衰竭。存在上述任何一种症状，均提示容量超负荷。必须立即报告医护人员，及时做好容量管理。同时还要注意短期内体重明显增加，尿量减少，或皮肤弹性差、干燥，眼窝凹陷，出入量不平衡的表现。当出现以上症状时请务必要报告医务人员，调整饮食摄入量及排出量。

科普3：住院期间，怎样指导患者对水、钠摄入的控制？

2018年心衰指南不推荐轻度或稳定期心衰患者严格限钠和限水，但心功能Ⅲ～Ⅳ级心衰患者应限制钠摄入，每日钠摄入应＜3 g，有助于控制淤血症状和体征。严重低钠血症（血钠＜130 mmol）患者水摄入量每日应＜2 L。对于急性心衰患者，淤血明显的患者应限制饮水量和静脉输液速度。为减少水钠潴留和缓解症状，每日液体摄入量控制在1500 mL内，不超过2000 mL，并保持出入量负平衡每日约500 mL；严重肺水肿者负平衡应为1000～2000 mL，肺淤血、水肿消退后逐渐恢复至出入量大致平衡，同时每日应限制钠摄入＜2 g（图7-4）。出入量指标对于心衰患者非常重要，需要患者及其家属的配合，以提高患者的自我管理能力。每日可以固定时间检测体重，监测是否有体液潴留。该患者的心功能为Ⅰ级，不需严格限钠和限水；每日起床后嘱患者监测体重指标，观察有无水钠潴留。

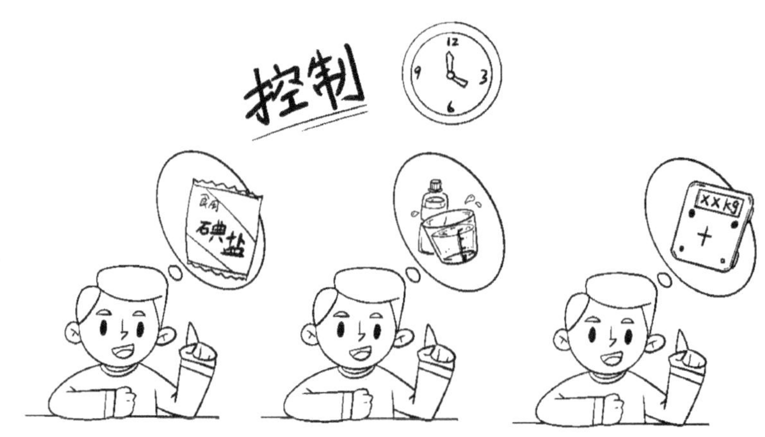

图 7-4　心力衰竭的自我管理

科普 4：患者入院后需要测定心脏功能，怎样教会患者完成 6 分钟步行运动试验？

首先在平坦的地面划出一段长达 30.5 米的直线距离，两端各置一椅作为标志。患者在其间往返走动，步履缓急由患者根据自己的体能决定。在旁监测的人员每 2 分钟报时一次，并记录患者可能发生的气促、胸痛等不适，如患者体力难支可暂时休息或中止试验（图 7-5）。6 分钟后试验结束，监护人员统计患者步行距离进行结果评估。美国较早进行这项试验的专家将患者步行的距离划为 4 个等级：1 级少于 300 m；2 级为 300 ~ 374.9 m；3 级为 375 ~ 449.5 m；4 级超过 450 m。级别越低心肺功能越差，达到 3 级与 4 级者，可说心肺功能接近或已达到正常。

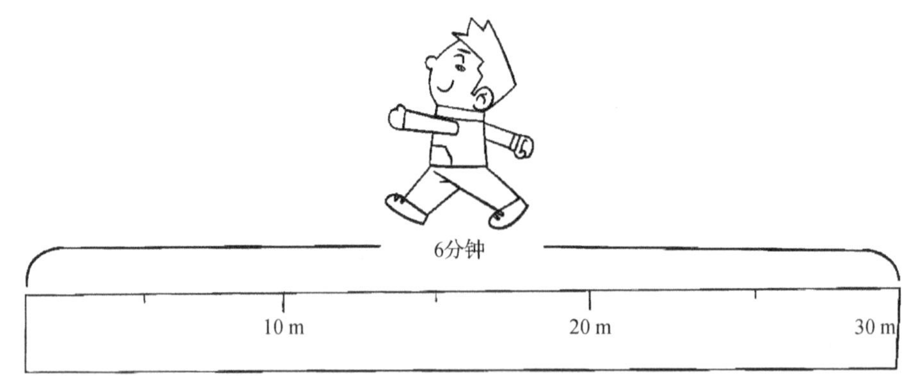

图 7-5　6 分钟步行运动试验

科普 5：怎样指导患者进行运动康复锻炼？

扩张型心肌病的治疗措施不仅在于缓解症状，而且要提高运动耐量。有研究表明，出院患者坚持适量运动能改善其生活质量，延长缓解期，降低再入院的发生率。休息和运动是扩张型心肌病治疗的一对矛盾：一方面控制体力活动能减轻心脏负荷，有利于心功能的恢复；

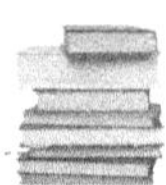

另一方面过度休息会导致患者运动耐量进一步降低，减少体力活动可导致体力上的适应状态，从而导致扩张型心肌病患者活动时易出现症状加重，心功能分级降低，再入院的危险增加。入院早期运动应从少量开始，以不出现明显的胸闷、气喘，运动后心率不超过静息时的30%为佳。早期锻炼时应有家属陪同并备好急救药品，以防意外。运动不宜在起床后立即进行，应进行有氧运动，同时需注意保暖。若患者属于轻症，应指导患者参加轻体力工作，但要避免劳累，防寒保暖，预防感冒和上呼吸道感染。另外需要防止患者突然情绪激动，减少晕厥和猝死的风险。住院期间应避免独自外出活动，以免发作时无人在场而发生意外。

科普6：若患者入院后出现焦虑症状，应怎样做好心理护理?

研究表明抑郁症在慢性心力衰竭患者中发生率达13%~77.5%，对于患者生存期和生活质量有着重要的影响，心理状态对疾病的影响是长期作用的结果，应注意给予其心理疏导，具体方法如下。

（1）情感交流：建立心理护理的基础是与患者建立基础的沟通桥梁，主动沟通常能获得患者的好感，之后一起建立共同话题，将共同的兴趣爱好代入干预内容，做一名具有责任心的倾听者，做患者的情感顾问，对其提出的问题积极解答。

（2）情感发泄：鼓励患者进行主动沟通，主动接触别人，可联合患者家属展开干预。指导患者正确发泄情绪的方法，及时有效地消除不良情绪是降低患者发病次数的重要手段。

（3）给予绝对的鼓励：存在心理疾病的患者普遍具有不自信的气质，因不自信而产生自卑和自我心理封闭，最终导致情绪的积压。护理过程中应尽可能地鼓励患者尝试自信，并对患者的优点给予支持和肯定。

科普7：住院期间应怎样向患者介绍扩张型心肌病的治疗方法?

扩张型心肌病治疗原则：①有效地控制心力衰竭和心律失常，缓解免疫介导心肌损害，提高扩张型心肌病患者的生活质量和生存率；②晚期可进行心脏移植。心力衰竭的常规药物治疗有以下几点。

（1）抑制肾素－血管紧张肽－醛固酮系统药物：沙库巴曲缬沙坦

一方面通过沙库巴曲抑制脑啡肽酶，增强利钠肽系统的有益作用，起到排钠、利尿、舒张血管和保护心脏等作用；另一方面通过缬沙坦来抑制肾素－血管紧张素－醛固酮系统的作用，起到舒张血管，改善水钠潴留和减轻心脏负荷的作用。

（2）β受体阻断剂：美托洛尔缓释片

能够改善心力衰竭时神经激素机制的过度激活，同时可以抑制抗 β_1 受体抗体介导的心肌损害。

（3）醛固酮受体拮抗剂：螺内酯

改善心衰的机制，除最初的利尿作用外，近年研究认识到螺内酯还具有降低心肌胶原蛋白合成抑制心肌纤维化、纠正低血镁、抗心律失常、改善神经内分泌的作用。

（4）正性肌力药：洋地黄类药物

洋地黄剂量宜偏小，在病情危重期间短期应用非洋地黄类正性肌力药如多巴胺及多巴酚丁胺，有助于改善患者症状，使其度过危重期。

科普 8：怎样指导患者正确服用洋地黄药物（地高辛）？

（1）用法用量：近年通过研究证明，地高辛逐日给予一定剂量，经 6 ~7 天能在体内达到稳定的浓度而发挥全效作用，病情不急而又易中毒者，可逐日按 5.5 μg/kg 给药，也能获得满意的治疗效果，并能减少中毒发生。常用剂量为 0.125 ~0.5 mg（即 1/2 片 ~2 片）、每日一次，7 天可达稳态血药浓度；若需快速达负荷量，可每 6 ~8 小时给药 0.25 mg（1 片）、总剂量 0.75 ~1.25 mg/d（每日 3 片 ~5 片）；维持量为 0.125 ~0.5 mg（即 1/2 片 ~2 片），每日一次。不良反应如下。①胃肠道反应：食欲下降、厌食、恶心、呕吐。②神经系统症状：视物模糊、黄视、绿视、乏力。③电解质紊乱：血钾降低。④心血管系统：加重心力衰竭、心律失常等。

（2）正确服用：①最好在餐前 30 ~60 分钟服药，粗纤维食物可能会影响地高辛在胃肠道的吸收。②因地高辛作用维持时间长，请固定在每天同一时间服药，以便维持稳定的血液浓度，更好地发挥药效。③不同患者使用地高辛剂量不同，不能因症状改善而减量，也不能因病情恶化而加量，更加不宜轻易停用。擅自调整剂量或突然停药，可能引起严重的心功能改变，增加毒副作用。④尽可能不要忘记服药，若发生漏服，请立即补服。如漏服时间超过 12 小时，不建议补服药品，在下次用药时间正常服药即可，切忌将两日的药物剂量在同一天服用。

（3）用药观察：①注意血压、心率及心律的变化；②定期心电图检查，心功能监测；③检查电解质，尤其是钾、钙、镁；④定时监测肾功能；⑤应用时注意检测地高辛血药浓度，如疑有洋地黄过量中毒，由于毒性积蓄小，一般停药一到二天，中毒表现可以消退；若出现黄视绿视现象，需警惕洋地黄中毒；⑥不同个体对药物敏感性、差异性大，本品剂量应个体化。

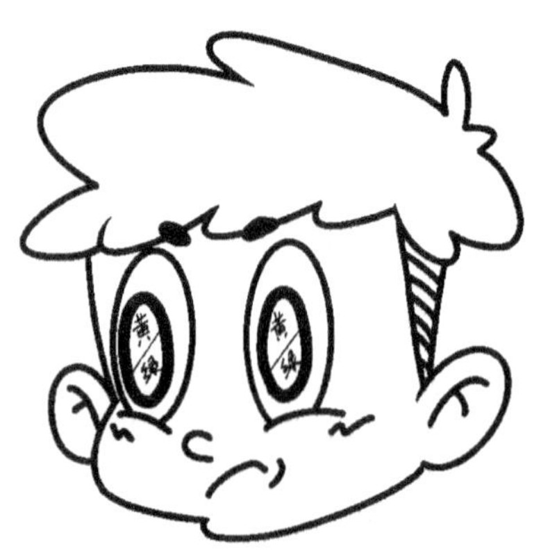

图 7-6　洋地黄中毒的表现

（4）中毒表现，发生以下情形须立即停药：①胃肠道反应，是洋地黄中毒最常见的早期中毒反应。表现为恶心、呕吐、食欲下降、腹泻等；剧烈呕吐可导致钾离子丢失，从而加重洋地黄中毒；②神经系统症状，表现为头晕、头痛、倦怠、精神错乱、烦躁不安等；③心脏反应，是洋地黄药物最危险、最严重的中毒反应。可导致患者出现房室传导阻滞、窦性心动过缓、二联律、三联律、心动过速、甚至室颤各型心律失常；④视觉异常：会出现黄绿视、视觉模糊、视物大小改变等视觉异常（图 7-6）。

（5）药物中毒紧急处置：①立即停用洋地黄，补充钾盐，用排钾利尿药，纠正心律失常；②轻度中毒者，停用本品及利尿治疗，如有低钾血症且肾功能尚好，可给予钾盐。

科普9：怎样告知患者做好出院后的自我管理？

（1）用药指导：药物治疗仍然是扩张型心肌病控制心力衰竭的首要治疗措施。临床常用药物有利尿剂、扩血管药、增加心排血量药、ACEI类药、受体阻滞剂5大类药，出院患者按医嘱服药具有重要意义，能减轻心脏负荷，增加心排血量，防止心肌重构、延长其缓解期，降低再入院的发生率。研究表明，药物治疗依从性不好是导致扩张型心肌病患者再入院的首要因素，因此对出院患者的药物治疗要进行督导。让患者主动参与到治疗中来，形成良好的治疗依从性，对出院患者进行药物治疗的护理宣教时应当使其了解该药的作用、不良反应，所以鼓励家属积极参与服药指导也十分必要。临床实践中建立服药卡便于家属督促患者服药，取得了良好效果。

（2）饮食指导：扩张型心肌病患者因心力衰竭致血容量增加、体内水钠潴留，因此低盐限水能有效减轻心脏负荷、增加心排血量。研究表明，定期称体重能早期发现水钠潴留、简便易行且有效，可减少再入院的发生。

（3）培养患者自我管理能力：指导患者制订慢性心力衰竭患者自我管理日记，每天定时自行测量血压、脉搏、体重；正确记录尿量、饮水量及食物摄入量；为患者详细讲解病情与上述指标的关系，指导患者掌握简单的防治措施。同时可观察患者肢体有无水肿，及时调整用药，可避免不必要的再次入院。提醒患者注意保持大便通畅，避免因大便用力而加重心脏负荷发生意外。

（4）运动指导：运动康复，根据患者病情、心功能的恢复情况制订合理的运动康复方案，以有氧运动为主，注意循序渐进提高运动难度及强度。

1）有氧运动：患者出院后每周3～5次有氧运动，运动前患者首先进行约5分钟热身，包括关节活动，肌肉牵伸等。运动强度从低强度开始逐步递增，运动强度推荐40%～70%储备心率（HRR）或主观用力程度分级（RPE）10～14，具体见表7-2，心功能Ⅲ级的患者可根据个人情况减小有氧运动强度，减少运动持续时间，若患者不能维持，可返回上一级别的运动强度。最大心率是指最大运动量时的心率，储备心率为最大心率与静息心率的差值。运动目标心率计算方法：以40% HRR为例，运动时目标心率＝静息心率＋（最大心率－静息心率）×0.4，最大心率＝220－年龄（岁）。

表7-2 有氧运动阶段评价表

运动阶段	有氧运动心率	RPE	运动时间
第1个月	40%～50% HRR	10～11	20～30分钟/次
第2个月	50%～60% HRR	12～13	30～40分钟/次
第3～4个月	60%～70% HRR	13～14	40分钟/次

2）抗阻运动：患者每周进行3～5次抗阻运动，我们为心衰患者制订的抗阻运动简单易学（出院前教会患者），动作为负重侧平举、直立负重交替弯举、直立负重单臂颈后臂屈伸、负重仰卧推举和静蹲，分别锻炼三角肌、肱二头肌、肱三头肌、胸大肌和股四头肌等与

日常生活密切相关的肌群。心功能Ⅲ级的患者可降低抗阻运动频率，并减轻抗阻运动难度，此外，患者也可结合自身兴趣选择合适的动作锻炼相应的肌肉群。

抗阻运动前的准备环节及第 1 个月的抗阻运动应缓慢实施，可不予阻力。需告知患者抗阻运动过程中的注意事项，即用力阶段呼气、放松阶段吸气，避免 Valsalva 动作（深吸气后屏气，再用力做呼气动作）。第 2 个月开始，抗阻工具可采用装有水的容器，通过增添容器中水的重量增加抗阻训练的阻力，后期也可根据需要或患者的兴趣选择小哑铃、轻沙袋等抗阻工具、抗阻强度逐步递增，可依据有氧运动的 RPE 评分确定运动强度。

建议患者采取目前最常用的抗阻训练方法，即循环抗阻训练。具体为上肢 1 组重复 8 次左右（每组用时约 10 秒），下肢 1 组重复 3 次左右（每组用时约 10 秒），4 组为 1 个循环，每个循环之间休息 30 秒。一次训练重复 4 ~ 6 个循环，因此可计算得整个抗阻运动时间为 6 ~ 11 分钟，指导患者逐渐增加循环的次数延长抗阻运动的时间。

（5）心理护理：扩张型慢性心力衰竭患者多出现抑郁、焦虑等负面情绪，应及时为患者提供心理疏导，调整患者心态。

（6）定期随访：通过电话随访、门诊随访等方式，了解患者的身体状况、疾病进展，为患者答疑，并进行健康指导。

（7）建立心衰患者家庭运动康复病友微信群，患者在出院前加入群聊。出院后随访与指导患者参加医院每月组织的“心衰运动康复知识讲座暨运动经验分享交流会”，巩固已学到的康复知识，促进患者间相互交流运动心得，同时方便研究者调整心衰患者运动处方（若患者不便前往医院参加交流会，则通过每月的电话或微信随访，根据患者运动日记调整运动处方）。

（刘　婕）

参考文献

[1] 丁淑贞. 心血管内科临床护理 [M]. 北京：中国协和医科大学出版社，2016：1.

[2] 杨杰孚，李莹莹. 从《中国心力衰竭诊断和治疗指南 2018》看容量管理 [J]. 临床药物治疗杂志，2019，17（10）：10 - 14.

[3] 刘曾军. 6 分钟步行试验训练辅助治疗慢性心力衰竭患者的临床效果研究 [J]. 心血管病防治知识，2021，11（10）：13 - 15.

[4] 丁小伟，陈海燕，王小芳. 影响扩张型心肌病患者在入院的因素分析. 实用临床医药杂志，2009，5（5）：19 - 20，24.

[5] 袁媛，郑好飞，徐博，等. 沙库巴曲缬沙坦治疗老年缺血性心肌病所致急性失代偿性心力衰竭的疗效和安全性分析 [J]. 中国药物与临床，2021，21（20）：3432 - 3433.

[6] 张光. 自我管理护理对慢性心力衰竭患者心功能及依从性的影响 [J]. 航空航天医学杂志，2020，32（9）：1117 - 1119.

[7] 吴振庭. 女性更年期焦虑伴心血管病患者中医临床诊疗分析 [J]. 中西医结合心血管病电子杂志，2020，8（10）：55.

[8] 梁晓坤. 醛固酮受体拮抗剂的临床应用研究进展 [J]. 中国伤残医学，2012，20（7）：138 - 139.

第三节　限制型心肌病

案例

患者，男性，78 岁，主诉：咳嗽气喘 1 月余，夜尿增多 2 年，门诊以“限制型心肌病（可能性大）、房颤”收入院，于 2021 年 5 月 5 日轮椅入院。患者 1 个月前无明显诱因出现乏力、气喘症状，劳累和运动休息后均不能缓解，近期自觉症状加重并出现腹胀、尿少、下肢水肿，前来就诊。入院时血常规示嗜酸性粒细胞 $1.33 \times 10^9/L$（14.5%），血肌酐 485 μmol/L，NT-proBNP＞36 000，p-ANVA（核周型）阳性，MPO＞200。肺 CT：两肺间质炎，局部蜂窝肺形成。心脏超声提示：左室心尖部心内膜增厚，心尖部收缩活动减弱，心尖部心腔闭塞，另见心尖部较强回声团块状占位附着，血栓形成或心内膜纤维化不能除外，左室充盈呈限制性改变，左心收缩中度减退，左室舒张功能明显减退。符合 Loffler 心内膜炎（嗜酸性粒细胞增多性心内膜炎）表现，临床诊断 ANCA 相关性血管炎（肺、肾累及）。住院期间给予扩张血管、强心、利尿、营养心肌、抗凝、抗生素、糖皮质激素、吡喹酮等治疗，同时记录 24 小时出入量，出入量保持负平衡，持续低流量吸氧，监测体温。患者症状改善后，于 2021 年 5 月 26 日出院。

科普 1：患者入院诊断为限制型心肌病，入院后应首先进行哪些疾病知识宣教？

患者入院后首先应让患者了解限制型心肌病是一种什么疾病及其分类。

限制型心肌病是一种罕见的心脏疾病，以舒张功能异常为特征，表现为限制性充盈障碍。WHO 定义：以单或双心室充盈受限，舒张期容积缩小为特征，但心室收缩功能及心室壁厚度正常或接近正常，可出现间质的纤维增生。

限制型心肌病可分为心肌病和心肌内膜病，心肌病可分为非浸润性心肌病、浸润性心肌病、贮积性疾病三种；心肌内膜病可分为闭塞性心肌病、非闭塞性心肌病两种。见图 7-7。

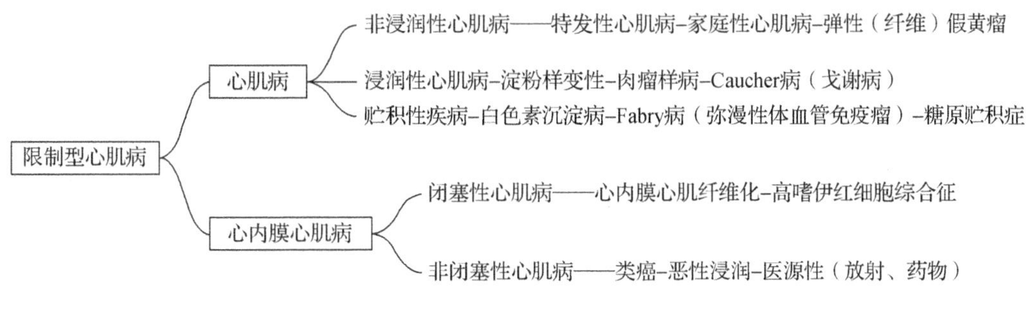

图 7-7　限制型心肌病的分类

科普 2：住院期间应提醒患者发生哪些不适表现需引起重视与关注？

因为随着疾病的发展心室壁僵硬度增加，舒张功能降低，心室充盈受限，会产生右心衰症状，所以患者会感到头晕、气促、咳嗽、呼吸困难甚至出现咯血，特别应告知患者出现以上症状时立即告知医生。

科普3：患者入院时下肢水肿，心功能Ⅳ级，如何进行相关宣教？

根据患者的体力活动来分级（表7-3）：患者目前出现休息时存在呼吸困难，活动后明显，评估为心功能Ⅳ级。针对患者的心衰程度应做好如下告知。

（1）患者需要静卧休息，保证足够的睡眠。生活由陪护照顾，在床上可以做些被动运动、轻微的伸屈运动和翻身，随着治疗，心衰症状的逐步改善，可以过渡到坐或下床活动，以活动后不出现症状为限，鼓励患者不要延长卧床时间，防止静脉血栓、便秘的发生。

（2）患者需要进行低盐、低脂、易消化饮食，同时少食多餐，不宜进食过饱。

（3）病房内要保持安静、舒适，定时开窗通风，保持空气清新，早晚注意保暖，防止受凉感冒。

（4）家属及患者关注患者的自我感受，出现心慌、头晕、憋气、呼吸困难及呼吸增快等不适的症状，立即按呼叫铃，告知医务人员。

（5）严禁自行调节输液滴速，一旦输液速度过快，会导致急性心衰发作，危及生命。输液过程中，有任何问题，及时呼叫医务人员。

（6）保持大便通畅，排便时不要用力，便秘时告知医护人员，可以使用缓泻剂帮助排便。尽量在床上排泄，到厕所需要家属陪护，保证患者安全。

（7）保持乐观开朗，对疾病要有信心，通过配合治疗，达到症状缓解、提高生活质量的目的。

表7-3　纽约心脏协会心功能分级

分级	症状
Ⅰ级	体力活动不受限制，日常体力活动不引起明显的气促、疲乏或心悸
Ⅱ级	体力活动轻度受限，休息时无自觉症状，日常活动可引起明显的气促、疲乏或心悸
Ⅲ级	活动明显受限，休息时可无症状，轻于日常活动即引起显著的气促、疲乏、心悸
Ⅳ级	休息时也有症状，任何体力活动均会引起不适。如无须静脉给药，可在室内或床边活动者为Ⅳa级；不能下床并需要静脉给药支持者为Ⅳb级

科普4：住院期间应怎样向患者介绍限制型心肌病的治疗方法？

限制型心肌病的治疗方法主要为对因治疗和对症治疗，患者血常规示嗜酸性粒细胞增多，是本病的始动因素，造成心内膜及心内膜下心肌细胞炎症、坏死、附壁血栓形成、栓塞等继发性改变。因此，治疗嗜酸性粒细胞增多症对于控制病情的进展十分重要。给予糖皮质激素治疗能够有效地减少嗜酸性粒细胞，阻止内膜心肌纤维化的进展。对症治疗中目前给予的扩张血管药、利尿剂可以有效降低前负荷，减轻肺循环和体循环淤血，降低心室充盈压，减轻症状，改善患者生活质量和活动耐力。患者左室舒张功能明显减退，给予强心类药物。

心尖血栓形成，给予抗凝治疗。

本病可行心内膜剥脱术，切除纤维性心内膜，对心尖部附壁血栓行血栓切除术。手术死亡率20%左右，也可考虑行心脏移植，可改善预后。

科普5：患者住院期间应怎样指导患者正确记录24小时出入量?

患者慢性心力衰竭，心功能Ⅳ级，需要通过对患者出入液量的观察及正确记录，及时了解病情动态变化，并根据患者的病情变化制定相应的治疗措施。

24小时出入量指患者24小时内排出的液体和摄入液体的总量，时间范围通常为早上7点到第二天早上7点。

出量包括显性失水和非显性失水，显性失水包括大小便、呕吐物（痰、胃液）、穿刺液、引流液、伤口渗出脓；非显性失水包括皮肤不显汗或出汗及呼吸道呼出水分，其中皮肤蒸发350 mL/d，呼吸失水500 mL/d。

入量包括饮食中固体食物的含水量、饮水量、口服水剂药物量；静脉输注的液体量、输血量等，还包括内生水，300 mL/d。

记录过程中，所有液体均可采用量杯法，口服饮用的液体用带刻度的水杯进行测量，排泄的尿量使用专用的量杯进行测量。固体食物采用称重法，对照以下表格（表7-4，表7-5）进行计算与记录。

正确记录出入量，需要家属和患者的理解和配合，必须严格落实，责任护士认真执行，才能正确做好出入量的记录统计工作。

表7-4　医院常用食物含水量

食物	单位	原料重量（g）	含水量（mL）	食物	单位	原料重量（g）	含水量（mL）
米饭	1中碗	100	240	藕粉	1大碗	50	210
大米粥	1大碗	50	400	鸭蛋	1个	100	72
大米粥	1小碗	25	200	馄饨	1大碗	100	350
面条	1个	100	250	牛奶	1大杯	250	217
馒头	1个	50	25	豆浆	1大杯	250	230
花卷	1个	50	25	蒸鸡蛋	1大碗	60	260
烧饼	1个	50	20	牛肉		100	69
油饼	1个	100	25	猪肉		100	29
豆沙包	1个	50	34	羊肉		100	59
菜包	1个	100	80	青菜		100	92
水饺	1个	10	20	大白菜		100	96
蛋糕	1个	50	25	冬瓜		100	97
饼干	1个	7	2	豆腐		100	90
煮鸡蛋	1个	40	30	带鱼		100	50

表 7-5　各种水果含水量

名称	重量（g）	含水量（mL）	名称	重量（g）	含水量（mL）
西瓜	100	79	葡萄	100	65
甜瓜	100	66	桃子	100	82
西红柿	100	90	杏子	100	80
萝卜	100	73	柿子	100	58
李子	100	68	香蕉	100	60
樱桃	100	67	橘子	100	54
黄瓜	100	83	菠萝	100	86
苹果	100	68	柚子	100	85
梨子	100	71	广柑	100	88

科普 6：住院期间怎样指导患者认识服用糖皮质激素的重要性，如何进行宣教？

糖皮质激素能有效减少嗜酸性粒细胞，阻止心内膜心肌纤维化，使用时注意观察有无血压升高、血细胞计数下降、消化道出血、骨质疏松、兴奋、失眠、库欣综合征等。服药前给患者讲解有关药物的作用，嘱其严格按时间、剂量服药，不可擅自减药、减量或加量而诱发或加重感染，致嗜酸性粒细胞升高。

科普 7：患者住院期间怎样指导其认识服用抗凝药的重要性，如何进行宣教？

患者心尖部血栓形成并伴房颤，存在血栓脱落，易造成动脉血栓事件，其中脑卒中是最为常见的表现类型，房颤所致脑卒中占所有脑卒中的 20% 。合理抗凝治疗对本患者来说尤为重要，是预防严重并发症的有效措施。合理的抗凝治疗是预防房颤患者脑卒中的有效措施。必须按医嘱严格执行服药时间，服药期间监测凝血功能，服用华法林时还需监测 INR。

科普 8：怎样指导患者观察药物的不良反应？

患者住院期间给予扩张血管、强心、利尿、抗凝、糖皮质激素、吡喹酮等治疗。

针对以上药物，需要进行药物不良反应的观察。

（1）血管扩张剂：主要有硝酸酯类及硝普钠，均适用于心力衰竭等疾病。与降压药联用时应注意体位性低血压的出现。患者起身时应缓慢，不能迅速站立。出现头昏、头晕时需要及时坐下，防止摔倒。当收缩压 <90 mmHg 时，立即停药。使用硝酸甘油后，还会出现头部胀痛、面红、心悸等症状，不影响疗效，不必惊慌，停药后症状可消除。硝普钠为动静脉血管扩张剂，具有较强的降压作用，使用中应严密监测血压变化，根据血压调整药物剂量，使用微量泵，精准用药。同时硝普钠的代谢产物含氰化物和硫氰酸盐，连续使用要警惕中毒。

（2）强心药：强心药中主要为洋地黄类药物。由于洋地黄类药治疗剂量与中毒剂量差

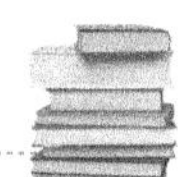

异小，使用过程中，容易发生洋地黄中毒。患者老年人，心肌缺血缺氧，重度心力衰竭，使用利尿剂容易出现低钾低镁等，对洋地黄敏感性增加，更容易中毒，需要严密观察用药后反应。洋地黄中毒的主要表现如下。①心律失常：各类心律失常均会发生，最常见的为室性期前收缩，二联律或三联律。如患者出现心悸、心慌不适，需进行心电监测。②胃肠道反应：食欲下降、恶心、呕吐等。③神经系统症状：头痛、倦怠、视力模糊、黄视、绿视等。告知患者重视以上症状，定期进行血液地高辛浓度监测，提早发现，及时停药，给予对症处理。

（3）利尿剂：利尿剂可消除水钠潴留，有效缓解心力衰竭患者的呼吸困难及水肿，改善运动耐量。在使用利尿剂的过程中，严密监测电解质，维持血钾在4.0 mmol/L，根据低钾情况，采用口服或静脉补钾方式，必要时深静脉补钾。鼓励患者进食含钾类丰富的食物。非紧急情况下，利尿剂选择在白天使用，避免夜间频繁解尿而影响患者休息。

（4）抗凝药：慢性房颤伴心尖部血栓，患者接受长期华法林治疗，在使用抗凝药的过程中，最重要的是严格掌握药物的剂量，监测出凝血时间和凝血酶原时间，观察有无黑便、牙龈出血、鼻出血、皮肤瘀斑瘀点等出血症状。其中以刷牙时牙龈出血最早最常见，最严重的是颅内出血，症状为头痛、血压增高、脉搏减慢、恶心呕吐、意识障碍等，应立即给予头颅CT检查。还应观察有无血栓脱落引起的全身血栓栓塞症状，如血栓脱落所致的脑梗死引起四肢麻木、无力、对侧肢体偏瘫，感觉障碍等；如血栓脱落所致的肺栓塞引起呼吸困难、胸痛、咯血和氧分压下降等；肠系膜上动脉栓塞引起腹痛；以及下肢静脉栓塞引起皮肤肿胀麻木、湿冷发白及肢体剧烈疼痛不适等，出现这些症状立即告知医生给予紧急处理。

（5）糖皮质激素：最有效的抗炎药物和免疫抑制剂。如果使用不当，也会导致许多副作用，有的还非常严重。①诱发感染：使用糖皮质激素期间要观察有无呼吸道、消化道、泌尿道等感染征象，定期监测血象，CRP等指标。②库欣综合征：长期大剂量使用糖皮质激素会引起药源性库欣综合征，患者出现向心性肥胖、满月脸、水牛肩等。此症状在停药后会自行消失，不用惊慌。③出现消化道溃疡、出血：糖皮质激素刺激胃酸和胃蛋白酶分泌，诱发或加重了消化道溃疡及出血。使用过程中要关注大便的颜色，如出现黑便，要立即就诊查找原因。④血糖升高：在使用糖皮质激素期间，进行血糖监测，根据血糖使用降糖药物，尽量将血糖维持在正常水平。⑤高血压：使用期间，监测血压，根据血压调整降压药物。⑥骨质疏松：在使用过程中定期监测骨密度，同时补充钙剂及活性维生素D。

（6）吡喹酮：吡喹酮是一种广谱抗蠕虫药。主要的不良反应。①全身性损害：乏力、四肢酸痛、甚至过敏性休克。②心血管系统：心悸、胸闷、室上速、房颤。③消化系统：恶心、腹痛、腹泻。④皮肤：皮疹、瘙痒、过敏性紫癜。⑤神经系统：头晕、头痛等。

科普9：发生急性左心衰时应怎样指导患者配合治疗?

患者已表现为左心衰竭和肺淤血，一旦出现血容量突增、呼吸道感染、心律失常、情绪激动、强心药物使用不当等，均可诱发急性左心衰。

（1）告知患者出现大汗淋漓、皮肤湿冷、咳嗽，甚至咳出粉红色泡沫痰，立即呼叫医护人员。

（2）家属协助摇高床头，取端坐位。

（3）护士会给予高流量吸氧，保持呼吸道通畅，必要时使用高流量氧疗或无创 BiPAP 呼吸机辅助呼吸。需要查血气分析，根据血气分析结果，调整给氧方式。

（4）使用床旁心电监测，严密监测患者的心率（律）、血压、呼吸及指脉氧监测。

（5）护士会准备好急救药物，如呋塞米、硝酸甘油、硝普钠、西地兰、吗啡等，根据医嘱准确给药。

（6）需要严密严格控制液体的输注速度，20～30 滴/分，患者不能自行调节滴速。严格控制入量，观察出量，尿量尤为重要，必要时给予留置导尿。

（7）经积极处理后，病情平稳，做好基础护理，保持患者口腔清洁，皮肤整洁，及时更换病员服。

科普 10：造成患者下肢水肿的原因是什么？怎样进行宣教？

限制型心肌病由于心室充盈受限，心室舒张压、肺静脉压和颈静脉压均升高，临床上表现为体循环或肺循环淤血的症状及体征，如气促、呼吸困难、水肿和腹胀等；下肢水肿就是患者出现右心功能不全，体循环障碍使下肢静脉回心血量减少导致的。

针对水肿，应注意以下几点。

（1）卧床休息，增加肝、肾血流量；抬高双下肢 30°～45°，有利于血液循环，促进静脉回流，有利于水肿的消退。

（2）对钠、水进行限制，低盐饮食，以每日摄入钠 2～3 g 为宜，不再进食含盐量高的食物。每日准确记录出入量，根据出量调整饮水量，做好负平衡，若要调整负量，需要医生指导。

（3）控制输液量及输液速度，严禁患者及家属自行调节输液滴速。控制滴速在 20～30 滴/分。

（4）根据病情，观察水肿的部位、范围及程度，监测体重和腿围，正确记录。

（5）保持床上用品及内衣的柔软、平整和干燥，保持局部皮肤黏膜的清洁，防止外伤、感染及压疮的发生。

科普 11：患者出院前，应交代患者哪些注意事项？

（1）饮食指导：持续低盐低脂、低热量、易消化饮食，少食多餐，不宜过饱，不进食产气食物。晚餐过饱，夜间可能会出现左心功能不全。适当限制水的摄入，服用呋塞米，尿量增多时，可以吃些大枣、橘子、香蕉等含钾类高的食物，适当补钾。

（2）活动指导：保证充足的睡眠，家人协助日常生活，根据心功能分级来指导日常活动，活动要量力而为，既不逞强也不依赖家人。尽量避免长时间卧床或静坐，防止静脉血栓及体位性低血压的发生。

（3）心理指导：出院后保持良好的心态，对自己的疾病既不能忽视，也不能过度关注，防止因为情绪紧张造成心衰发作，再次入院。注意休息，劳逸结合，防止疲劳、受凉。

（4）健康保健：继续服药，定期复查，控制房颤，尽量避免呼吸道感染、重体力劳动、熬夜、暴饮暴食等诱发因素，戒烟酒，避免浓茶咖啡等。

（5）用药指导：出院后根据医嘱服药，不可擅自停药，不可自行增加或减少药品剂量。服用利尿药物、抗凝药物、强心药等注意副作用，一旦出现要立即就诊。

（6）复诊指导：出院后2周、1个月、3个月、6个月到门诊随诊，如出现心慌、心悸、咳嗽、呼吸困难、下肢水肿等症状，需要及时就诊。

（朱巧娜）

参考文献

[1] BURKE M A, COOK S A, SEIDMAN J G, et al. Clinical and Mechanistic Insights Into the Genetics of Cardiomyopathy [J]. J Am Coll Cardiol, 2016, 68 (25): 2871－2886.

[2] 王秀巧，杨丽华，王洪菊，等．扩张型心肌病致心力衰竭及心律失常的护理 [J]. 齐鲁医学杂志，2003，18（1）：91－92.

[3] 中华医学会心血管病学分会心力衰竭组，中国医师协会心力衰竭专业委员会，中华心血管病 杂志编辑委员会．中国心力衰竭诊断和治疗指南 2018 [J]. 中华心血管病杂志，2018，46（10）：760－789.

[4] 陈琼，黄淑萍．1例 Loffler 心内膜炎患者的护理 [J]. 护理学报，2006，13（12）：74－75.

[5] FARIS R F, FLATHER M, PUCCEL H. et al. Diuretics for heart failure [J]. Cochrane Datahase Syst Rev, 2012, (2): CD003838.

第八章　病毒性心肌炎

案例

患者，女性，16 岁，主诉：胸闷气促 2 天，于 2021 年 2 月 4 日无明显诱因出现发热，最高体温 38.5 ℃，伴咳嗽，痰中带血等上呼吸道感染症状。门诊以“暴发性心肌炎”于 2021 年 2 月 8 日收治入院。入院时 NT-proBNP 4950 ng/L，肌钙蛋白 3.0 μg/L，C－反应蛋白 74 mg/L，血浆中真菌 1，3－β－D 葡聚糖含量 435.7304 pg/mL。CR：双下肺野片状高密度影。心脏彩超：①室间隔及左室前壁运动幅度稍减低，左心功能稍减低；②二尖瓣反流（少量）、三尖瓣反流（中量）；③肺动脉高压（中度）；④心包积液（微量），左室射血分数 41%。心电图：①窦性心动过速；②部分导联 ST-T 改变。入院查体：T 36.8 ℃，P 135 次/分，R 25 次/分，BP 113/64 mmHg，听诊心率 135 次/分，心律规则。入院后立即行主动脉内球囊反搏术（IABP）辅助治疗，2021 年 2 月 8 日行体外膜肺氧合（ECMO）治疗，2021 年 2 月 15 日拔除体外氧合循环，创口给予定期换药，2021 年 2 月 15 日患者左室射血分数恢复至 60%，经强心、抗感染、控制血压、营养心肌、改善心衰等对症治疗，患者于 2021 年 3 月 6 日康复出院，自诉右侧股动脉穿刺处稍疼痛，无渗出、脓液，无其他不适。

科普 1：患者入院诊断为暴发性心肌炎，入院后应首先对其进行哪些疾病知识宣教?

患者入院后应首先让患者了解暴发性心肌炎是一种什么疾病，感冒如何引发心肌炎。

暴发性心肌炎各年龄段均可发病，但以平时身体健康、无器质性疾病的青壮年多见。冬春季多发，病情变化十分迅速，是心肌炎最为严重和特殊的类型，起病急骤，病情进展极其迅速，患者很快出现血流动力学异常（泵衰竭和循环衰竭）及严重心律失常，并可伴有呼吸衰竭和肝功能衰竭、肾衰竭，早期病死率可高达 80%。

暴发性心肌炎通常由病毒感染引起，柯萨奇病毒、流感及副流感病毒、腺病毒及其他多种病毒均可引发。此外，一些非感染因素，如自身免疫性疾病、药物毒性、药物过敏等也可导致暴发性心肌炎的发病。暴发性心肌炎导致心肌损伤的机制包括病毒对心肌的直接损伤，还有病毒侵蚀导致组织释放细胞因子引起的免疫损伤，暴发性心肌炎不仅是心肌受损，还可导致全身多器官损伤。当急性心肌炎发生突然且进展迅速，很快便可出现严重心力衰竭、低血压或心源性休克。对于大部分人来说，感冒后都能依靠自身免疫系统战胜病毒而自愈，然而，感冒期间机体对抗外界病毒及各种不良因素的能力会有所下降，若患者在感冒期间没保证充足睡眠，仍从事重体力劳动与剧烈运动则会降低机体免疫力，病毒便有可能侵袭心肌，引起心肌炎。

科普2：患者入院前出现发热，需如何做好预防暴发性心肌炎的宣教？

暴发性心肌炎重在预防，应当首先预防感冒、肠道病毒性感染，经常参加体育锻炼，提高身体免疫力，居室需经常开窗通风，在感冒好发季节应尽量少去人群聚集的地方，一旦发生病毒感染，需注意休息，避免过度劳累。若感冒症状持续两周以上，反反复复，需及时就诊（图8-1）。

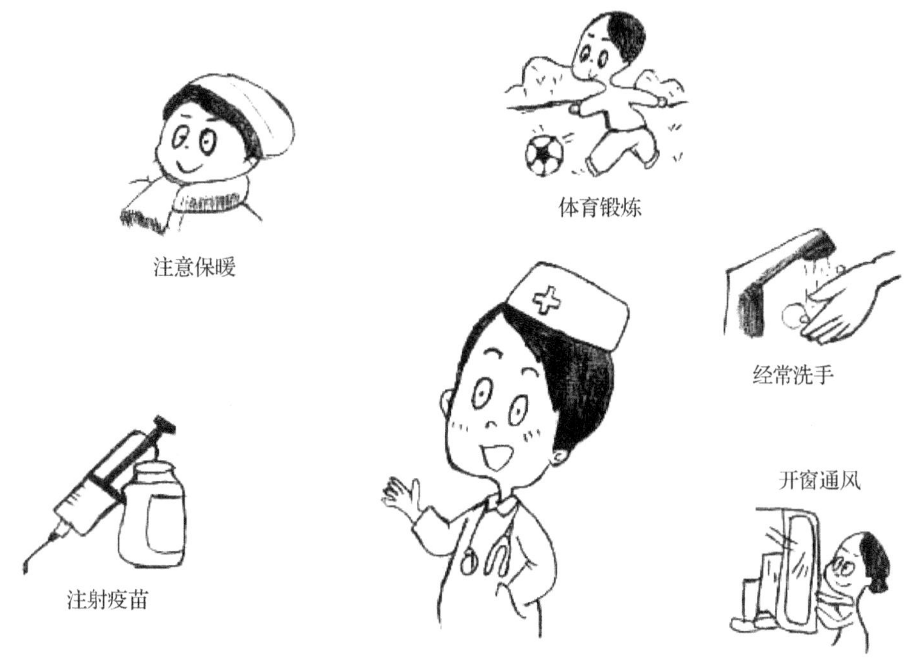
体育锻炼
注意保暖
经常洗手
开窗通风
注射疫苗

图8-1 暴发性心肌炎日常预防措施

科普3：患者入院后，如何告知患者心脏彩超中左室射血分数的重要性及临床意义？

左室射血分数是评估心脏功能的一项重要的临床指标，左室射血分数指的是心脏每次跳动产生的血液输出量占左心室舒张末期容量的比值，正常左室射血分数一般大于50%，若低于这个数值，则说明左室收缩功能不良。

科普4：患者入院后，怎么向患者介绍监测NT-proBNP指标的重要性？

NT-proBNP是指氨基末端B型利钠肽前体，目前在临床医学上主要用于诊断心衰症状，通常情况下小于50岁的患者正常值小于450 ng/L，50～75岁的患者正常值小于900 ng/L，75岁以上的患者正常值应当小于1800 ng/L。此指标可用于评估患者目前心衰的严重程度及愈后情况。

科普5：患者诊断为暴发性心肌炎，住院期间发生哪些不适表现需引起重视与关注？

暴发性心肌炎患者可出现血流动力学异常（泵衰竭和循环衰竭）及恶性心律失常，并可伴有呼吸衰竭和肝功能衰竭、肾衰竭，其中血流动力学不稳定及心功能指标异常，是暴发性心肌炎最为显著的表现，也是病情危重程度的指征。主要症状如下。①病毒感染前驱症状：发热、乏力、不思饮食、鼻塞、流涕、咽痛、咳嗽及腹泻等，个体表现差异较大。②心肌受损表现：气短、呼吸困难、胸闷或胸痛、心悸、头晕、极度乏力、食欲明显下降等。③血流动力学障碍：部分患者迅速发生急性左心衰竭或心源性休克，出现肺循环淤血或休克表现，少数发生晕厥或猝死。④其他组织器官受累表现：暴发性心肌炎可引起多器官功能损害或衰竭，包括肝肾功能异常、凝血功能异常及呼吸系统受累等，可导致患者全身情况急剧恶化。⑤体征：部分患者可有体温升高；出现低血压，严重时测不出；呼吸急促；心率增快与体温升高不相符，还可出现各种快速型或缓慢型心律失常，严重时危及生命。

科普 6：住院期间应告知患者暴发性心肌炎有哪些治疗?

（1）一般治疗：急性期应卧床休息，补充富含维生素和蛋白质的清淡食物。

（2）抗病毒和免疫调节治疗：在心肌炎急性期，抗病毒治疗是治疗的关键，应早期应用抗病毒药物。①利巴韦林：是人工合成的核苷类似物，具有广谱抗 RNA 和 DNA 病毒的作用。②干扰素：具有广谱抗病毒能力，且对免疫细胞有调节作用，可抑制病毒在心肌内复制，缩短病程，促进恢复。③其他：黄芪、牛磺酸、辅酶 Q10 等中西医结合治疗，有抗病毒、调节免疫功能等作用，有一定的疗效。

（3）生命支持治疗：针对暴发性心肌炎的治疗，《成人暴发性心肌炎诊断与治疗中国专家共识》提出“以生命支持为依托的综合救治方案”，临床上应尽早采取积极的综合治疗方法。除了告知患者需严格卧床休息、营养支持、对症治疗、抗感染、抗病毒、糖皮质激素、静脉免疫球蛋白等治疗外，需要特别强调的是生命支持治疗是暴发性心肌炎治疗的中心环节，包括主动脉内球囊反搏术、体外膜肺氧合、呼吸机辅助呼吸、临时起搏器植入、肾脏替代治疗等，暴发性心肌炎患者心肌受到弥漫且严重的损伤，急性期心脏泵功能严重受损，难以维持全身血液和氧的供应，因此早期应用机械循环辅助渡过急性期是改善预后的关键。

科普 7：患者入院后口服芪苈强心胶囊（以岭）联合盐酸伊伐布雷定片（可兰特），应向患者交代注意哪些事项?

（1）服药及联合用药的重要性：芪苈强心胶囊是治疗缺血性心肌病的常用药，该药具有活血通络、利尿、消肿的作用，可缓解患者临床症状。缺血性心肌病患者常伴有交感神经异常兴奋的问题，芪苈强心胶囊会使患者心率增快，导致该药改善交感神经异常兴奋效果不佳，所以，控制心率也是缺血性心肌病治疗中的关键。盐酸伊伐布雷定片具有减慢心率、缓解心衰的效果，在改善心肌结构与功能方面可发挥重要作用，与芪苈强心胶囊联合应用，能进一步提高患者的治疗效果。

（2）服药剂量及用法：芪苈强心胶囊剂量为每次 1.2 g，每天 3 次；盐酸伊伐布雷定片起始剂量为每次 5 mg，每天 2 次；根据患者心率的变化调整药物剂量（以医嘱为准），每次最大剂量 <7.5 mg，若患者心率持续 <50 次/分或出现心动过缓，则立即停药。

（3）药物的不良反应：芪苈强心胶囊属于中成药，不良反应较少，长期服用可能引发

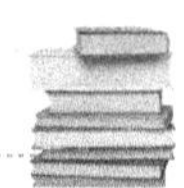

头晕、头痛症状；盐酸伊伐布雷定片常见不良反应有闪光现象、心动过缓等，多因剂量过量引起。因此，在治疗中，应严格根据患者心率的变化调整患者的用药剂量，以尽可能地减少不良反应的发生。

科普 8：患者行主动脉内球囊反搏（IABP）术，应向患者介绍哪些相关知识？

患者需了解主动脉内球囊反搏是什么，有何作用，以及相关并发症有哪些。

（1）IABP 是一种通过机械辅助对心脏进行急救的方法，在左锁骨下动脉开口远端和肾动脉开口上方的降主动脉内，经动脉系统植入一根带气囊的导管，体外与主动脉球囊反搏泵连接，心脏舒张期气囊充气，心脏收缩前气囊放气，以达到辅助心脏泵血的作用。

（2）IABP 能有效增加心肌血供和减少耗氧量，在临床实践中，IABP 对于急性心功能不全的患者是一种强有力的心脏辅助装置，早期抢救及应用 IABP，密切监测和全方位护理能降低病死率。

（3）虽然使用 IABP 后能降低病死率，但也会产生并发症，如出血和血肿、下肢缺血和血栓、球囊破裂及感染。

科普 9：行 IABP 术后，应向患者介绍的常见并发症有哪些？

主动脉球囊反搏泵是心脏相关科室必备的重要仪器之一，通过 IABP 可以增加患者冠状动脉舒张期血液的供应，在降低心脏负荷的同时减少心肌的耗氧。但术后也会出现相关并发症，主要有以下几种。

（1）下肢缺血：IABP 术后可出现双下肢麻木、疼痛、苍白或水肿等缺血或坏死的表现。症状较轻者应使用无鞘的 IABP 球囊导管或者在插入 IABP 球囊导管后撤出血管鞘管；严重者应立即撤出 IABP 球囊导管。

（2）感染：感染发生后，患者表现为局部发热、红、肿、化脓，严重者甚至会出现败血症，除严格无菌操作外，可预防性应用抗生素控制其发生率。

（3）血肿、出血：在患者股动脉插管穿刺处出血较为常见，若发生可压迫止血后加压包扎。

（4）主动脉破裂：若发生，则患者表现为突然发生的持续性撕裂样胸痛，血压和脉搏不稳定，甚至出现休克等不同表现。一旦发生，应立即终止主动脉内球囊反搏，撤出 IABP 球囊导管。

（5）空气栓塞：可因气囊破裂而发生。气囊破裂时，导管内出现血液，反搏波形消失，此时应立即停止反搏，更换气囊导管。

科普 10：心肌炎清醒患者行体外膜肺氧合（ECMO）术后，应怎样做好饮食指导？

患者在清醒状态下应用 ECMO，为避免增加患者心肌耗氧，在无胃肠道反应的情况下，可以早期经口进食，少食多餐，出入量保持负平衡，减轻心脏负荷。在患者无呛咳的前提下，鼓励患者经口进软质和普通饮食，合理搭配膳食，以高热量、高蛋白、高纤维素、易消化饮食为原则。患者可按饮食习惯正常饮食，以稀饭、牛奶或果汁、面条或馄饨、新鲜蔬菜、肉类等食物为主，经口摄入饮食所含能量可以满足机体需要。但患者应避免饱食，以免胃肠道血流淤积而影响回心血量，加重胸闷等症状。

科普 11：患者术后卧床制动期间应怎样指导患者预防深静脉血栓发生？

（1）抬高上肢，有效促进下肢静脉血液回流，从而能够很好地预防下肢静脉血液回流。

（2）应用气压泵、穿弹力袜等机械性预防，必要时予以四肢按摩进行预防。

（3）根据病情，教会患者进行踝泵运动。

注：踝泵运动方法如下。①屈伸动作：患者躺或坐在床上，下肢伸展，大腿放松，缓缓勾起脚尖，尽力使脚尖朝向自己，至最大限度时保持 10 秒，然后脚尖缓缓下压，至最大限度时保持 10 秒，然后放松，这样一组动作完成（图 8–2）。稍休息后可再次进行下一组动作。②绕环动作：患者躺或坐在床上，下肢伸展，大腿放松，以踝关节为中心，脚趾做 360°绕环，尽力保持动作幅度最大（图 8–3）。绕环可以使更多的肌肉得到运动，可顺时针和逆时针进行。踝泵运动最好每个动作每次练习 5 分钟，每天 3 ~5 次。

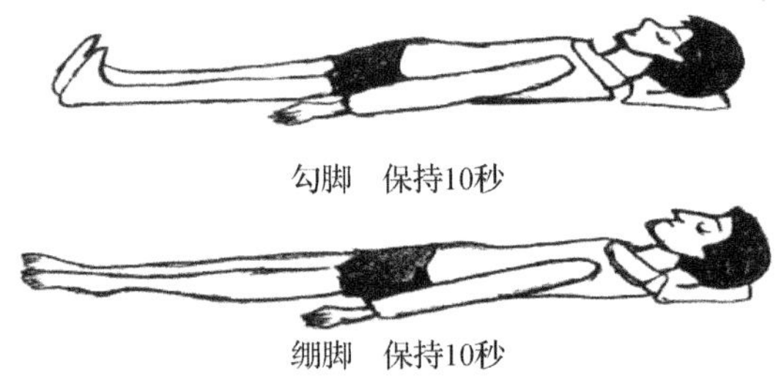

图 8–2　踝泵运动屈伸动作

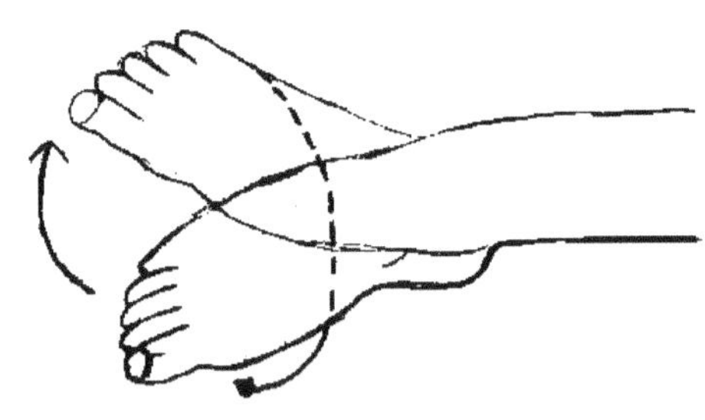

图 8–3　踝泵运动绕环动作

科普 12：结合患者病情，如何指导患者进行康复运动？

整体康复护理策略：在心脏康复团队的指导下，以运动训练为核心，综合营养、心理护理及健康指导等；运动前应进行心肺功能评估，实施个性化心脏康复计划。

运动康复：以患者行心电、血压监护为前提，根据患者状况循序渐进开展康复运动。具体康复措施推荐以下几种。①急性期绝对卧床休息，生命体征平稳后，在监测下可进行体位变换及肢体活动。②意识模糊者由护士协助物理治疗师进行四肢及远端小关节的被动运动，

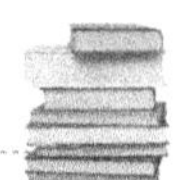

通过呼吸机辅助呼吸训练和肺部物理治疗技术等保持患者肺部正常功能；对于清醒的患者督促以主动运动为主，对于无法耐受直立位的患者进行体位适应性训练，按照高卧位、长坐位、床边坐位、站立位顺序进行训练，运动强度以心率增加不超过20次/分为宜，运动时间每次10～15分钟，每日3次，遵循早日离床的原则。③可下床活动者，进行以步行为主的康复训练，采用症状限制性运动强度，以自感劳累20级评分，11～13分为宜，心率保持在6分钟步行试验中最大心率的65%～80%，运动时间每次30～45分钟，每周5次，步行距离由25 m开始，逐渐增加至800 m，步行训练后期可指导进行上、下楼梯等垂直运动。④出院前可行6分钟步行试验，指导患者进一步运动康复，建议以有氧运动为主，每次30～45分钟，每周5次，运动强度由低等到中等。⑤出院后建议患者到心脏康复中心进行规范的心脏康复。

科普13：患者出院后，应怎样进行健康宣教？

（1）情绪管理：出院后保持良好心态，不良情绪会增加心肌耗氧量，不利于病情的控制。若患者持续处于应激状态或焦虑、恐惧心理症状明显，应及时到医院请心理医生进行干预治疗。

（2）饮食管理：出院后应进食高蛋白、高维生素、清淡易消化饮食，尤其是补充富含维生素C的食物，如新鲜蔬菜、水果，以促进心肌的代谢与修复。避免暴饮暴食及刺激性食物，戒烟酒，养成良好的生活习惯。

（3）活动管理：出院后需继续休息3～6个月，无并发症者可考虑恢复学习或轻体力劳动，6个月至1年内，避免剧烈运动或重体力劳动。适当锻炼身体，增强机体抵抗力。

（4）用药管理：遵医嘱规律服药，避免随意减药、停药，在医生指导下调整药物用量。注意用药的不良反应，如有不适，及时就诊。

（5）随访事项：出院后1个月、3个月、6个月至心血管内科门诊随诊，定期复查评估心脏功能，主要指标包括心电图、超声心动图、BNP/NT-proBNP、肝肾功能及心脏磁共振检查等。

（王　静　李　艳）

参考文献

［1］中华医学会重症医学分会．机械通气临床应用指南（2006）［J］．中国危重病急救医学，2007，19（2）：65－72.

［2］周伯颐．体外膜肺氧合联合其他人工生命支持装置在危重患者救治中的应用［D］．北京：北京协和医学院，2017：1－63.

［3］中华人民共和国国家卫生健康委员会．重症监护病房医院感染预防与控制规范 WS/T 509—2016［J］．中国感染控制杂志，2017，16（2）：191－194.

［4］中华医学会心血管病学分会精准医学学组，中华心血管病杂志编辑委员会，成人暴发性心肌炎工作组．成人暴发性心肌炎诊断与治疗中国专家共识［J］．中华心血管病杂志，2017，45（9）：742－752.

［5］王小琴，梁红梅，裴传凤，等．急性心肌梗死心源性休克患者渐进式早期康复训练［J］．护理学杂志，

2019，34（23）：72－74.

[6] 史新霞，鹿璐，鹿彦红．芪苈强心胶囊联合伊伐布雷定治疗缺血性心肌病的效果［J］.中国医药导报，2020，17（23）：45－48.

[7] 宋艳艳，王静，张斌，等．体外膜肺氧合在急性暴发性心肌炎治疗中的应用体会［J］.宁夏医学杂志，2020，42（11）：1006－1009.

[8] 李涵，黄宇鹏，杨国康．观察芪苈强心胶囊联合伊伐布雷定治疗缺血性心肌病患者的临床疗效［J］.当代医学，2021，27（22）：153－155.

[9] 张明明．感冒后胸闷、呼吸困难，警惕病毒性心肌炎［J］.人人健康，2021（16）：42.

[10] 张婧．ECMO联合IABP治疗急性心梗合并心源性休克患者的护理体会［J］.中国老年保健医学，2021，19（4）：161－163.

[11] 柳红娟，乔莹，陈晗睿，等．2例暴发性心肌炎清醒患者使用体外膜肺氧合联合主动脉内球囊反搏治疗的护理［J］.中华护理杂志，2021，56（12）：1796－1799.

[12] 徐伟仙，祖凌云．暴发性心肌炎治疗中体外膜肺氧合的应用及进展［J］.中国急救医学，2021，41（07）：616－620.

第九章　肺动脉血栓栓塞

案例

患者，女性，72 岁，身高 158 cm，体重 65 kg，BMI 26.037 kg/m^2，因坐火车 12 小时，下车后出现胸闷、气短、呼吸困难，由家人伴随至急诊入院。既往病史：心脏病 10 年，高脂血症 5 年，规律服药，入院查体：神志清楚，T 36.2 ℃，HR 120 次/分，BP 100/60 mmHg，R 40 次/分，指尖氧饱和度 82%，双肺呼吸音粗，疼痛评分 5 分，四肢肌力均为 5 级，按压双下肢，左下肢为中度水肿，测量髌骨上 15 cm 处周径为 50 cm，髌骨下 10 cm 处周径为 40 cm，踝上 10 cm 处周径为 25 cm，右下肢髌骨上周径为 45 cm，髌骨下周径为 36 cm，踝上周径为 20 cm，双足背动脉搏动可触及，双下肢皮温、颜色正常。辅助检查：心电图示窦性心动过速，t 波异常。心脏超声示右心房增大，少量心包积液。凝血结果示凝血酶原时间 13.1 秒，纤维蛋白原 4.40 g/L，D－二聚体 2.3 μg/L，BNP（b 型钠尿肽前体）672 pg/mL，肌钙蛋白 0.523 μg/L。动脉血气分析示 pH 7.34，$PaCO_2$ 35 mmHg，PaO_2 47 mmHg。肺动脉 CTA 检查示双肺动脉血栓栓塞（图 9-1），诊断“肺动脉血栓栓塞”，收入我科，并于当日急诊在局部麻醉下行肺动脉造影术＋下腔静脉造影及可回收滤器植入术＋置管溶栓术，术后返回病房，遵医嘱给予心电监护，低流量持续吸氧，抗凝药物对症治疗。患者精神好、食欲佳，未诉胸闷、气短等不适症状，于同年 12 月 25 日康复出院。

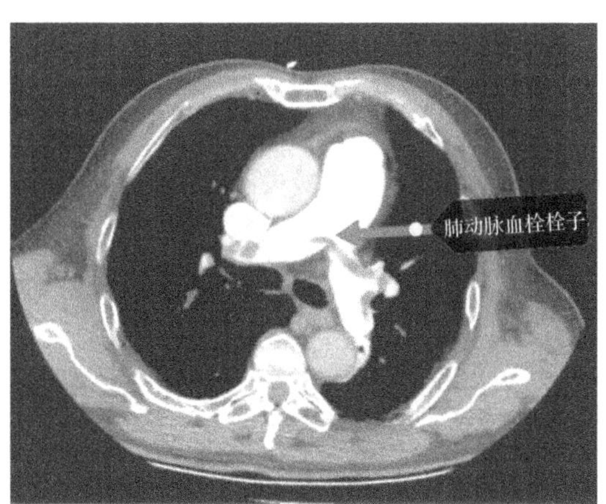

图 9-1　双肺动脉主干可见低密度充盈缺损，双肺动脉血栓

科普 1：患者入院诊断为肺动脉血栓栓塞，入院后应首先进行哪些疾病知识宣教?

入院后，应及时告知患者什么是肺动脉血栓栓塞症及其危害，并安慰患者配合治疗。

肺血栓栓塞症（PTE）是指来自静脉系统或右心的血栓阻塞肺动脉主干或其分支所致的疾病，以肺循环（含右心）和呼吸功能障碍为主要的临床表现和病理生理特征，肺血栓栓塞症可导致肺动脉压力进行性增高，造成急性肺动脉高压和右心衰竭，严重者可导致猝死。肺栓塞（PE）是以各种栓子阻塞肺动脉或其分支为发病原因的一组疾病或临床综合征的总称。肺动脉栓塞包括 PTE、脂肪栓塞综合征、羊水栓塞、空气栓塞、异物栓塞和肿瘤栓塞等。肺动脉栓塞后发生肺出血或坏死者称肺梗死。病变起源于肺动脉原位者称肺动脉血栓形成。

科普 2：患者住院期间，应怎样向患者介绍肺动脉血栓栓塞症发生的原因？

引起肺动脉血栓栓塞的血栓主要来源于深静脉，其中大部分来源于下肢深静脉，也可以是下腔静脉径路、盆腔静脉、上腔静脉径路、右心的血栓引起。

（1）患者长期久坐会造成静脉回流缓慢，血液淤滞。轻者会出现深静脉瓣膜功能不全，出现双下肢肿胀；重者会出现深静脉血栓形成，造成肺栓塞。

（2）肿瘤患者以肺癌、消化系统肿瘤、绒毛膜癌等较常见。

（3）妊娠时腹腔压力增加、激素松弛血管平滑肌及盆腔静脉受压可引起静脉血流缓慢，改变血流特性，增加静脉血栓风险，从而发生肺动脉血栓栓塞。

（4）少见病因有长骨骨折致脂肪栓塞、意外事故造成的空气栓塞、寄生虫或异物栓塞。

科普 3：住院期间，应告知患者出现哪些症状时需引起关注与重视？

急性肺动脉血栓栓塞缺乏特异性的临床症状和体征，容易漏诊，但需注意以下症状应引起重视。

症状：胸痛是急性肺动脉血栓栓塞的常见症状，当出现原因不明的呼吸困难、胸痛、咯血（三联征），以及先兆晕厥、烦躁不安、咳嗽或濒死感时，应高度警惕。若出现中央型急性肺动脉血栓栓塞，胸痛的表现类似心绞痛。呼吸困难、咳嗽、呼吸频率增快的症状还应与呼吸系统疾病鉴别。

体征：呼吸频率增加（>20 次/分），肺部可闻及哮鸣音和细湿啰音。循环系统出现颈静脉充盈或异常搏动、心率加快，严重时血压下降甚至休克、肺动脉瓣区第二心音亢进或分裂、三尖瓣区收缩期杂音。部分患者出现下肢深静脉血栓还有肢体肿胀、压痛、色素沉着等临床表现，均应引起重视。

科普 4：怎样向患者介绍肺动脉血栓栓塞的治疗方法有哪些？

肺动脉血栓栓塞可以分为内科治疗和介入治疗，内科治疗主要是血流动力学支持和抗凝、溶栓治疗；介入治疗是基于内科治疗，在影像指导下于下腔静脉放置滤器和（或）通过导管、球囊等介入器具对局部血栓进行溶解、碎裂、抽吸等，以尽快改善患者症状，提高存活率。

（1）血流动力学和呼吸支持：对急性肺动脉血栓栓塞合并右心衰竭患者的支持治疗极其重要。对心脏指数低、血压正常的急性肺动脉血栓栓塞患者，给予适度的液体冲击

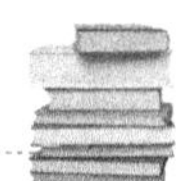

(500 mL) 有助于增加心输出量。在药物、外科、介入、再灌注治疗的同时，通常需使用升压药、肺动脉解痉药。

(2) 抗凝：给予急性肺动脉血栓栓塞患者抗凝治疗的目的在于预防早期死亡和深静脉血栓复发。肠道外抗凝剂：对于高或中度临床可能性的患者，等待诊断结果的同时应给予肠道外抗凝剂。普通肝素、低分子肝素或磺达肝癸钠均有即刻抗凝作用。口服抗凝药：应尽早给予口服抗凝药，最好与肠道外抗凝剂同日使用。

(3) 溶栓治疗：溶栓治疗可迅速溶解血栓，恢复肺组织灌注，逆转右心衰竭，增加肺毛细血管血容量，降低病死率和复发率。

(4) 经皮导管介入治疗：经皮导管介入治疗可去除肺动脉及主要分支内的血栓，促进右心室功能恢复，改善症状和存活率，适用于溶栓绝对禁忌证的患者。介入方法包括用猪尾导管或球囊导管行血栓碎裂，用液压导管装置行血栓流变溶解，用抽吸导管行血栓抽吸及血栓旋切。对无溶栓禁忌证的患者，可同时经导管溶栓或在机械取栓基础上行药物溶栓。

(5) 腔静脉滤器：不推荐急性肺动脉血栓栓塞患者常规置入下腔静脉滤器。对有抗凝药物绝对禁忌证及接受足够强度抗凝治疗后仍复发的急性肺动脉血栓栓塞患者，可选择腔静脉滤器置入。观察性研究表明，腔静脉滤器置入可降低急性肺动脉血栓栓塞患者急性期病死率，但增加 VTE 复发风险。

科普 5：患者住院后放置了下腔静脉可回收滤器，怎样向患者介绍滤器的功能与作用?

下腔静脉滤器是一种医用的静脉过滤器，能及时拦截直径 4 mm 以上的栓子，防止栓子游离再发栓塞。研究表明，腔内静脉滤器置入可减少急性期肺动脉血栓栓塞患者的病死率。

滤器的形状不同，有伞状的、梭形的。材质为镍钛合金的，具有超强的抗腐蚀性与耐久性。

科普 6：住院后，怎样向患者介绍手术方法以取得配合?

滤器置入手术是微创手术，一般在局部麻醉下进行，无须禁食水，无须切口，只需要穿刺血管即可完成，单纯放滤器一般可在 10～20 分钟内完成。

科普 7：患者手术后应告知的术后指导及注意事项包括哪些?

(1) 告知患者术后平卧，并给患者讲解心电监护仪的各项数值。

(2) 定时观察患者穿刺点有无渗血，同时也要告知患者做好自我监测，如有伤口处疼痛要及时按响床头呼叫器，在打喷嚏或者咳嗽时需要先按住自己的穿刺点，以免突然腹压升高引起穿刺点出血。

(3) 指导患者床上做踝泵运动。踝泵运动是一种主动或被动屈伸踝关节的运动，可加快血流速度，促进血液循环，有效降低血栓发生风险。传统的方法是：患者取平卧或坐位，先尽可能最大角度的向上勾脚（足背曲），使脚尖朝向自己，保持 10 秒后，用力绷脚（足背伸），脚尖尽力向下踩，在最大位置保持 10 秒。临床上通常的做法为每次做屈伸动作 3～10 分钟，每天练习 5～8 次（平均 1 次/2 小时），以加快血液回流，促进肿胀消除，预防

VTE 的发生，目的是增加小腿腓肠肌活动，促进静脉回流。

（4）如患者突发胸闷、气短、疼痛、咯血等症状，应立即给予吸氧，通知医生，配合患者治疗。

（5）患者应用抗凝、溶栓治疗时，告知患者使用抗凝药物的注意事项（如有鼻出血，牙龈出血，皮肤黏膜、尿液颜色、大便颜色有出血表现），应立即告知医护人员，给予对症治疗。

科普 8：如何做好肺动脉血栓栓塞恢复期健康宣教？

（1）药物宣教：严格遵医嘱，坚持服用抗凝药物，定期复查超声、D - 二聚体等，医生根据检查结果判断治疗效果和血栓进展，不得自行停药或减药。治疗期间应注意观察是否有出血倾向，如牙龈出血、鼻出血、皮肤出现深紫色的瘀点或瘀斑、大便颜色变黑、血尿等，一旦发现以上症状应立即到医院就诊。

（2）监测血糖、血脂、血压。

（3）生活习惯：首先必须戒烟，因为香烟中的尼古丁可以使血管内膜增厚。养成良好的饮食习惯，进食低盐、低脂、低胆固醇、清淡饮食，少食油腻、高胆固醇的食物，禁辛辣；多食新鲜蔬菜、水果，每日饮水量保持在 2000 ~ 2500 mL；保持大便通畅。

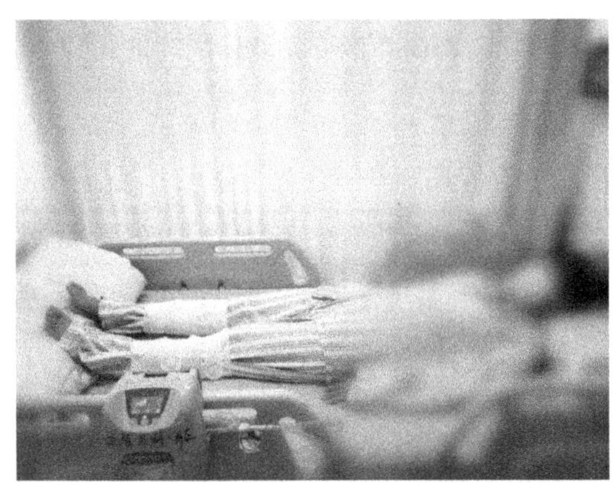
图 9-2　患者 IPC 治疗

（4）运动宣教：对于卧床 > 15 天的患者，应加强床上主动或被动运动，卧床期间可下肢抬高超过心脏平面 20° ~ 30°。可以穿着抗血栓袜（AES），脚踝水平的压力建议在 15 ~ 21 mmHg（1 mmHg = 0. 133 kPa），主要改善静脉瓣膜功能，促进下肢静脉血液回流，减少血液淤滞，提高患者对 AES 的认知程度，能更好地穿着。也可使用间歇充气加压（IPC）（图 9-2）。避免久站、久坐、跷二郎腿、穿过紧的裤子等影响静脉回流的行为，完全康复后适量运动，可小步快走，做有氧运动增加肢体血流速度，减轻下肢血液淤滞，减少静脉血栓形成；乘坐飞机或其他交通工具长途旅行时应定期活动下肢或穿着抗血栓袜预防血栓形成。

（5）一旦发现一侧腿部肿胀、疼痛，注意深静脉血栓复发的可能。

（6）出现胸痛、呼吸困难、咯血症状时，患者应立即平卧就诊。

（吴　蕊）

参考文献

［1］中华医学会心血管病学分会肺血管病学组. 急性肺栓塞诊断与治疗中国专家共识（2015）［J］. 中华心血管病杂志，2016，44（3）：197 - 211.

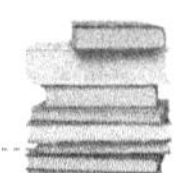

［2］陆清声，张伟，王筱慧，等．上海长海医院院内静脉血栓栓塞症预防指南［J］．解放军医院管理杂志，2018，25（11）：1032－1037.

［3］中国健康促进基金会血栓与血管专项基金专家委员会，中华医学会呼吸病学分会肺栓塞与肺血管病学组，中国医师协会呼吸医师分会肺栓塞与肺血管病工作委员会．医院内静脉血栓栓塞症防治与管理建议［J］．中华医学杂志，2018，98（18）：1383－1388.

［4］中国医师协会介入医师分会，中华医学会放射学分会介入专业委员会，中华医学会放射学分会介入专业委员会，等．下肢深静脉血栓形成介入治疗规范的专家共识（第2版）［J］．中华医学杂志，2018，98（23）：1813－1821.

［5］《中国血栓性疾病防治指南》专家委员会．中国血栓性疾病防治指南［J］．中华医学杂志，2018，98（23）：2861－2888.

［6］李海燕，陆清声，莫伟．血管疾病临床护理案例分析［M］．2版．上海：复旦大学出版社，2019.

［7］李海燕，张玲娟，陆清声．静脉血栓栓塞症防治护理指南［M］．北京：人民卫生出版社，2021.

第十章　主动脉夹层动脉瘤

案例

患者，男性，52 岁，主诉：洗澡时突发胸背部撕裂样疼痛 2 小时，急诊以“主动脉夹层动脉瘤”于 2021 年 2 月 15 日平车入院。入院查体：T 36.7 ℃，P 80 次/分，BP 190/100 mmHg，长海痛尺疼痛评分为 3 分。遵医嘱给予患者外周静脉留置针：生理盐水 10 mL + 盐酸乌拉地尔 200 mg，以 5 mL/h 持续微泵。患者既往有高血压病史 20 年，规律服用氨氯地平片 1 片/日，血压控制不稳，最高达 180/90 mmHg。辅助检查：急诊 CT 提示 StanfordA 型主动脉夹层，初始破口位于升主动脉，真腔大，假腔小，累及右头臂干动脉起始端，左颈总动脉及锁骨下动脉未触及。次日在全身麻醉下行主动脉夹层腔内隔绝术，术后安返病房，遵医嘱给予患者消炎、护胃等治疗，患者精神好，食欲佳，大、小便正常，于 2021 年 2 月 21 日康复出院。

科普 1：患者入院诊断为主动脉夹层动脉瘤，入院后应首先进行哪些疾病知识宣教?

患者入院后首先应让患者了解主动脉夹层动脉瘤是一种什么疾病及其分型。

主动脉夹层动脉瘤是指发生在主动脉上的夹层动脉瘤，而夹层动脉瘤是动脉瘤的一种（图 10-1）。动脉瘤是指动脉中层结构被破坏，动脉壁不能承受血液冲击的压力而形成的局部或者广泛性的扩张或膨出，且扩张或膨出大于正常主动脉管径的 50% 以上，分为真性动脉瘤、假性动脉瘤和夹层动脉瘤（表 10-1）。主动脉夹层分型中应用最广泛的是 Stanford 分型和 DeBakey 分型（表 10-2、图 10-2）。

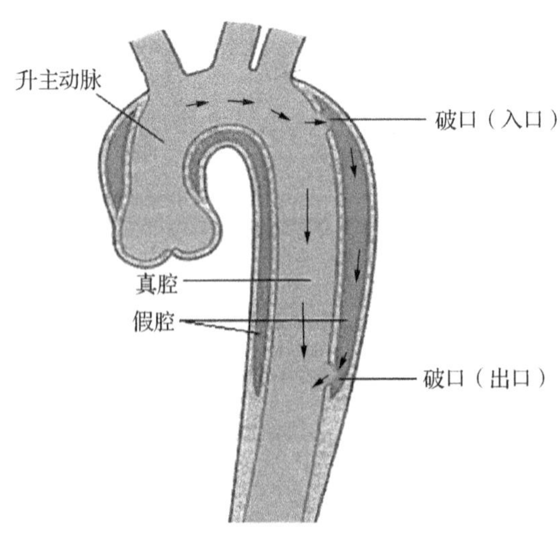

图 10-1　主动脉夹层动脉瘤示意

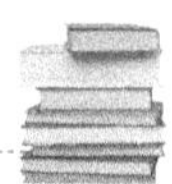

表 10-1　动脉瘤的分类

分类	特征
真性动脉瘤	动脉管壁及瘤壁全层扩大
假性动脉瘤	动脉管壁被撕裂或穿破，血液从此破口流出被邻近的组织包裹而形成的搏动性血肿
夹层动脉瘤	动脉内膜局部撕裂，受到强有力的血液冲击，内膜逐渐剥脱、扩展，血流进入中膜和外膜之间，形成真假两腔

表 10-2　主动脉夹层的分型

分型		特点
Stanford 分型	Stanford A 型	撕裂口位于左锁骨下动脉近端
	Stanford B 型	撕裂口位于左锁骨下动脉远端
DeBakey 分型	DeBakey Ⅰ型	撕裂口位于升主动脉，撕裂范围包含主动脉弓，直至腹主动脉
	DeBakey Ⅱ型	撕裂口位于升主动脉，撕裂范围局限于升主动脉或主动脉弓
	DeBakey Ⅲ型	撕裂口位于降主动脉峡部，撕裂范围累及降主动脉和（或）腹主动脉

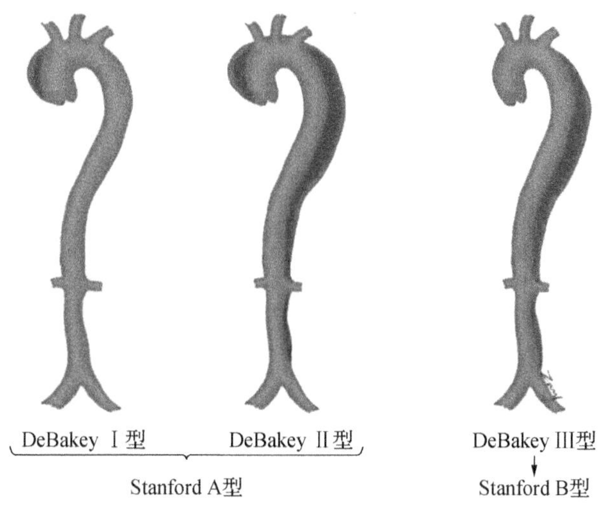

图 10-2　主动脉夹层的分型

科普 2：住院期间应提醒患者发生哪些不适时需引起重视与关注？

如患者感觉突发的、剧烈的胸部撕裂样疼痛，出现面色苍白、出冷汗、血压下降、脉搏增快等表现时，疑为夹层破裂，应立即报告医生。

另外，需鉴别主动脉夹层引起的疼痛与心肌梗死疼痛的区别（表 10-3）。

表 10-3 主动脉夹层与心肌梗死所致疼痛的区别

项目	主动脉夹层	心肌梗死
部位	不定，可以是胸部也可以是后背	胸骨后或心前区
性质	撕裂样	压榨样
放射痛范围	可放射至喉、颈、下颌部	一般放射至左肩
促发因素	无，突发性	体力活动或情绪激动
伴随症状	休克症状，如面色苍白、心率增快等	伴有冷汗、呕吐等
扩展性	有扩展性	一般无

科普 3：患者入院前既往有高血压病史，需如何做好预防相关并发症的宣教？

应告知患者高血压可能导致的并发症：①脑血管管病；②心力衰竭；③高血压危象；④高血压脑病；⑤肾衰竭；⑥视网膜改变。高血压也是该患者发病的主要原因，该患者常年患高血压，且血压控制不稳，最高血压达 180/90 mmHg，严重超出正常值。主动脉血管壁长期受到强有力的血液冲击，使血管壁变薄甚至撕裂，内膜逐渐剥脱、扩展，血流进入中膜和外膜之间，形成主动脉夹层动脉瘤。

患者须规律服用降压药物，并知晓药物的不良反应，以便及时在医生帮助下调整用药（表 10-4）。

同时，患者需知晓高血压的非药物治疗方法。

（1）减少钠盐摄入：每人每日食盐摄入量不超过 6 g，注意隐形盐的摄入（如咸菜、鸡精、酱油等）。

（2）减轻体重：BMI＜24 kg/m^2，腰围＜90 cm（男），＜85 cm（女）。

（3）规律运动：中等强度运动，每次 30 分钟，每周 5～7 次。

（4）戒烟：建议戒烟，避免二手烟。

（5）戒酒：建议不饮酒。

（6）心理平衡：减轻精神压力，保持心情愉悦。

表 10-4 高血压药物分类及不良反应

分类	代表药物	不良反应
利尿剂	氢氯噻嗪	电解质紊乱 三低：低钾、低钠、低氯血症 三高：高糖、高胆固醇、高尿酸血症
	呋塞米	
	螺内酯	
β 受体阻滞剂	美托洛尔	诱发或加重心动过缓及心力衰竭，影响血脂及血糖代谢
	比索洛尔	
	卡维地洛	

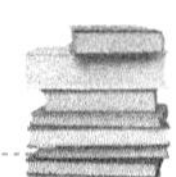

续表

分类	代表药物	不良反应
钙通道阻滞剂	氨氯地平	头胀、头痛、心悸、面色潮红、下肢水肿等
	硝苯地平	
	维拉帕米	
血管紧张素转化酶抑制剂	卡托普利	刺激性干咳、低血压、高血钾、肾功能不全
	依那普利	
	贝那普利	
血管紧张素Ⅱ受体拮抗剂	氯沙坦	几乎没有不良反应，或有轻微头痛
	缬沙坦	
	厄贝沙坦	

科普 4：患者手术前，在饮食与活动方面应进行哪些指导？

指导患者低盐、低脂、清淡、易消化、富含维生素饮食。保持大便通畅，防止用力排便使腹内压增加导致血压增高引起夹层血肿破裂。应指导患者养成良好的排便习惯；卧床期间进行适当的床上运动，增加肠蠕动；遵医嘱常规使用缓泻剂，如乳果糖、液状石蜡、开塞露等。

科普 5：患者需要在全身麻醉下行主动脉夹层腔内隔绝术，怎样向患者宣教准备施行的手术方式？

（1）手术方式：腔内治疗。①患者进入手术室后，全身麻醉。②常规消毒双侧腹股沟，上至脐部，下至大腿中部，并暴露腹股沟部位。③穿刺股动脉，植入 5 F 或 6 F 短鞘和导丝，行主动脉造影。④评估选择合适的支架。⑤将支架送入预期位置，并固定。⑥再次主动脉造影，观察各分支通畅情况，有无内漏、真腔恢复情况等。⑦退导管及导丝，缝合切口。

（2）腔内手术优势：相对传统开放手术，腔内手术创伤小，患者手术后 6 小时即可进食，手术并发症的发生率和死亡率明显下降，使很多高龄、合并多种慢性疾病、无法耐受传统开放手术的患者获得了治愈机会。

科普 6：患者行腔内手术前，护士应进行哪些术前宣教？

（1）饮食：主动脉夹层动脉瘤一般行全身麻醉，需术前 6 小时禁食（之前可进食淀粉类固体食物，如馒头、米饭、南瓜、土豆等）、2 小时禁饮（之前可口服清饮料，如清水、糖水、无渣果汁等）。

（2）术前一日：指导患者术前一日沐浴或擦浴、更换洁净病员服、剃须、剪指甲、清洗手术部位（手术部位为外伤部位除外）等。

（3）术晨：取下活动性义齿，并将眼镜、首饰、手表、手机、现金等交由家属保管，如有无法取下的贵重物品（如玉镯等），应提前告知医护人员。脱去内衣、内裤，更换清洁病员服。女性患者若月经来潮，应及时告知医护人员。

（4）手术部位标识及皮肤准备：医生会在手术前30分钟按手术要求做好手术区域/部位皮肤准备及标记，勿随意擦拭标记的皮肤，避免标记不清晰。

科普7：患者术后，应对患者怎样进行活动指导?

术后术肢应保持伸直位12～24小时，期间可进行轴线翻身、踝泵运动，根据病情和医嘱协助患者穿着AES，以促进下肢静脉回流，预防VTE发生。术后24小时后，如伤口无渗血渗液，可适当坐起，根据患者病情，逐渐过渡到下床活动。下床活动期间，注意做好保护，避免跌倒发生。

科普8：患者术后，护士应重点观察哪些并发症的发生?

（1）出血：每班观察伤口有无渗血、渗液情况，伤口周围皮肤有无瘀血，硬结有无扩大，并做好相应的标记，记录每班变化，如穿刺侧肢体颜色、皮温、足背动脉搏动情况。并且嘱患者严格按要求制动、且不能过早下床，勿用力咳嗽、打喷嚏，预防便秘，避免腹内压增高而增加出血风险。及时倾听患者有无腹胀、腹痛等不适主诉，警惕皮下血肿的出现。若术后患者突发心率增快、血压下降，伴面色改变等，应警惕穿刺处大出血，立即予以局部压迫止血，并报告医师、做好抢救准备。

（2）腔内炎性反应综合征：机体植入支架、假腔血栓化、手术创伤引起应激反应都有可能导致患者出现腔内炎性反应综合征，常表现为“三高两低”，即体温高（一般 < 38 ℃）、白细胞计数高、C－反应蛋白升高，血小板计数低、血红蛋白低。应观察患者的体温变化，若体温 < 38.5 ℃，嘱其多饮水并给予冰袋物理降温。若体温 > 38.5 ℃，应注意有无感染，并遵医嘱给予肾上腺糖皮质激素、消炎镇痛类药物及物理降温对症处理。

（3）脑卒中：主动脉弓部斑块或附壁血栓脱落造成颈动脉或颅内动脉栓塞，或覆膜支架覆盖主动脉分支有导致患者脑卒中的风险。术后严密检测患者神智、面部表情，查看有无口角歪斜，左上肢皮温、色泽是否正常，以及动脉搏动是否可触及，四肢活动度是否正常。

（4）截瘫：手术覆膜支架封闭肋间动脉、脊髓根大动脉、胸段脊髓动脉等开口，会使脊髓供血不足导致截瘫。术后应严密观察患者的肢体活动是否存在障碍，有无大、小便失禁等情况，如发生某一水平面以下的肢体活动障碍，及时通知医生。

（5）内漏：术中未能将血管破口完全封闭或支架植入处存在钙化斑块突起等导致的支架移植物与主动脉壁黏附不紧密会出现内漏。严密监测患者心率、血压波动情况，将收缩压控制在100～120 mmHg，心率在80次/分以下，避免血压波动较大。及时倾听患者主诉，严密观察胸背部疼痛情况，如疼痛较术前加剧，且伴随血压的升高，应警惕内漏引起的主动脉夹层破裂，及时通知医生。

（6）下肢动脉栓塞：主动脉斑块，血管附壁血栓，支架植入后形成的血栓，以及股动脉被穿刺后，内膜撕裂后形成的血栓，都有导致下肢动脉栓塞的可能。术后观察患者双下肢皮温、颜色、动脉搏动情况，并与术前进行对比，遵医嘱使用抗凝药物，防止血栓形成。

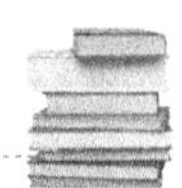

（7）肾功能不全：患者术中使用对比剂有引起肾功能不全的可能。术后注意观察患者的尿液情况，包括尿量、性质、颜色等，警惕肾功能不全的发生，吸栓碎栓手术的患者应密切关注患者尿液的颜色。遵医嘱给予充分水化，鼓励患者多饮水，每日≥2000 mL，以稀释血液（入院时已有肾功能不全诊断的患者除外），加快对比剂的排出；需要禁食禁水的患者予静脉补液进行水化。

科普 9：患者术后需使用抗凝药物，应进行哪些药物指导?

患者术中植入支架，支架对机体而言是异物，易引起排斥反应；血管衔接处不如自身血管平滑，会改变血流动力学，引起血小板聚集，形成血栓；患者手术时长、术后肢体制动等都是血栓形成的危险因素。因此术后患者需长期服用抗凝药物。指导患者及家属口服抗凝药物期间注意对出血并发症的观察，如有无全身皮肤黏膜散在出血、伤口出血、血便和（或）血尿等情况发生，严重者可出现脑出血。如患者出现上述情况，应及时告知医护人员。

目前最常用的口服抗凝药物为利伐沙班片和华法林纳片，选择其中一种使用即可。

（1）利伐沙班片：目前国内有 3 种规格，分别为 10 mg、15 mg、20 mg，均为口服制剂；10 mg 可与食物同服，也可单独服用；15 mg 和 20 mg 片剂应与食物同服，以增加生物利用度。

（2）华法林纳片：在服用期间做好 INR 的监测，根据 INR 的数值，遵医嘱调整用量。出院 3 天检测一次 INR，以后每周检测 INR 值。如果 INR 值为 2～3，可每周检测一次；如连续 3 次以上每周检测 INR 值为 2～3，可改每 4 周检测一次。

科普 10：患者出院前，应怎样进行健康指导?

（1）低盐、低脂饮食，多食新鲜水果和蔬菜及富含粗纤维的食物，保持大便通畅。

（2）活动循序渐进，注意劳逸结合。

（3）遵医嘱规律服用降压药物，定时测量血压。

（4）保持心情愉快，控制不良情绪，避免情绪激动。

（5）定期复查，若突然出现胸、腹、腰部疼痛，及时就诊。

（李　蓉）

参考文献

[1] 中国医师协会腔内血管学专业委员会青年委员会. 血管腔内基本技术手册［M］. 上海：第二军医大学出版社，2017：106.

[2] 李海燕，陆清声，莫伟. 血管疾病临床护理案例分析［M］. 2 版. 上海：复旦大学出版社，2019：472.

[3] 国家心血管中心国家基本公共卫生服务项目基层高血压管理办公室，国家基层高血压管理专家委员会. 国家基层高血压防治管理指南 2020 版［J］. 中国循环杂志，2021，36（3）：209－220.

第十一章　感染性心内膜炎

案例

患者，男性，52 岁，主诉：反复活动后胸闷、气促 2 月余，伴发热，体温 38.5 ℃。门诊以“感染性心内膜炎”于 2020 年 7 月 3 日收住入院。入院诊断：感染性心内膜炎、左侧足趾切除术后。入院查体：T 36.9 ℃，P 90 次/分，R 21 次/分，BP 137/51 mmHg，HR 78 次/分，律齐，胸骨左缘第 2 肋间可闻及 3/6 级舒张期叹气样杂音，采集血培养结果：革兰阳性菌。心脏彩超：主动脉瓣上不规则絮状回声伴反流 + + + +（考虑赘生物，赘生物示意图见图 11-1。）；二尖瓣上团状回声伴反流 + + +（考虑赘生物）；右房扩大，三尖瓣反流 +；左室舒张功能降低，射血分数 55% 。冠脉 CTA：前降支见小钙化灶，钙化积分为 0.3 分；冠状动脉呈右优势型；前降支轻度粥样硬化改变，左心房左心室增大，左心室壁增厚。入院后即遵医嘱予“头孢曲松钠 2 g”抗感染、强心、利尿、营养支持等治疗，患者病情稳定，于 2020 年 7 月 9 日在全身麻醉下行二尖瓣机械瓣膜置换术 + 主动脉瓣机械瓣膜置换术。手术后予维持血流动力学稳定、仍予“头孢曲松钠 2 g”抗感染、强心、利尿、营养支持等治疗，并口服华法林抗凝治疗，患者于 2020 年 8 月 10 日康复出院，嘱患者出院后回当地医院继续行“头孢曲松钠 2 g”抗感染治疗 2 个月，并定期随访复查。

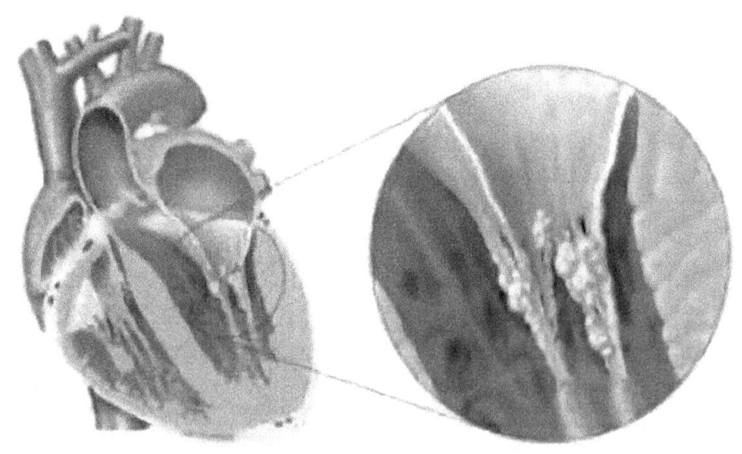

图 11-1　感染性心内膜炎（赘生物示意图）

科普 1：患者入院诊断为感染性心内膜炎，入院后首先进行哪些疾病知识宣教？

患者血培养为革兰阳性菌。感染性心内膜炎（IE）是由细菌、真菌等病原微生物感染

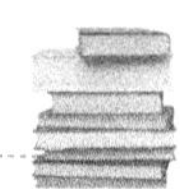

心脏瓣膜或者心腔内膜，产生的以局部炎症或者菌血症为特征的全身性疾病，具有较高致残率和病死率。感染性心内膜炎每年发病率在（3 ~ 7）/10 万，病死率高达 15% ~ 30%。其主要临床表现可因年龄、病原菌种类、易感因素及是否合并其他并发症有所不同，典型的临床表现为发热、心脏杂音、皮肤瘀点、贫血、栓塞现象及发展为心内膜上赘生物形成，从而导致心瓣膜关闭不全或阻塞、心肌脓肿、瓣环旁脓肿、动脉瘤形成及心脏传导功能异常等。

根据感染性心内膜炎的临床特点将其分类为：自体瓣膜、人工瓣膜感染性心内膜炎，急性、亚急性感染性心内膜炎，链球菌、葡萄球菌、肠球菌感染性心内膜炎（见表 11-1）。

表 11-1 感染性心内膜炎分类

分类	定义
1. 根据瓣膜材质分类	
（1）自体瓣膜心内膜炎 NVE	指机体自身的心内膜或者瓣膜因损伤、感染或败血症等而产生栓子或赘生物引起的血管性损伤，是一种较为严重的心血管疾病
（2）人工瓣膜心内膜炎 PVE	是指由瓣膜置换术等心脏类手术导致的微生物感染，占感染性心内膜炎病例的 20% 左右
2. 根据病程分类	
（1）急性细菌性心内膜炎 ABE	指病程在 6 周以内，原无心脏病的基础，且细菌毒力较强
（2）亚急性细菌性心内膜炎 SBE	指病程在 6 周以上，原有心脏病的基础，且细菌毒力较弱
3. 根据致病菌分类	
（1）链球菌感染性心内膜炎	是感染性心内膜炎感染的主要病原菌，病程主要为慢性或亚急性，发病较为平缓
（2）葡萄球菌感染性心内膜炎	病程通常为急性，发病凶险并且极具破坏性，伴随严重的瓣膜感染，死亡率超过 45%
（3）肠球菌感染性心内膜炎	是继葡萄球菌和链球菌之后的第 3 个主要致病菌

科普 2：除发热表现，患者还有哪些不适表现需引起重视和关注？

患者最常见的临床表现是发热，多伴寒战、食欲减退、消瘦等，除此之外还应观察患者皮肤，检查有无指甲、趾甲下线状出血，有无手掌和足底出血、红斑等情况，如出现偏瘫、失语、感觉障碍等，要考虑脑栓塞可能；如出现腰痛、蛋白尿、血尿等，考虑肾栓塞可能；出现肢体剧痛、局部皮肤温度下降、动脉搏动消失，考虑外周动脉栓塞；出现突然剧烈胸痛、呼吸困难、发绀、咯血等表现，考虑肺栓塞；出现突发性胸闷、呼吸困难、大汗，伴腹胀、双腿膝盖以下脚踝部位水肿等，要考虑是否有心力衰竭和心律失常等情况。如有上述症状应立即报告医生。

科普 3：患者入院后出现高热需进行血培养，应如何进行宣教？

感染性心内膜炎是一种血管内感染，与血液中微生物感染的持续存在有关。因此，血培养是确定微生物病因的主要依据之一。当高度怀疑患者为感染性心内膜炎时，血样本应在抗生素治疗开始前在严格无菌操作下采集。为了提高血培养的阳性率，需要从不同的静脉穿刺部位收集至少三组血培养物。采血需要在应用抗生素 24 ~ 48 小时之前，取血时以寒战或体温骤升时为佳，但由于感染性心内膜炎的菌血症是持续性的，所以采血样的时间也可不必与体温升高相一致；已用过抗生素的患者，如非急性起病且病情允许，应在停药后 1 周内取 3 次以上静脉血做培养。取血要充足，每次抽血 10 ~ 15 毫升，同时做需氧、厌氧菌和真菌培养，疑为少见微生物感染时，应确定培养基内是否需补充特殊营养或采用特殊培养技术。

科普 4：患者行冠脉 CTA 检查，应告知患者做好哪些准备？

检查前准备如下。

（1）心率准备：检查前不做任何运动，提前到检查室静坐以稳定心率。一般要求心率在 75 次/分以内，若心率过快，遵医嘱服用降心率药物。

（2）心律准备：明显的心律不齐为相对禁忌证，如有心律不齐，可在心内科门诊进一步检查及纠正。

（3）呼吸训练：检查过程中需要患者进行屏气配合，吸气幅度以中度为宜（同正常呼吸的吸气幅度一样，忌深吸气），每一次呼吸的幅度要保持一致，在屏气的同时胸腹部保持静止状态，切勿运动，以避免图像产生运动伪影。

（4）甲亢患者及对碘制剂过敏患者不适宜做冠脉 CTA 检查。

（5）服用二甲双胍等双胍类药品的糖尿病患者需停药 48 小时后再检查，期间可咨询内分泌科医生用其他类药品替代，检查后再停药 48 小时。

（6）排空大小便，摘除身体佩戴的所有金属物件。

检查后注意事项如下。

（1）保留套管针，30 分钟后无不良反应可拔掉，按压针孔 5 分钟。

（2）注意密切观察穿刺部位，如果出现红肿热痛，应立即通知值班护士进行处理。

（3）冠状动脉造影后有可能发生迟发性过敏反应，如出现皮疹、心率快、呼吸窘迫等，若有不适，及时通知值班医生。

（4）检查后可适量多饮水以利于造影剂的排出。

科普 5：住院期间应怎样向患者介绍感染性心内膜炎的治疗方法？

感染性心内膜炎的治疗总原则是积极抗感染，同时加强支持疗法。

（1）一般治疗：患者应进食高热量、高蛋白、易消化的食物，如鸡蛋、奶类、肉类等。每天也要适量进食蔬菜、水果，补充维生素，少食多餐，每餐以低于七成饱为宜。伴有心力衰竭的患者应限制钠盐和水分的摄入，注意适当休息，避免劳累，遵医嘱服用强心、利尿药，要注意维持水、电解质和酸碱平衡，特别是血钾的调节。还要戒烟戒酒，烟酒对心、

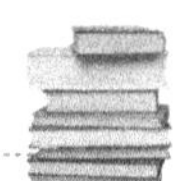

肺、肝等器官损害严重，特别对患者更有加重病情的恶劣影响，因此必须坚决戒掉。另外要避免饮用咖啡、浓茶等刺激性饮料，不吃辛辣刺激性食物和生冷食物。

（2）抗生素治疗：根据血培养及药物敏感试验结果选用抗生素。一般要大剂量、全疗程、长时间应用抗菌药物治疗，患者和家人对此要有正确认识和思想准备。用药过程中应注意观察药物疗效及不良反应。如发现口腔的颊部及舌面有真菌感染，或其他异常情况，应及时就医。为保护静脉，选用留置针输液。

（3）手术治疗：严格抗感染治疗 4 ~6 周，感染完全控制后接受手术。手术治疗可以清除感染源，替换或修复功能不全的瓣膜，改善心功能、控制感染和预防栓塞。术后仍继续抗感染治疗 6 ~8 周或更长，以降低复发率。抗感染治疗完成后进行临床心功能评估、血液检查（血常规、C－反应蛋白、血培养）及心脏彩超检查，并定期随访。

科普 6：患者行心脏瓣膜置换手术前，应指导患者做好哪些术前准备?

（1）术前适当增加营养，改善患者营养不良的状况。

（2）改善心功能：一般情况较差的患者，术前遵医嘱应用强心、利尿、补钾及扩张血管药等治疗。

（3）积极采取有效护理措施预防上呼吸道及肺部感染：指导患者呼吸及咳嗽。

1）呼吸训练。①深呼吸训练：患者取舒适放松体位，护理人员指导其放松腹部，缓慢深吸气，而后做吹口哨状慢呼气，每次 8 ~10 组，可降低呼吸速率；②腹式呼吸训练：患者具备下床活动能力后，引导其双手撑床栏前倾身体，根据上述方法进行呼吸锻炼，而后家属通过双手对其腹部施力，引导练习腹式呼吸，保持胸腔状态不变，每次 10 组，能有效刺激膈肌呼吸（图 11-2）。

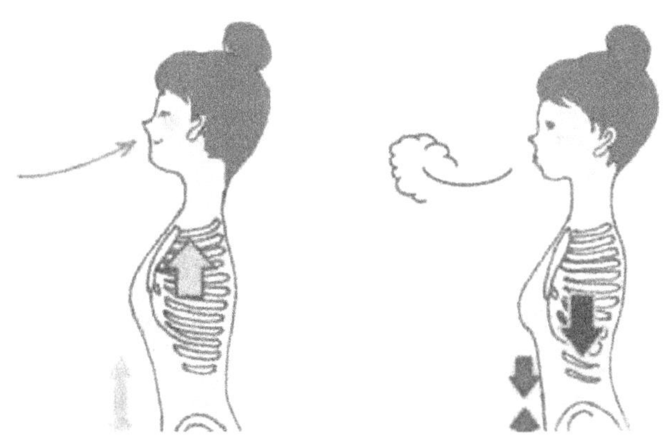

图 11-2　呼吸训练示意

2）咳嗽训练：患者取放松舒适坐位，身体微前倾，颈部微屈曲，双手放置腹部练习腹式呼吸，在深吸气时加以急剧连续性咳嗽，即连续发出“K”声，以实现有效咳嗽，促进痰排出，每天 2 次，每次 2 ~4 组。

（4）劝导患者积极戒烟，做好口腔卫生，保持口腔清洁。

（5）饮食指导：请在术前一天晚上 20：00 以后开始禁食，24：00 开始禁饮（但不禁药物）。术前禁止吃人参等活血的食物。

（6）皮肤清洁：术前一天要洗澡或擦浴、剪指甲；避免受凉，防止感冒。

（7）术前遵医嘱抽血查血型、配血。

（8）休息：术前一晚要安静休息，如果不能入睡，请告知护士，我们会给患者睡眠剂口服，以保证术日晨有平静和良好的精神状态。

科普 7：患者需要行心脏瓣膜置换手术，应向患者宣教瓣膜疾病的哪些知识？

向患者讲解手术方式：开胸，建立体外循环，清除赘生物，切除病变瓣膜，置换人工瓣膜。心脏瓣膜置换手术就是将被细菌侵害严重的瓣膜切除，换上人工的心脏瓣膜。人工心脏瓣膜分为机械瓣膜和生物瓣膜两大类（图 11-3）。机械瓣优点是耐久性好，不足是血栓发生风险高，形成的血栓可能会黏附在瓣膜边缘或连接处，这些栓子会妨碍瓣膜的工作，又或者它们会破裂并随血流游走，引起脑卒中。为了预防瓣膜形成血栓，置换了机械瓣膜的患者都需要每天服用抗凝药（通常是华法林）进行终身抗凝治疗。生物瓣优点是不需要终身服用抗凝药物，只需要在手术过后短时间内服用抗凝药，不足是耐久性差。生物瓣膜与机械瓣膜优缺点比较见表 11-2。

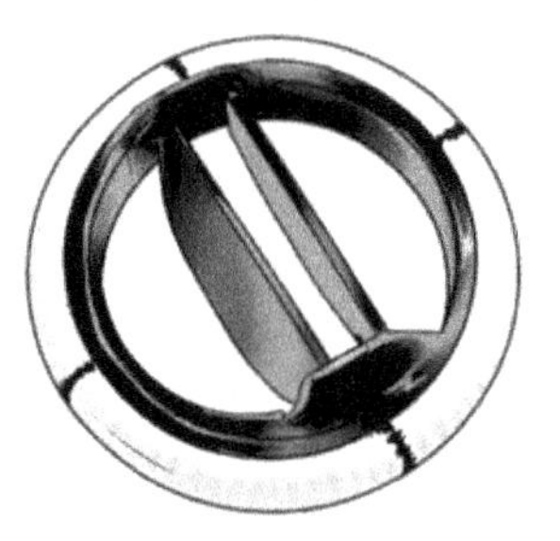
左：机械瓣膜

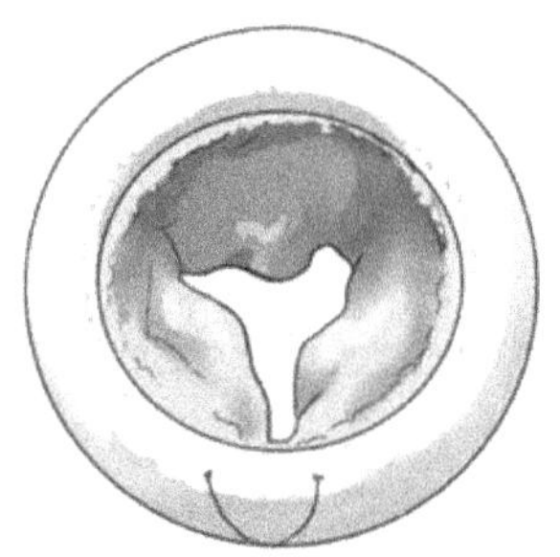
右：生物瓣膜

图 11-3　人工瓣膜的分类

表 11-2　生物瓣膜与机械瓣膜优缺点

	长期抗凝	生活方式和饮食	噪音	耐久性
生物瓣膜	否	否	否	多数在 10 ~ 20 年
机械瓣膜	是	是	是	多数 >20 年

科普 8：患者行心脏瓣膜置换手术后，需注意什么？

（1）饮食：多吃高蛋白及维生素含量丰富的食品，每日食用蔬菜量要适量，不要长期单调吃某一种维生素 K 含量多的食物，如菠菜、卷心菜、韭菜、萝卜、胡萝卜、香菜、动物肝脏等，在某一短期内吃了维生素 K 含量多的食物及饮食量明显增加或减少时应复查凝血酶原时间，并根据结果调整。与华法林有协同作用的黑木耳、云耳，应尽量少吃或不吃。

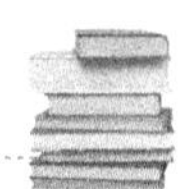

禁食动物血及肝脏，以免影响大便的观察。不宜多吃肉皮类食物，如肉皮、鸡鸭皮、驴皮膏（阿胶）之类的食物，因为此类食物易增加血液的黏度，可降低抗凝药的抗凝作用。

（2）引流管的观察：保持胸腔、心包、纵隔引流管通畅，避免引流管扭曲受压、脱落，观察并记录引流液的量、颜色、性质的变化，是否在单位时间内突然增多，如果连续3小时多于4 mL/kg 时要及时报告医生，考虑再次开胸。

（3）泌尿系统观察：密切观察记录尿量及性质，发现异常及时报告医生；导尿管拔除后，应自行观察排尿情况，若有排尿困难者，予以对症处理，避免尿潴留。

（4）消化系统观察：观察肠鸣音的恢复时间及强弱，是否腹胀；有胃管者，观察胃肠减压管吸出胃液的量和性质，有无消化道出血征象。保持大便通畅，必要时给予缓泻剂，防止过度用力，加重心脏负担。

（5）体温的观察：术后有再次发生感染性心内膜炎的可能，因此，术后应每日监测患者的体温，关注体温变化。若出现畏冷、寒战，应警惕体温升高可能，若在没有感冒等情况下出现持续发热，体温超过38.5 ℃，应立即汇报医生。

（6）伤口的观察：每日务必注意观察伤口的敷料，如有无渗血、渗液、臭味、发红、流脓等异常反应，若有以上情况请及时报告医生。开胸手术后，胸骨一般需要6~8周达到初步愈合，因此，应避免胸部的碰撞，避免手提超过4 kg 的重物，坐立时应坐直、站直、避免含胸驼背。咳嗽时可用双手环抱枕头在胸前，减少伤口张力，有效咳嗽。

科普9：如何指导患者进行早期运动康复训练？

（1）运动康复训练的原则：在心脏评估的基础上，遵循“循序渐进”原则（图11-4）。

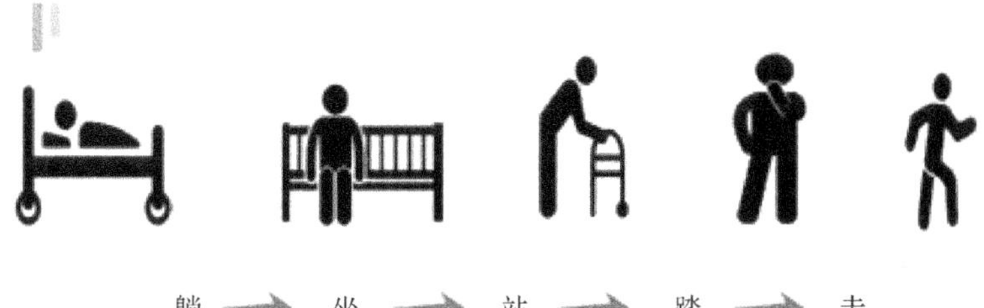

图11-4 运动康复训练的原则——“循序渐进”

（2）运动康复训练的适应证：静息状态下患者病情稳定，心率低于110~120次/分，呼吸次数≤30次/分，SpO_2 >90%，且无心悸、气促、心电图无心肌缺血改变等症状，则可开展康复训练。

（3）综合呼吸功能训练：①指导患者于术后行腹式呼吸，15~20分钟/次，3次/日；②指导患者于术后行缩唇呼吸，15~20分钟/次，3次/日；③指导患者于术后行吹气球训练，15~20分钟/次，2次/日；④遵医嘱予雾化吸入，拍背体疗，震动排痰。

（4）术后1~2天：指导患者进行腕、肘、踝、膝关节屈曲、内翻、外旋，双手抓握训练，10~15遍，2~3次/天；术后3~4天：指导患者在卧位基础上加强下肢锻炼，10~15遍，

2~3 次/天；术后 5~7 天：患者病情允许情况下可离床活动，离床活动步骤。①坐位活动，床旁座椅坐位训练 5~15 分钟；②保持上身直立，在地面站立 3~5 次（1 分钟/次），床旁座椅坐位训练 30 分钟；③在病房内步行 10~30 分钟，床旁座椅坐位训练 60 分钟；④在病房外步行 10~30 分钟。指导其逐步进行步行训练，严控行走速度及距离，逐渐增大训练强度，直至一次行走距离达到 150 米。

（5）早期运动康复禁忌证：①HR<50 或>120 次/分；②呼吸频率≥30 次/分；③体温≥38.5 ℃或≤36 ℃；④静息下 SBP≥130 或≤90 mmHg，静息下 DBP≥90 mmHg；⑤SpO_2≤90%；⑥患者有主观感觉，有胸痛、气喘、头晕、乏力、疼痛等不适；⑦患者不能配合。

科普 10：患者出院前应如何对其进行日常行为健康指导？

（1）根据气候及时增减衣物，预防感冒，若感冒及时就医，防止呼吸道感染。在伤口愈合之前，应避免泡澡，还应避免水温过高，着宽松的衣服，以感觉舒服，不要束缚伤口为宜。术后饮食以低脂肪、低胆固醇、高蛋白、高维生素、易消化的食物为主，避免过量食用影响华法林药效的食物，如菠菜、猪肝、胡萝卜等。

（2）适当的休息和锻炼有益于身体恢复，活动中安排好休息，需要的话可以小憩片刻。休息可以是静坐 20~30 分钟，另外吃完饭后需要休息 30 分钟再开始运动。一般来说，术后应增加功能锻炼，但应适度，以不引起心慌、气短为宜。6 周内不能提重物，以免影响胸骨切口的愈合，6~8 个月后可以恢复工作，但不宜过早进行强体力劳动。当感觉舒适的时候，可以适当进行性生活，如果医生没有特别的反对意见，需要在出院后 2~4 周开始性生活。

（3）术后 3~6 个月到门诊完成第一次复查，以后为使医生了解置换瓣膜的工作情况，可以每 6~12 个月复查一次。

（4）如出现 24 小时内两次体温超过 38 ℃、抬脚时小腿疼痛加剧、持续出血或切口处有渗出、深吸气时感觉剧烈疼痛、大面积皮疹、尿路感染（尿频、尿急、尿痛、血尿）、24 小时内体重增加超过 1~2 kg、严重脚踝肿胀或腿部疼痛、严重气短、极度疲劳等症状应尽快就医。

（蔡玲娜）

参考文献

[1] BIN ABDULHAK A A, TLEYJEH I M. Indications of Surgery in Infective Endocarditis [J]. Current Infectious Disease Reports, 2017, 19 (3): 10.

[2] TOYODA N, CHIKWE J, ITAGAKI S, et al. Trends in Infective Endocarditis in California and New York State, 1998-2013 [J]. JAMA, 2017, 317 (16): 1652-1660.

[3] NJUGUNA B, GARDNER A, KARWA R, et al. Infective Endocarditis in Low-and Middle-Income Countries [J]. Cardiology Clinics, 2017, 35 (1): 153-163.

[4] 练银霞，陈振强，叶生爱. 心胸外科手术患者呼吸训练器呼吸功能锻炼效果 [J]. 护理学杂志，2017，32 (8)：40-41，47.

[5] 接丽莉，杨跃辉. 感染性心内膜炎的分类及其药物治疗现状 [J]. 中国临床药理学杂志，2018，34

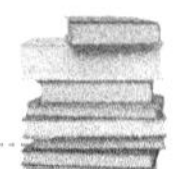

(19)：2355－2358.

[6] 莫展，赖玉琼．经超声心动图诊断34例感染性心内膜炎的回顾性分析［J］.心血管外科杂志（电子版），2019，8（4）：4－5.

[7] LUNG B，DUVAL X. Infective endocarditis：innovations in the management of an old disease［J］. Nat Cardiol，2019，16（10）：623－635.

第十二章　先天性心脏病

第一节　室间隔缺损

案例

患儿，男性，2 岁，主诉：体检发现室间隔缺损 1 年，门诊以“室间隔缺损”收入院，于 2021 年 8 月 12 日步行入院。患儿易感冒、常患呼吸道感染，活动后明显气促、呼吸费力，5 个月大左右体检发现心脏室间隔缺损，发育较正常幼儿无明显差异表现。心脏彩超示先天性心脏病：①室间隔缺损（干下型，大分流量）；②二尖瓣反流（轻度）；③肺动脉高压（轻度）。心电图示窦性心动过速。入院查体：T 36. 4 ℃，P 115 次/分，R 23 次/分，BP 112/64 mmHg，体重 11. 5 kg，双肺呼吸音清晰；心尖冲动明显，心浊音界扩大，心律齐，胸骨左缘第 3、第 4 肋间可闻及收缩期杂音。精神状态、体力一般，指甲无发绀，四肢无杵状指（趾）。入院后完善各项术前检查，于 2021 年 8 月 15 日在全身麻醉体外循环下行室间隔缺损修补术，术后经强心、扩血管、止血、抗感染、营养心肌等对症治疗，患儿于 2021 年 8 月 20 日康复出院。

科普 1：患儿入院诊断为室间隔缺损，入院后应首先进行哪些疾病知识宣教?

患儿入院后首先应让患儿或患儿家属了解室间隔缺损是一种什么疾病及其分型。

室间隔缺损（VSD）系胚胎期室间隔的发育不良导致左、右心室之间形成异常交通，在心室水平上产生左向右的血液分流。可单独存在或与多种复杂心脏畸形并存，是临床最常见的先天性心内畸形之一。主要与胎儿发育的宫内环境因素、母体情况、遗传基因等因素有关。

室间隔缺损根据缺损病理解剖通常分为膜部缺损、漏斗部缺损、肌部缺损（表 12–1，图 12–1）。

表 12–1　室间隔缺损解剖分型

分类	分型	定义
膜部缺损	Ⅰ型：嵴下型	位于室上嵴下方，缺损常较大，右冠瓣叶紧邻缺损，上缘为肌缘，下缘可部分累及膜部间隔
	Ⅱ型：单纯膜部型	仅限于膜部室间隔的小缺损，缺损四周为纤维组织及三尖瓣的腱索和小梁
	Ⅲ型：隔瓣下型	位于三尖瓣隔瓣下方，前缘常有部分膜样间隔组织

续表

分类	分型	定义
漏斗部缺损	Ⅰ型：干下型	又称为肺动脉瓣下型，缺损上缘为肺动脉瓣环，无心肌组织，易引起主动脉瓣关闭不全
	Ⅱ型：嵴内型	位于室上嵴结构之内，四周为完整的肌肉组织，缺损与肺动脉瓣之间及与三尖瓣之间均有肌肉组织隔开
肌部缺损		缺损位于肌部室间隔的光滑部或小梁部，位置低，四周为肌肉组织

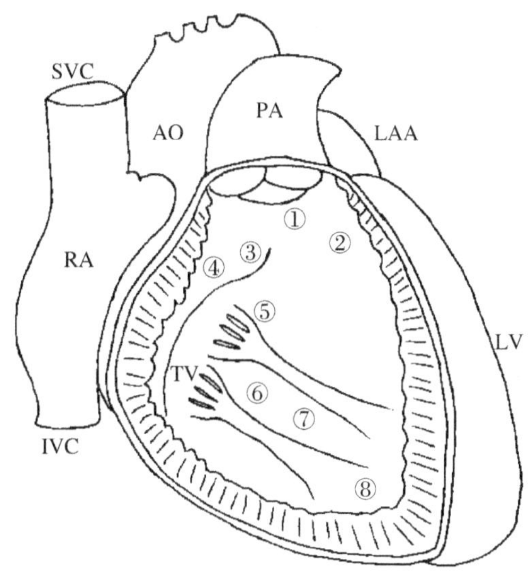

①干下型；②嵴内型；③嵴下型；④单纯膜部型；⑤隔瓣下型；⑥～⑧肌部缺损。

图 12-1　室间隔缺损根据解剖分型

根据缺损大小分为小型室间隔缺损、中型室间隔缺损、大型室间隔缺损。小型室间隔缺损直径 <5 mm，中型室间隔缺损直径 5～15 mm，大型室间隔缺损直径 >15 mm。

科普 2：住院期间患儿发生哪些不适应提醒患儿及家属重视与关注?

该患儿室间隔缺损直径约 14.8 mm，为中型室间隔缺损。中型及大型室间隔缺损患儿婴幼儿期即出现喂养困难、发育不良、反复发生肺部感染及充血性心力衰竭，表现为活动后气促、呼吸费力、心悸、乏力，最终肺动脉高压进一步造成右向左分流或双向分流，可能出现发绀、杵状指活动耐力下降、咯血等症状（图 12-2）。出现以上症状要立即告知医生，积极治疗。

科普 3：患儿入院前已有反复呼吸道感染，需如何做好预防呼吸道感染的宣教?

应告知患儿家属室间隔缺损可能造成的危害：①反复呼吸道感染；②生长发育迟缓；③

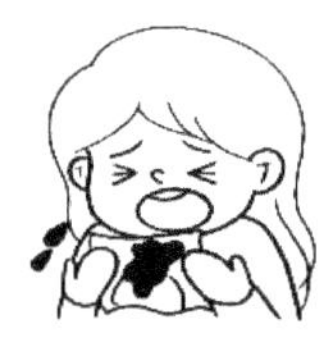
咯血

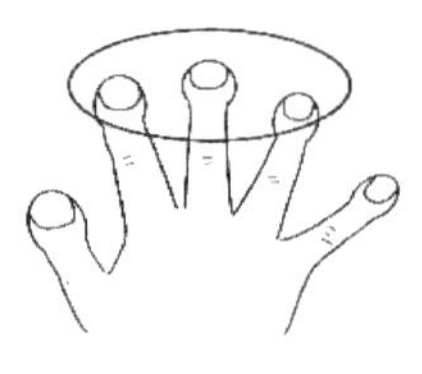
杵状指

图 12-2　室间隔缺损常见症状

肺动脉高压；④充血性心力衰竭等。指南指出，室间隔缺损患儿，若出现心功能不全、反复呼吸道感染、呼吸机依赖和重度肺动脉高压等症状时，建议尽早手术。故术前做好呼吸道感染的控制至关重要。入院后需要患儿及其家属配合的事项有以下几点。

（1）保持室内空气流通，患儿尽量避免到人多拥挤的公共场所逗留。

（2）尽量让患儿保持安静，避免过分哭闹，保证充足睡眠。

（3）若出汗较多，应立即更换衣裤，保持皮肤清洁，注意保暖，预防感冒。

（4）多进食高蛋白、高维生素、易消化食物，如鸡蛋、牛奶、蔬菜水果等，以加强营养。

（5）在心功能允许的范围内多喂水，保证足够的水分，保持大便通畅。

（6）已有呼吸道感染的患儿应严格遵医嘱输注抗生素，并进行规律治疗。

科普 4：住院期间应告知患儿家属室间隔缺损有哪些治疗原则及方法？

室间隔缺损的治疗原则：小型室间隔缺损不需要外科治疗，中型或大型室间隔缺损需要不同程度的内科治疗甚至介入治疗或外科治疗。治疗方法如下。

（1）介入治疗：经导管室间隔缺损封堵术（TCVSD），分为传统的经皮穿刺封堵和经胸小切口封堵术，具有创伤小、费用低、操作简单等特点。介入治疗适应证：①经由超声心动图（TTE）检查之后，确诊为 VSD，并且缺损直径小于或等于 16 mm；②年龄大于 2 岁且体重大于或等于 10 kg；③对于 TTE 提示心功能无明显异常，且体重不低于同年龄、同性别健康儿童 3 个标准差的患儿，年龄可放宽至大于 1.5 岁，体重可放宽至大于或等于 8 kg；④显著的左向右分流；⑤无感染性心内膜炎或其他未控制的感染，无重度肺动脉高压（> 70 mmHg，1 mmHg = 0.133 kpa）导致的双向分流，无凝血功能障碍等。

（2）外科手术治疗：包括传统开胸修补手术、小切口微创手术等。传统开胸手术不受患儿年龄、病情程度的限制，且手术过程中距离心脏近，可以准确地修补心室间隔的缺损，但手术切口较大。小切口微创手术包括右腋下小切口、经胸骨下段小切口和侧胸壁小切口手术等，相较于传统外科手术来讲，手术切口相对较小，恢复快，疼痛轻，不破坏胸廓完整性，疤痕较平滑等优点，但对手术操作及技术要求较高。

科普 5：患儿行传统开胸手术，术前有哪些注意事项？

（1）做好入院宣教，帮助患儿及家属熟悉病区环境，以降低患儿的恐惧和焦虑情绪。

（2）术前患儿应以高蛋白、高维生素、易消化的饮食为主，加强营养，注意休息，做好呼吸道感染的控制。

（3）一周内常规行经胸超声心动图检查，明确左心室收缩功能、心房心室大小、房间隔缺损面积、心脏瓣膜和肺动脉压力等情况。

（4）术前护理准备：进行常规小儿心血管外科手术术前护理，备皮，开放静脉通道，

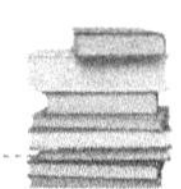

患儿术前 6 小时禁食、4 小时禁奶、2 小时禁水等。术前按医嘱可行静脉补液。

（5）术前训练：指导患儿有效咳嗽咳痰、腹式呼吸、使用呼吸训练器、卧床时使用大小便器等，利于术后恢复，防止术后并发症的发生。儿童不能配合完成以上训练的可指导患儿吹气球、吹纸巾、协助拍背咳痰等进行呼吸训练（图 12-3、图 12-4）。

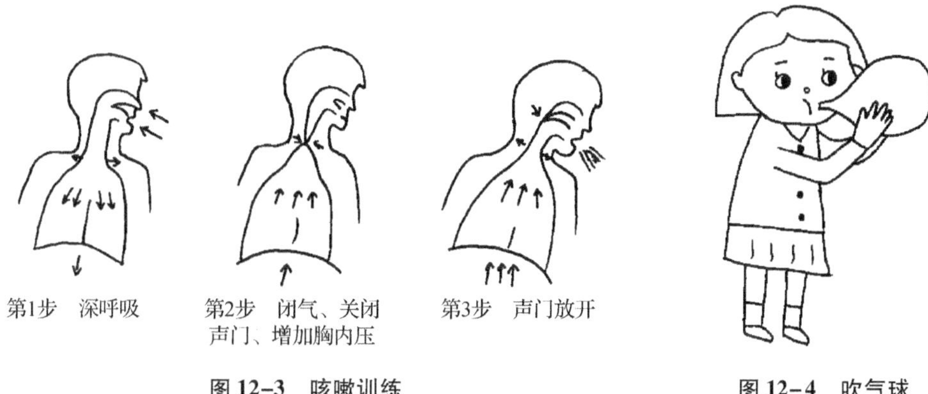

图 12-3 咳嗽训练

图 12-4 吹气球

科普 6：患儿行室间隔缺损修补术后入住 ICU，家属需要了解哪些内容？

（1）室间隔缺损修补术后患儿需入住 ICU，医生和护士会 24 小时严密看护并与麻醉科、外科医生及手术室护士进行详细交接：了解麻醉和手术方式、术中情况、手术矫正是否满意，以及护理中应注意的特殊情况等，以便于制订更详细的术后护理计划。心电监护实时监测生命体征、密切观察病情变化。患儿术后带气管插管回来给予呼吸机辅助呼吸，全身麻醉清醒、呼吸恢复、病情稳定后给予停呼吸机，拔除气管插管改经鼻腔吸氧。术中使用全身麻醉和镇静药物，术后护士会密切观察清醒神志变化、清醒时间，监测体温变化，手脚是否温暖，为患儿做好保暖措施。

（2）患儿术后会留置一些重要管道，如气管插管、中心静脉管道、心包纵隔引流管、留置尿管、动脉测压管等，护士会对这些管道进行妥善固定，同时为保证患儿的安全及避免意外脱管，必要时会对患儿进行肢体的适当约束。约束过程中会密切观察约束肢体活动、血运情况。

（3）患儿清醒，拔除气管插管后，4 ~ 6 小时后可开始进流质，逐渐过渡到正常饮食。并观察消化情况，大便情况，有无腹胀等。

（4）术后护士会鼓励患儿早期活动，病情稳定时，先指导或带领患儿进行床上活动，逐渐过渡到下地活动。时刻床旁陪伴，建立融洽的护患关系。及时评估病情，达到转出 ICU 条件时，及时转出 ICU。

科普 7：患儿行室间隔缺损修补术后转出 ICU，怎样指导其术后康复？

（1）养成良好的生活作息，适当活动，在医生、护士的监护下，尽早循序渐进地开展床上、床旁活动，术后家长要经常给患儿翻身、拍背，鼓励患儿多咳嗽，这样可以预防肺部感染及肺不张，咳嗽时可用双手扶住伤口位置，减轻患儿疼痛。能够配合的患儿可以进行呼吸训练，如吹气球、吹纸巾等，促进心肺康复。避免过度劳累，如患儿出现气促、心悸、无力等症状，立即停止活动，卧床休息。

（2）手术后患儿会有很多不适，为顺利恢复，需要患儿配合医护人员。可采取听儿歌、看动画片、玩玩具等分散注意力的方法来缓解疼痛等不适，保持心情舒畅，必要时根据医嘱给予止痛药。

（3）服药：医嘱予呋塞米片、螺内酯片口服利尿，枯草杆菌二联活菌颗粒调节胃肠道，保持大便通畅。服药期间家长每天要准确记录患儿的尿量，有助于医务人员判断病情。穿纸尿布者每次更换尿布前后需对尿布进行称重，以便记录患儿的尿量。

（4）告知患儿及家属保持引流管通畅。采取半卧位，床头摇高 30°～45°，这样有利于患儿的呼吸及管道的引流，翻身或活动时注意管道，防止脱落、弯折或堵塞。注意避免患儿抓脱管道，注意观察引流物的颜色和量，如有异常变化及时通知医护人员。

（5）指导家属注意观察切口有无出血、渗血，伤口敷料有无脱落。切口局部有无红、肿、热、压痛等症状。告知患儿不要自行抓脱敷料，必要时指导家属做好四肢约束。

（6）饮食：拔除气管插管 4～6 小时后无呛咳、呕吐可进流食，注意少食多餐，避免进食过饱加重心脏负担，适当添加清淡、易消化、高蛋白、高能量的食物，如乳类、粥、瘦肉、鱼虾等食品。可适当食些水果、蔬菜，尚不可进食活血药。观察进食后消化情况，有腹胀及时告知医生。

（7）心理护理：主动询问患儿的病情，向其及家属进行健康宣教，消除患儿及家属的焦虑，尽量满足他们的合理要求。

科普 8：患儿行室间隔缺损修补术后，如何减轻患儿及家属对未来生活的心理负担？

（1）室间隔缺损小、分流量少的患儿应在 2 岁左右或学龄前进行手术，缺损大、分流量多、肺动脉高压的患者应就医后按医生要求尽早手术。大多数室间隔缺损患儿经过手术后，如果畸形矫正满意，恢复良好，未来可以正常生活，到了结婚年龄即可结婚过正常的性生活。

（2）室间隔缺损修补术后大多数女性患者婚后可以妊娠和生育，少数复杂室间隔缺损修补术后的女患者是否能生育，则要根据具体情况而定，建议出院后定期复查随诊。

科普 9：患儿出院后，怎样对患儿及家属进行日常照护的宣教？

（1）术后患儿体质虚弱，家长应适当给予营养价值高、清淡易消化的乳类、蛋类、肉类、鱼类等食品，可适当食些水果、蔬菜。少食多餐，减少零食和饮料的摄入。病症复杂、心功能低下及术后持续有充血性心力衰竭者，应低盐饮食。保持大便通畅，多食粗纤维饮食，必要时给予缓泻剂。

（2）术后半年内根据心功能恢复情况逐渐增加活动量，但避免剧烈运动。活动原则是先户内再户外，活动量由小到大，循序渐进。术后应少去人多场所，外出时戴口罩，预防感冒。休养环境应安静舒适，保持室内适宜的温湿度，保证充足睡眠。注意体温的变化，如有

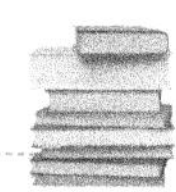

感目眩、腹泻、牙龈炎、扁桃体炎、不明原因发热等，应及时就医。为防止患儿前胸正中切口术后胸骨形成“鸡胸”，睡眠时尽量仰卧，避免侧卧。

（3）患儿每天均可进行皮肤清洁，待切口愈合良好、结痂自行脱落后可洗澡，但不要使用刺激性的肥皂，不要用力摩擦切口处皮肤。若出现切口有红、肿、热、痛、渗液，出现发热等不适，应尽快去医院检查有无切口感染。

（4）家属应多与患儿沟通，帮助其逐渐转入正常人角色，多与同龄人接触，建立正常的人际关系，消除自卑、孤独心理。避免家属过于保护和溺爱，让患儿多做力所能及的事，提高患儿的独立生活和社会适应能力，使孩子在性情开朗和愉快的心境下生活。

（5）遵医嘱服药，服用强心药物前后测量脉搏，心率 <60 次/分应停服。定时称体重，短期内体重增加明显者应立即咨询医生。

（6）出院后 1 个月、3 个月回院复查心电图、胸片、心脏彩超等，如恢复较好建议每 1～2 年复查一次，直到成年。建议到接受手术的医院进行复查，以便对手术前后的资料及每次复查的资料进行对比。复查时告知医生的内容：患者自出院或上次复查以来的精神、饮食、活动、大小便情况、身高体重增长情况，以及患者的服药情况等。如有胸闷、胸痛、头晕、黑蒙等不适，需及时就诊。

（林少燕）

参考文献

[1] XU B F, LIN X F, KONG W, et al. Analysis of Clinical Application of Warfarin in Our Hospital [J]. China Pharmacy, 2016, 27 (3): 318-320.

[2] 孔勇，黄晖，林树潮．右腋下小切口微创手术治疗房、室间隔缺损临床观察 [J]. 山东医药，2016, 56 (12): 43-45.

[3] 张志国．介入治疗和外科开胸手术治疗小儿室间隔缺损的临床效果对比 [J]. 影响研究与医学应用，2018, 2 (5): 141-142.

[4] 林巍，符芳永，卢伟，等．经胸微创封堵术治疗房间隔及室间隔缺损 143 例疗效观察 [J]. 海南医学，2019, 30 (5): 622-624.

[5] 陈欣欣，李守军．先天性心脏病外科治疗中国专家共识（三）：肺动脉闭锁合并室间隔缺损 [J]. 中国胸心血管外科临床杂志，2020, 27 (4): 401-407.

[6] 陈寄梅，李守军．先天性心脏病外科治疗中国专家共识（六）：完全型房室间隔缺损 [J]. 中国胸心血管外科临床杂志，2020, 27 (7): 725-731.

[7] 刘志远，李谧．小儿室间隔缺损介入治疗研究进展 [J]. 现代医药卫生，2020, 36 (24): 3968-3971.

[8] MOURAD J J, SUHL J. Is Aspirin the True Protective Therapy in Coronavirus Disease 2019 Patients? [J]. Anesthesia and Analgesia, 2021, 133 (3): e41.

第二节　房间隔缺损

案例

患者，女性，30 岁，1 年前行“剖宫产手术”时发现“房间隔缺损”，平时无胸闷、心悸，无胸痛、气促，无恶心、呕吐、食欲不振，无头晕、头痛，无夜间阵发性呼吸困难，无咳嗽、咳痰，无晕厥、摔倒等不适。此次为求进一步治疗，拟“房间隔缺损（左向右分流）”收入院。门诊行经食道三维超声心动图检查，心血管彩超示先天性心脏病：房间隔缺损（继发孔型，左向右分流），三尖瓣反流（轻度）。患者既往无高血压、糖尿病、肝炎等。无家族史，适龄婚育。入院后予氯吡格雷、阿司匹林口服抗凝，皮下注射低分子肝素。患者于 2021 年 9 月 6 日局部麻醉下行房间隔缺损封堵术，术后完善床旁超声心动图检查示房间隔缺损封堵术后，封堵器位置正常，房间隔水平未探及残余分流。继续抗血小板、抗凝及对症治疗，术后第三日病情平稳，未诉不适出院。

科普 1：患者入院诊断为房间隔缺损，入院后应首先进行哪些疾病知识宣教？

患者入院后首先应让患者了解房间隔缺损是一种什么疾病及其分类。

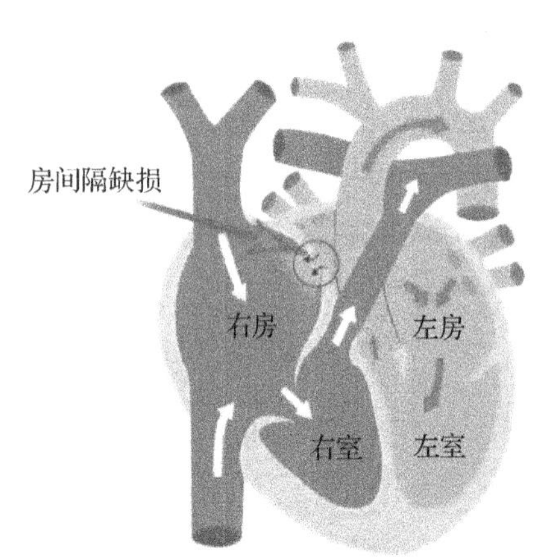

图 12–5　房间隔缺损示意

房间隔缺损为临床上常见的先天性心脏畸形，在胚胎发育过程中原始房间隔出现异常，致左、右心房之间遗留孔隙（图 12–5）。房间隔缺损可单独发生，也可与其他类型的心血管畸形并存，女性多见，男女比例约 1∶3。由于心房水平存在分流，可引起相应的血流动力学异常。房间隔缺损从胚胎学角度可分为原发孔房间隔缺损和继发孔房间隔缺损两大类。原发孔房间隔缺损常伴有二尖瓣和三尖瓣畸形，即心内膜垫缺损。继发孔房间隔缺损在临床上最为常见，根据缺损出现的部位分为中央型缺损（卵圆窝型缺损）、上腔型缺损（静脉窦型缺损）、下腔型缺损和混合型缺损 4 种类型。

科普 2：患者做什么检查才能诊断为房间隔缺损呢？

根据患者的典型体征，结合心脏超声、心电图、胸部 X 线检查，房间隔缺损的诊断和分型并无困难。对于症状体征不典型的患者，超声右心声学造影或心导管检查有助于诊断。

（1）超声心动图：一般可确立诊断，可见右心房和右心室增大、室间隔与左心室后壁同向运动等右心负荷过重表现，房间隔中部连续性中断，并可测量缺损大小。彩色多普勒超声检查可以明确血液分流方向、速度并估计分流量（图 12–6）。

（2）胸部 X 线：主要表现有肺野充血，右心房、右心室增大导致心影轻到中度增大，

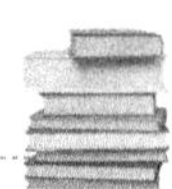

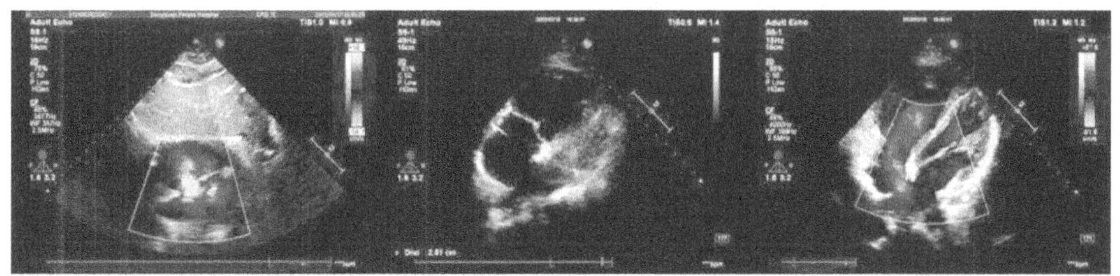

图 12–6　房间隔缺损超声心动图

大量超负荷血液涌入肺动脉导致肺动脉增粗，正位片可见肺动脉段突出。

（3）心导管检查：右心房中部血氧含量超过腔静脉平均血氧含量，右心导管检查时导管也可通过缺损进入左心房。通过右心导管检查可计算肺循环与体循环血流量，确定心内分流情况和测量肺动脉压。

（4）心电图检查：由于右心室增大，故心电图可见电轴右偏及右心室肥大；由于右心室除极时间延长，可出现不完全性右束支传导阻滞表现，但不一定存在传导系统受损。成年患者可有心律失常，以心房纤颤和心房扑动最为常见。

科普 3：住院期间应提醒患者发生哪些不适表现需引起重视与关注？

房间隔缺损由于心房间存在交通，左心房的压力超过右心房，就产生了左心房向右心房的分流，这就是心内异常分流。由于右心房接受了左心房分流过来的血液，所以右心房容量复合增加，同时由于右心室接受来自于右心房的血液，右心室容量复合也增加，这样就会出现右心房右心室增大，因此，体格检查可发现左侧前胸壁稍有隆起，心脏搏动增强，并可触及右心室抬举感等。右心室容量复合增加，同时收缩期进入肺动脉的血流量也增加，肺动脉瓣出现相对狭窄，这样胸骨左缘第 2 肋间（肺动脉瓣听诊区）就可闻及 2/6 – 3/6 级收缩期吹风样杂音；由于右心室收缩期延长，肺动脉瓣关闭延迟，肺动脉压力增高，肺动脉瓣听诊区可闻及第二心音亢进和固定分裂。肺动脉瓣听诊区收缩期闻及 2/6 – 3/6 级吹风样杂音，同时第二心音亢进伴固定分裂，此为房间隔缺损特征性听诊特点。分流量特别大者，右心房容量复合明显增加，舒张期经过三尖瓣的血流量亦明显增加，故有可能闻及三尖瓣相对狭窄产生的舒张期隆隆样杂音。随着疾病的进展，如出现较明显的肺动脉高压，则右心室进入肺血管的血量减少，肺动脉瓣区收缩期杂音将有所减弱，但右心室抬举感增强，第二心音更加亢进、分裂。

由于存在心内分流，超负荷的血液通过右心房、右心室、肺动脉途径进入肺循环，既导致体循环血量减少，又引起肺循环血量增加。体循环血量减少，则生长发育必然受到一定影响，但由于左右心房之间压力阶差较小，分流速度和分流量不大，故只有部分儿童出现体形瘦弱，一般到青年期才出现气急、心悸、乏力等表现，大于 40 岁患者症状加重。肺循环血量增加，肺血管出现生理性调节，主动收缩限制入肺血量，这种肺动脉压力升高称为动力型肺动脉高压，当畸形得到矫正后可以很快恢复正常。随着时间的推移，肺血管长时间持续处于痉挛状态，且一直受超负荷高压血液冲击，则出现血管内皮增厚、管腔狭窄，即使畸形得以解除，肺血管也难以恢复正常，这种肺动脉高压称为梗阻型肺动脉高压。随着肺动脉压力进一步上升，右心室压力升高进而导致右心房压力升高，甚至右心房压力超过左心房压力，原有的左心房向右心房分流反过来变为右心房向左心房分流，静脉血通过左心房与动脉血混合，经左心房、左心室、主动脉进入体循环，导致患者发绀。由于肺动脉压力升高导致原有的左向右分流变为右向左分流，从而引起静脉血进入体循环，患者出现发绀，称为艾森曼格综合征。一旦进入此期，患者即丧失了手术机会，即使房间隔缺损修补好，也会因为肺动脉压力持续增高出现难以纠正的右心功能衰竭，因此，艾森曼格综合征为先天性心脏病的手术禁忌证。

由于肺血流量增加，病原体易在肺内定植，多数继发孔房间隔缺损患者易患感冒等呼吸道感染性疾病，除此之外可无症状，活动亦不受限制，故不易引起重视，这也是房间隔缺损容易漏诊的原因。随着病情进展，右心房增大过度牵拉，常出现心房颤动、心房扑动等心律失常，右心室长时间容量复合增加，则会出现颈静脉怒张、肝脏增大等充血性心力衰竭表现，均提示病情较严重。

科普 4：住院期间应怎样向患者介绍房间隔缺损的治疗方法?

大于 1 岁的继发孔型房间隔缺损罕见自发性闭合，如有右心房、右心室增大及反复呼吸道感染、运动耐力下降、生长发育迟缓等表现，一般主张早期手术。

（1）心导管介入治疗：如患儿继发孔型房间隔缺损位置及大小符合介入治疗的适应证，可在放射线或超声引导下经血管途径行心导管介入治疗，无须开胸手术。较大年龄患者可经股静脉插管，将镍钛合金的封堵器夹在房间隔缺损处，以闭合房间隔缺损达到治疗目的。如患儿年龄偏小、缺损偏大，经股静脉途径难以满足输送鞘管需求，但缺损的边缘良好适合封堵，因颈内静脉较股静脉内径粗，可经颈内静脉插管介入治疗。

（2）经胸微创封堵：如患儿经颈内静脉途径仍难以满足介入治疗需求，但缺损边缘可满足封堵器需求，可经胸壁做一小切口，并在心房做荷包缝合，直接穿刺右心房，在食管超声的引导下通过输送系统将封堵器夹在房间隔缺损处，即经胸微创封堵。由于经胸微创封堵路径短，输送装置与房间隔垂直，封堵器置入过程中盘面与房间隔几乎平行，所以对房间隔缺损的边缘要求更低，封堵器的型号选择也可较介入治疗更小，因此适应证更广。

（3）外科手术治疗：缺损较大不适合封堵的继发孔型房间隔缺损，以及静脉窦型房间隔缺损，常采取经胸骨正中入路于体外循环下直视修补，右前外侧切口入路也可提供良好的手术视野。年龄大或缺损较大的房间隔缺损患者，术后窦性心动过缓发生率较高，应引起重视，可用异丙肾上腺素或阿托品加快心率，也可在术中安置临时起搏电极（图 12-7）。

科普 5：患者需要知道的介入治疗适应证和禁忌证有哪些?

（1）适应证：①通常年龄≥3 岁；②继发孔型 ASD 直径≥5 mm，伴右心容量负荷增加，≤36 mm 的左向右分流 ASD；③缺损边缘至冠状静脉窦，上、下腔静脉及肺静脉的距离≥5 mm；至房室瓣≥7 mm；④房间隔的直径大于所选用封堵伞左房侧的直径；⑤不合并必须

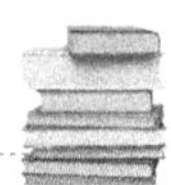

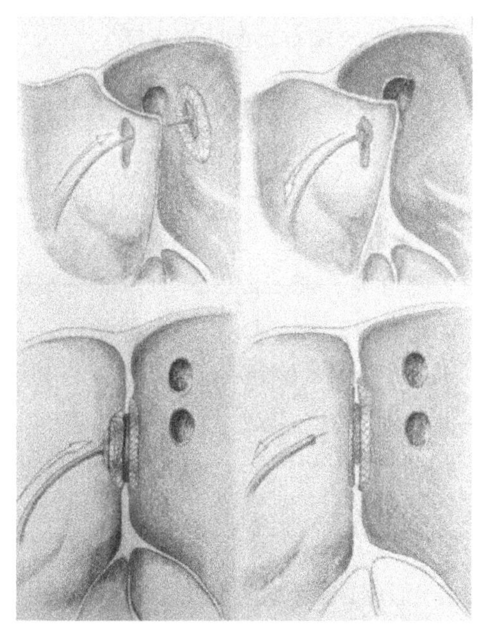

图 12-7　房间隔缺损封堵手术示意

外科手术的其他心脏畸形。

（2）相对适应证：随着 ASD 介入技术的提高和经验的积累，国内专家提出相对适应证：①年龄<3 岁，但伴有右心室负荷加重；②ASD 前缘残端缺如或不足，但其他边缘良好；③缺损周围部分残端不足 5 mm；④特殊类型 ASD 如多孔型或筛孔型 ASD；⑤伴有肺动脉高压，但 QP/QS≥1.5，动脉血氧饱和度≥92%，可试行封堵。

（3）禁忌证：①原发孔型 ASD 及静脉窦型 ASD；②感染性心内膜炎及出血性疾病；③封堵器安置处有血栓存在，导管插入处有静脉血栓形成；④严重肺动脉高压导致右向左分流；⑤伴有与 ASD 无关的严重心肌疾病或瓣膜疾病；⑥近 1 个月内患感染性疾病，或感染性疾病未能控制者；⑦患有出血性疾病，如未治愈的胃、十二指肠溃疡；⑧左心房或左心耳血栓，部分或全部肺静脉异位引流，左心房内隔膜，左心房或左心室发育不良。

科普 6：患者介入术前准备有哪些？

常规签署知情同意书，与患者及其家属或监护人交代介入治疗中可能发生的并发症，取得同意后方可进行手术。

科普 7：患者行介入手术，须向家属告知介入术后可能会发生的并发症有哪些？

介入术后可能发生的并发症有：

①残余分流；②血栓栓塞；③其他栓塞，如肺栓塞；④头痛或偏头痛；⑤穿刺部位血肿和股动静脉瘘；⑥心脏压塞；⑦封堵器移位、脱落；⑧心律失常；⑨主动脉至右心房和左心房瘘；⑩溶血；⑪其他少见并发症，如感染性心内膜炎。

科普8：患者介入术后，须告知家属有哪些注意事项？

（1）术后伤口局部压迫沙袋4～6小时，卧床24小时，必要时静脉给予抗生素3天防治感染。

（2）术后肝素抗凝48小时。普通肝素100 U/(kg·d)，分4次静脉注入，低分子肝素每次100 U/kg，皮下注射，每12小时一次。

（3）阿司匹林小儿和成人都可按3～5 mg/(kg·d)剂量服用，共6个月；成人封堵器直径≥30 mm者可酌情加服氯吡格雷75 mg/d，有心房颤动者应该长期服用华法林。

（4）术后24小时，1个月、3个月、6个月至1年复查心电图、超声心动图，必要时复查心脏X线片。

（盘瑞兰　苏艳桃）

参考文献

[1] 中国医师协会心血管内科分会先心病工作委员会．常见先天性心脏病介入治疗中国专家共识一、房间隔缺损介入治疗［J］．介入放射学杂志，2011，20（1）：3－9.

[2] 刘宇航．房间隔缺损［J］．中国实用乡村医生杂志，2019，26（1）：4－6.

[3] 刘静，韩波．儿童房间隔缺损介入治疗进展［J］．国际儿科学杂志，2018，45（11）：826－830.

[4] 李博宁，刘琮，张智伟．小儿先天性心脏病介入治疗进展［J］．中华实用儿科临床杂志，2020，35（1）：19－23.

[5] 张林虹，赵永红，宋葆云．先天性心脏病患儿行腋下途径微创封堵术的围手术期护理［J］．中国实用护理杂志，2015，31（18）：1377－1379.

[6] 张羽，张栋，褚银平，等．介入治疗先天性心脏病224例临床分析［J］．中国实用医刊，2019，46（5）：49－54.

第三节　动脉导管未闭

案例

患者，女性，24岁，主诉：活动后喘累1年、发现动脉导管未闭8个月。门诊以“动脉导管未闭”收入院，于2020年1月7日步行入院，入院查体：查体配合，发育正常，营养良好，体型正力型，自主体位，T 36.7 ℃，P 73次/分，R 20次/分，BP 140/89 mmHg。左前胸隆起、心浊音界扩大、心尖冲动增强并左移；左侧前胸第1、第2肋间闻及响亮的连续性机器样杂音，占据几乎整个收缩期与舒张期，在收缩末期最响。患者8个月前感活动后喘累症状较前加重，院外体检彩超检查提示动脉导管未闭。18天前患者于医院就诊，行心脏彩超示动脉导管未闭左向右分流，左房左室比例稍大，二尖瓣、三尖瓣微量反流，肺动脉高压。14天前我院CT检查报告：动脉导管未闭。患者既往有高血压，最高150/90 mmHg，未服药，未确诊，术前血压平稳，积极完善术前检查及术前谈论，于2020年1月8日在局部麻醉下行动脉导管未闭介入封堵术，过程顺利。观察术后穿刺点有无红肿、渗液，穿刺点

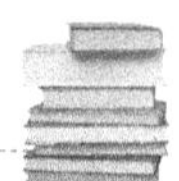

加压包扎，补液水化加速造影剂排除，观察有无皮疹等造影剂过敏反应，头孢呋辛预防感染；术后三天患者恢复好，给予办理出院。

科普 1：患者入院诊断为动脉导管未闭，入院后应首先进行哪些疾病知识宣教？

患者入院后，应首先让患者了解动脉导管未闭的定义及分型。

动脉导管未闭主要是因主动脉、肺动脉先天通道异常引起的，病变部位主要是在患者的肺动脉根部、主动脉峡部，一般情况下导管直径在 5 ~ 15 mm，并呈现漏斗型，发病率为 21%（图 12–8）。分型见表 12–2。

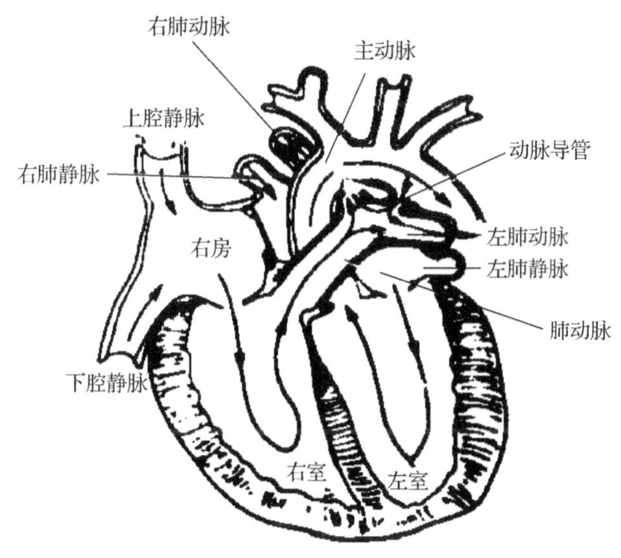

图 12–8　心脏解剖

表 12–2　动脉导管未闭类型

管型	管状导管两端直径相等，外形如圆管或圆柱
漏斗型	较多见，呈漏斗状，主动脉端往往比较粗大，而肺动脉端较狭窄
窗型	较少见，导管极短，两端开口几乎吻合，管腔较粗大，管壁薄
哑铃型	较少见，中间细两边宽，形似哑铃
动脉瘤型	少见，两端细，中间呈动脉瘤样扩张，张力高，壁薄

科普 2：患者入院后应怎样向患者介绍动脉导管未闭的病因及表现？

此病的症状随疾病严重程度不同而表现不同，轻症常无症状，通常可表现为：①刚出生的患儿喂养困难、体重不增；②在活动后出现明显喘累、心悸、多汗；③伴有反复呼吸道感染；④伴有鸡胸、心前区突出；⑤部分患者偶因扩张伴有肺动脉压迫神经造成声音嘶哑情况。

动脉导管未闭是先天性心脏病的常见类型之一，占先天性心脏病发病率的 15%，出生后约15小时即发生功能性关闭，3个月出现解剖性关闭，1年时在解剖学上应该是完全关闭。如果持续开放就会产生病理、生理的改变，也称为动脉导管未闭。主要病因与以下因素有关：①遗传是造成动脉导管未闭的主要内因；②有染色体异常综合征的患者常伴有动脉导管未闭；③在胎儿期任何影响心脏胚胎发育的因素均可能造成心脏畸形，如孕母患风疹、流行性感冒、腮腺炎、柯萨奇病毒感染、糖尿病、高血钙等；④孕母接触放射性线，孕母服用抗癌药物或甲苯磺丁脲等药物也可造成胎儿动脉导管未闭；⑤早产易出现动脉导管未闭。

科普3：患者入院后，应向患者宣教需要完成哪些检查？

（1）超声心动图：是诊断本病最重要的无创检查，可探查到未闭动脉导管的存在、大小、分流程度及其血流动力学影响（如左心室内径增大等），可估测肺动脉压。

（2）心电图：可见左心房增大、左心室肥大或双侧心室肥大，可能发生心律失常，特别是房性心律失常。小型动脉导管未闭者心电图可正常。

（3）胸部X线检查：肺血增多，肺门血管影搏动明显，肺动脉段凸起，主动脉影不缩小或增大，左心室增大；显著肺动脉高压后右心室亦可增大。

（4）心脏磁共振/CT：需要进一步定量左心室容积和评估肺动脉病理解剖特点时进行。

（5）右心导管检查：当心脏超声提示肺动脉高压时，可行右心导管检查精确测量肺动脉压、评价肺血管阻力和肺动脉扩张剂的反应性。心导管可通过未闭的动脉导管从肺动脉进入主动脉，多进入降主动脉。

（6）选择性主动脉造影：可见主动脉与肺动脉同时显影，有时可见未闭的动脉导管显影。

科普4：住院期间，应告知患者出现哪些不适需立即告知医护人员？

（1）呼吸困难：活动后出现喘累、呼吸困难，伴咳嗽，口唇发绀，大汗淋漓，心率增快，休息后不能缓解，应立即告知医生。

（2）房性心律失常：感心跳厉害、头晕、胸闷、胸痛、心慌、乏力应立即告知医生。

（3）肺动脉高压：最早出现呼吸困难、进行性活动后气短、疲劳、运动耐量减少、咯血、声音嘶哑应立即告知医生。

（4）右心衰竭：出现食欲缺乏、恶心呕吐、双下肢水肿，以及口唇、指尖发绀应立即告知医生。

（5）高血压：头晕、头痛应立即告知医生。

科普5：住院期间，应告知患者动脉导管未闭的治疗方式有哪些？

（1）外科手术治疗：结扎动脉导管是治疗本病的传统方式，动脉导管被结扎后，约10%的患者可以恢复通畅，故近年多主张用切断缝合的方法，但传统治疗创伤大，术后恢复时间较长，且会遗留明显的切口瘢痕。

（2）介入治疗：即经导管器械封堵术，在技术条件成熟的心脏中心，可代替开胸手术治疗本病。介入治疗具有安全可靠、有效、创伤小、恢复快、并发症少等优点，目前是治疗

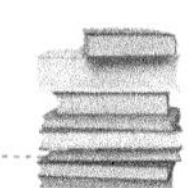

动脉导管未闭的首选治疗方法。

科普6：患者手术前，应告知患者必须完成哪些术前准备？

（1）增强治病信心。目前，很多动脉导管未闭患者整体心理压力较大，同时容易出现绝望的心理情绪，应积极配合治疗，加强对疾病的信心，同时做好和医护人员沟通。

（2）术前做好深呼吸锻炼，一般1天2次，每次在10分钟左右。在深呼吸后通过使用声门用力喷射气体，并连续咳嗽，将痰液运送到患者的喉部，在此之后给予必要的呼吸道准备，并做好肺部感染预防。如果患者存在肺高压，还应给予低流量氧气吸入，以此来改善缺氧症状。

科普7：患者手术后，应怎样向患者进行饮食指导？

手术后清醒时，病情稳定，术后次日开始进流质饮食、以后逐渐过渡到正常饮食，少食多餐，食物宜清淡、易消化，保证摄入足够的蛋白质、维生素，避免油炸及产气的食物，控制零食和饮料的摄入。养成定时排便的习惯，保持大便通畅，避免用力排便及屏气。

科普8：患者手术后，应向患者告知哪些术后注意事项？

（1）呼吸：注意有无胸痛或憋气等不适，如有异常及时报告医生，对症处理。

（2）活动：术后绝对卧床休息24小时，术侧肢体制动8小时。24小时后下床活动时可用手轻轻按压穿刺部位，勿剧烈活动，防止穿刺处再出血。起床活动时先床上坐立3分钟，保持头不晕后再下床活动，防止发生跌倒。

（3）多饮水：术后鼓励多饮水，以增加尿量，促进造影剂排出，减轻造影剂不良反应。24小时饮水量 >1500 mL，每次饮水量以不出现腹胀为宜。如果出现皮肤瘙痒、红疹及时告知医生，给予对症处理。

（4）疼痛：如果穿刺处出现疼痛不适，及时告知医生，给予对症处理。

（5）伤口敷料：如伤口有出血、伤口敷料有渗液渗血，及时告知医生给予换药处理。

（6）尿液颜色：正常尿液颜色为黄色或淡黄色，如出现洗肉水样，或酱油色，及时告知医生对症处理。

科普9：患者手术后，应怎样向患者介绍可能存在的并发症？

（1）动静脉血栓形成：因术后限制活动，加压包扎等因素导致血流缓慢，易诱发血栓形成。足背动脉搏动不能扪及、下肢皮肤温度低是股动脉血栓表现；下肢颜色紫黯、肿胀是股静脉血栓表现，以上情况均应及时报告医生，以便进一步处理。

（2）穿刺点出血及血肿：出血是动脉导管未闭介入封堵术最常见的并发症。主要表现为鞘管留置部位有出血、血肿情况，伤口敷料有渗血，应及时告知医生处理。

（3）封堵术后残余分流：动脉导管未闭介入封堵术后再通，发生率≤0.1%，封堵器移位率0.4%。

（4）血尿：主要与术后残余分流过大或封堵器过多突入主动脉腔内有关，发生了溶血，发生率＜0.8%。表现为尿颜色呈洗肉水样，严重者为酱油色，可伴有发热、黄疸、血色素下降等。

科普 10：患者手术后血压升高的原因有哪些？应怎样指导患者做好血压监测？

原因：术后患者的血流动力学出现改变，将会导致循环功能出现明显失调，并出现体循环血容量增加。在患者导管离断后，将会导致血液重新分配。术后如果出现疼痛反射明显、术后输液量增多等，将会导致血液增多，从而导致血压升高。在术后 24 小时内容易出现高血压，在不能有效控制的同时将会导致肾脏受到损害，并出现心力衰竭。

术后常规给予心电及无创血压监测，静脉应用强心利尿药物。通过补液及应用血管活性药物使术后早期血压维持在 80～120 mmHg，根据血压变化随时调整药物剂量及输液速度，若血压不稳定，应及时通知医生。保持心血管功能稳定，维持良好的血压和末梢灌注是术后恢复的重要条件。

科普 11：患者出院后，应怎样指导患者进行日常护理？

（1）活动：适当的活动，可促进患者的康复。不仅要积极配合医生治疗，而且还要注意心肺功能的恢复，介入治疗的患者术后 1 个月内禁止进行剧烈体力活动。

（2）饮食：无饮食禁忌，注意减少零食摄入。另外确保营养全面均衡，多进食蔬菜、水果，保证微量元素摄入。

（3）呼吸道：有咳痰及时咳出，避免去公共场合，防止呼吸道感染。室内要注意每天上午通风半小时。

（4）日常生活：伤口愈合方可洗浴，用温水洗浴可促进血液循环。

（5）伤口：术后第 1 周可能会出现痒、无痛或痛。如果疼痛厉害，有分泌物应去医院，不要保持一种姿势太久，可经常做头、颈、肩的运动。

（6）定期复查：介入术后 1 个月、3 个月、半年左右复查一次即可，复查内容包括超声心电图检查及 X 线胸片。

（韦美菊）

参考文献

[1] 成妙燕．低体质量早产儿动脉导管未闭床旁外科治疗的手术配合［J］．山西医药杂志，2017，46（17）：2146－2147.

[2] 范晓馨，杜苗苗．先天性心脏病动脉导管未闭封堵术围术期护理分析［J］．世界最新医学信息文摘，2018，18（66）：271.

[3] 高春花．一例低龄低体重动脉导管未闭患儿介入封堵的护理体会［J］．天津护理，2018，26（6）：756－757.

[4] 沈兴容．一例幼儿巨大动脉导管未闭伴重度肺动脉高压介入治疗护理体会［J］．实用临床护理学电子杂志，2019，4（14）：88－89.

[5] 刘秀丽，陈丹丹．1 例极低出生体质量早产儿动脉导管未闭结扎术的护理［J］．中西医结合护理（中英

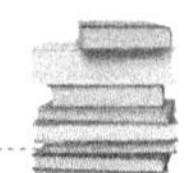

文），2020，6（1）：171－172.

[6] 马晓慧．针对性护理干预在动脉导管未闭患儿介入治疗术后的应用［J］．首都食品与医药，2020，27（14）：101－102.

[7] 张俊苹，王惠萍．经导管介入治疗小儿动脉导管未闭封堵术的围术期护理［J］．临床研究，2020，28（12）：190－191.

[8] 肖家旺，朱鲜阳，张端珍，等．心血管外科动脉导管未闭外科结扎术后残余分流介入治疗分析［J］．心肺血管病杂志，2021，40（7）：699－702.

[9] GUPTA S，JUSZCZAK E，HARDY P，et al. Correction to：Study protocol：baby-OSCAR Trial：Outcome after Selective early treatment for Closure of patent ductus ARteriosus in preterm babies，a multicentre，masked，randomised placebo-controlled parallel group trial.［J］. BMC pediatrics，2021，21（1）：326.

[10] HAGADORN J I，SHAFFER M L，TOLIA V N，et al. Covariation of changing patent ductus arteriosus management and preterm infant outcomes in Pediatrix neonatal intensive care units［J］. Journal of perinatology，2021，41：2526－2531.

第四节　法洛四联症

案例

患者，女性，34 岁，29 年前剧烈活动后出现气促，口唇略发绀，休息可自行缓解，至当地医院检查，听诊发现心脏杂音，检查提示法洛四联症，未予特殊治疗。患者生长发育较同龄人落后，体重偏低，运动耐量减退，口唇发绀，伴杵状指，偶有蹲踞现象。2020 年 12 月无明显诱因下出现咯血，呈鲜红色，于当地医院心内科就诊，予止血等对症支持治疗，心脏超声：先天性心脏病，法洛四联症可能。门诊以“法洛四联症”收治入院。胸部平片：双肺肺血减少。抽血查红细胞比积测定 56.6%，红细胞计数 5.74×10^{12}/L，平均血红蛋白含量 32.1 pg，氧分压 58.6 mmHg，二氧化碳分压 41.4 mmHg，pH 7.328，氧饱和度 85.40%，剩余碱 －3.90 mmol/L。心脏超声：主动脉增宽，骑跨于室间隔上 63%，室间隔缺损约 23 mm，对位不良型，双向分流；右室流出道肌束增厚，肺动脉瓣下右室流出道明显变窄（内径 8 mm）。入院予完善各项术前检查后行法洛四联症根治手术，术后恢复良好，于半个月后康复出院。

科普 1：患者入院诊断为法洛四联症，入院后应首先进行哪些疾病知识宣教？

患者入院后首先应让患者及家属了解法洛四联症的疾病特点。

法洛四联症（TOF）是 1888 年由法国人 Fallot 详细阐述并以他的名字命名的心脏疾病，是最常见的发绀型先天性心脏病，每万次分娩中患 TOF 的新生儿为 3～6 例，占先天性心脏病的 12%～14%。TOF 包括 4 种心血管畸形（图 12-9）：肺动脉狭窄、对位不良的室间隔缺损、主动脉骑跨及继发性右心室肥厚。TOF 的症状轻重取决于肺动脉狭窄和室间隔缺损两种畸形的相互影响程度。部分轻型 TOF 患者，肺动脉狭窄不严重，可无明显临床症状。重度肺动脉狭窄的 TOF 患者，由于室间隔缺损导致右心室含氧量低的静脉血分流入左心室或直接由骑跨的主动脉进入体循环，导致体循环血液含氧量降低，其典型临床表现为发绀、杵状指（趾），以及进食困难、呼吸困难和缺氧发作，喜蹲踞，严重的可以出现晕厥和心功能衰竭的临床表现。高血压在成人TOF患者中比较多见。此外，少数TOF患者可出现脑血栓、脑脓肿和心内膜炎的表现。部分患者生长发育迟缓，胸廓畸形。

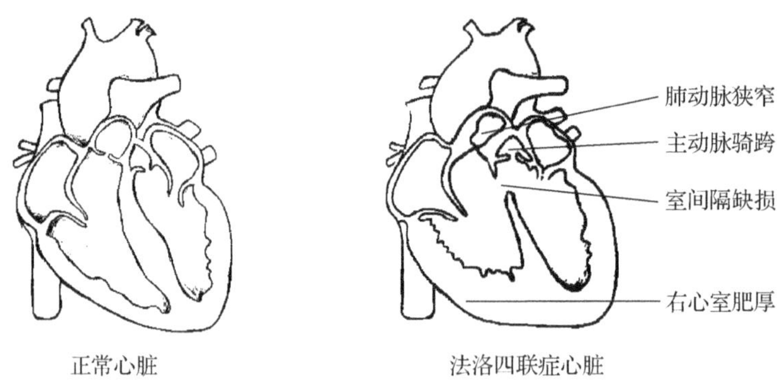

图12-9　法洛四联症的心血管畸形

科普2：住院后，怎样向患者介绍法洛四联症的特有体征？

（1）发绀：主要表现在口唇和甲床上。

（2）血液黏稠，血流缓慢：TOF患者由于心脏内血液右向左分流导致体循环缺氧，缺氧刺激促红细胞生成素的产生，从而使患者血液中红细胞含量增加，血红蛋白和红细胞远高于正常值，很容易导致脑血栓、脑脓肿。

（3）杵状指（趾）：在发绀的患者中，一般在出生后6个月以后就出现杵状指（趾）。杵状指（趾）是TOF的特征性病变之一，其产生原因是长期缺氧刺激指骨增生变粗（图12-10）。

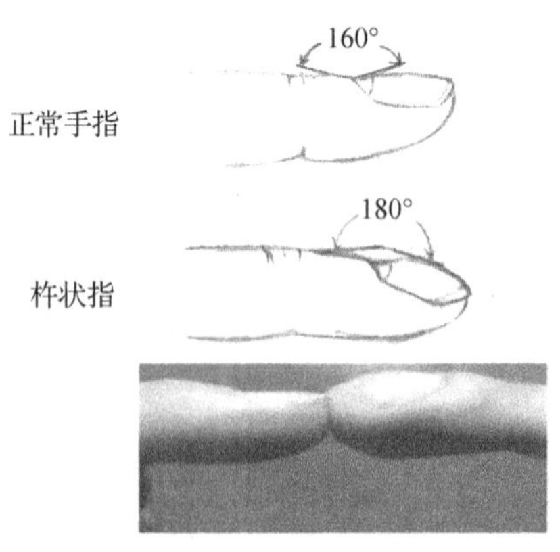

图12-10　杵状指

（4）蹲踞现象：是TOF患者特别是低龄儿童患者的一种常见的体位。蹲踞现象常见于患者活动后，体循环氧饱和度降低，本能地采取胸膝体位或蹲踞来获得舒适感进而缓解症

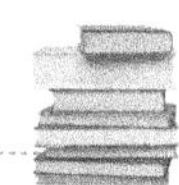

状。蹲踞现象产生可能是由于蹲踞可使下肢含氧量低的血液回流入心脏减少，从而提高体循环血氧饱和度。但更合理的解释是蹲踞时通过压迫下肢大的动脉血管来增加体循环阻力，减少心室水平右向左分流量，增加肺动脉血流量，提高动脉血氧分压，改善缺氧症状。

科普3：住院后，怎样告知患者避免缺氧的注意事项？

TOF患者中大多数出生即有呼吸困难，出生后3~6个月出现发绀，并随年龄增长逐渐加重。住院期间最可能发生的就是缺氧发作。缺氧发作常出现在早晨或午睡后，其诱因有哭闹、排便或进食，但也可以在无任何诱因的基础上出现。表现为发绀加重、呼吸加快加深、易激惹，通常能在15~30分钟内缓解，如持续时间较长，发绀进行性加重会迅速产生代谢性酸中毒甚至更加严重的后果导致昏迷或死亡。

住院期间为防止缺氧发作应做到以下几点。

（1）注意休息，严格限制活动量，婴幼儿应当避免哭闹和情绪激动，减少不必要的刺激，以免加重心脏负担，减少急性缺氧性晕厥的发作。

（2）间断吸氧，氧流量4~6 L/min，每日2~3次，每次20~30分钟。

（3）适当饮水，防止脱水导致血液黏稠度增加，诱发缺氧发作。

（4）预防及控制感染，如注意保暖，预防呼吸道感染；注意口腔卫生，防止口腔黏膜感染；积极治疗身体任何部位的感染。

（5）加强营养，提供易消化、高蛋白、高热量、高维生素饮食，避免过饱。婴儿喂养比较困难，吸奶时往往因气促乏力而停止吮吸，且易呕吐和大量出汗，故喂奶时可用滴管滴入，减轻患者体力消耗。

科普4：患者入院后，应告知患者配合完成哪些术前检查？

TOF患者术前一般应行心电图、心脏超声、胸部X线检查、心导管及造影检查（或心脏结构增强CT）。根据以上检查，临床医生确定患者室间隔缺损的数量、大小和位置，肺动脉的粗细和分布情况及狭窄程度等，为制订手术方案提供依据。

科普5：患者需行手术治疗，怎样向患者介绍手术方法？

法洛四联症目前有效的治疗方法是行TOF矫治手术治疗，即室间隔缺损修补和肺动脉狭窄纠治，术后患者颜面及甲床发绀等缺氧症状可立即改善（图12-11）。

运用心脏模型向患者或家属说明手术的必要性、麻醉方法、手术过程、手术切口；运用视频等资料讲述术后各种管道的作用和配合护理的方法、术后可能会出现的并发症及预防方法，以取得患者的合作。患者术前会有情绪紧张，可运用法洛四联症手术前后的对比照片或同伴教育鼓励患者，以消除其恐惧、忧虑，避免因情绪波动造成缺氧。

科普6：手术前，应指导患者做好哪些术前准备？

（1）测量身高、体重、四肢血压和血氧饱和度。进行营养风险筛查，对有营养风险的患者进行营养评定并制订营养支持计划。

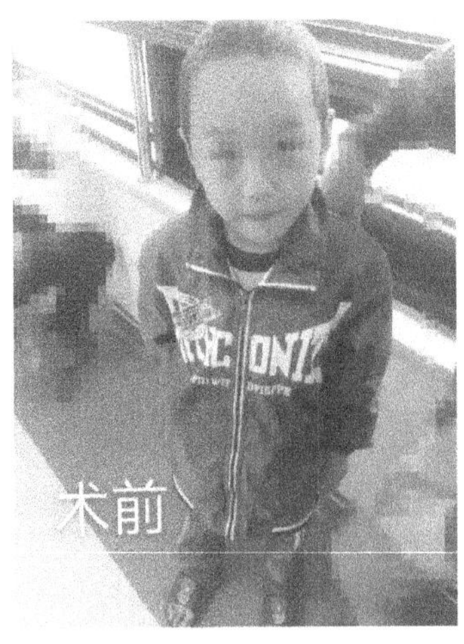

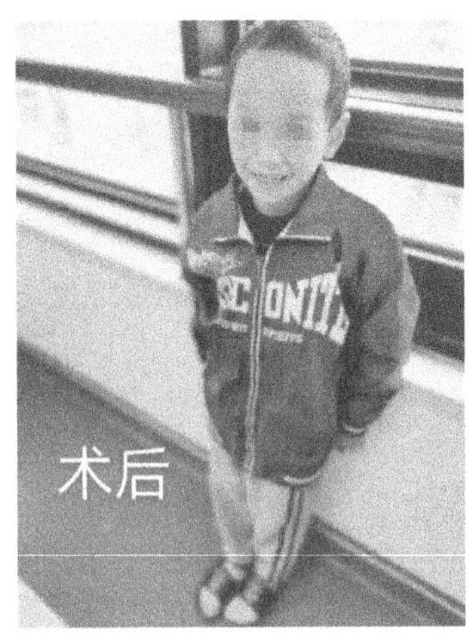

图 12-11　法洛四联症术前术后对比

（2）讲解呼吸治疗对术后肺部复张的重要性与具体方法，指导练习有效咳痰和腹式深呼吸（图 12-12）；告知术后早期活动的必要性，指导患者进行床上活动及床上排便。

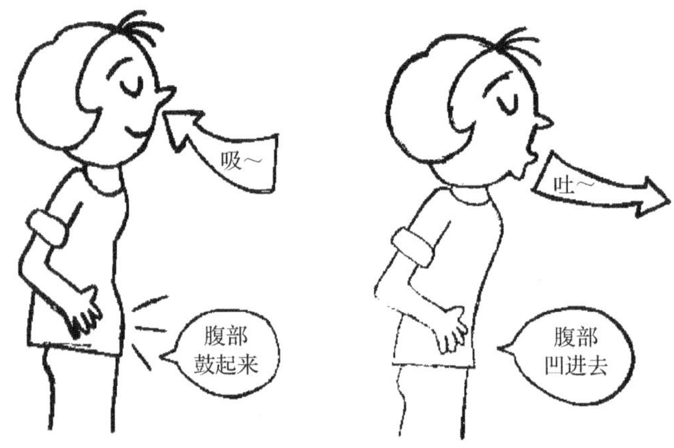

图 12-12　腹式深呼吸

（3）合理安排检查和治疗，保证患者休息，避免剧烈活动，预防血栓脱落或缺氧发作。

（4）术前监测体温、脉搏、呼吸，注意观察病情变化。如有发热、上呼吸道感染、皮肤感染、牙龈感染、女患者月经来潮等及时与医生联系并采取措施。

（5）通知 ICU 术前访视宣教，做好术后所需物品准备。

（6）做好术前常规准备，手术区域予氯己定沐浴露进行皮肤准备。无胃肠道功能障碍者术前禁固体饮食 6 小时，除术前 2 小时遵医嘱服药外禁食液体饮食。婴幼儿禁食 4 小时，禁水 2 小时。

科普 7：患者行法洛四联症根治手术，如何指导进行术后康复?

（1）卧位：术后以平卧位或半卧位为主，减少侧卧，以有利于胸骨愈合；术后注意避

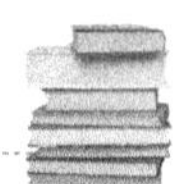

免衣着过多引起出汗浸湿切口，保持切口皮肤清洁和敷料干燥。

（2）呼吸道管理：术后根据医嘱行雾化吸入，做雾化时指导患者保持半卧位或坐位，做深呼吸，预防肺部感染和肺不张。教会患者正确咳痰方式，避免频繁剧烈的咳嗽引起切口震动，影响愈合。指导并示范正确拍背方法（图12-13）。患者因切口疼痛不肯咳痰时，可适当刺激咳嗽咳痰帮助肺扩张。病情允许时应当尽早下床活动或多改变体位，以利于呼吸道恢复。

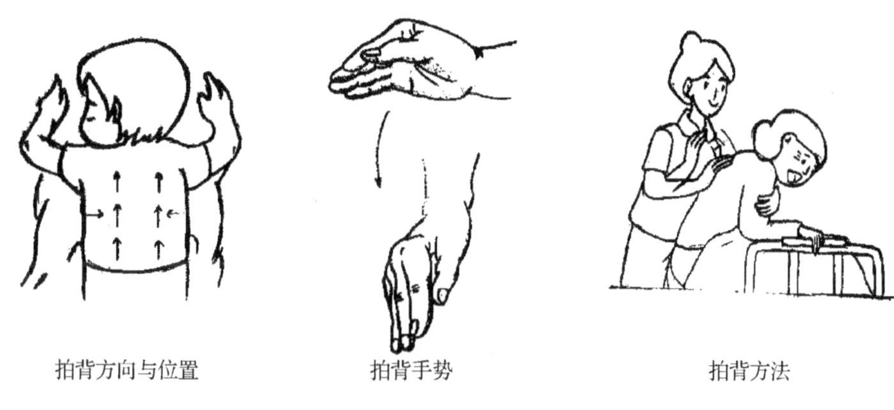

图12-13　拍背方法

（3）饮食：饮食宜少食多餐，营养丰富，多食蛋白质含量丰富的食物（如牛肉、鱼、虾等）；出汗多及尿多时，根据电解质情况指导患者多食含钾、钠丰富的食物，防止术后因为低钠、低钾导致食欲不振和乏力；不宜进食过甜食物，尤其应避免过多饮用含糖饮料，防止血糖增高影响食欲和切口愈合；避免一次性进食过多的液体（包括水、营养汤等），以免加重心脏负担；可进食酸奶促进胃肠道恢复，保护胃黏膜。

（4）活动及安全：术后第一天经主管医师评估后可协助患者下床活动。因病情不能下床活动时，为防止深静脉血栓形成，可用抗血栓弹力袜和（或）间歇气动压缩装置。手术后鼓励患者活动，早期可以在床上和床旁进行小范围活动，如蹬腿、抬臀、翻身等活动，鼓励患者在床上自行用餐和洗漱；指导患者在家人陪伴下在房间里活动，无不适时逐渐增加活动的范围和量；协助患者起床及躺卧，尽量避免患者双手臂独立支撑活动，以免影响切口愈合；活动宜循序渐进，以不疲劳为主，一旦出现胸闷、心慌等不适症状及时停止活动，安静休息。

（5）并发症观察。①肺不张：与切口疼痛惧怕咳嗽咳痰、术后活动量不足有关，临床表现为发热、一侧呼吸音减弱，氧饱和度降低、心率增快。指导患者有效咳痰，鼓励早期下床活动，有效止痛。②Ⅲ度房室传导阻滞：与术中低温、缺氧、酸中毒，传导束走行局部创伤、水肿或心内膜下出血，或因术中直接缝合、结扎损伤了传导束有关。临床表现为心率缓慢，心电图上P波与QRS波无固定关系，心室率常在60次/分以下。严密监测心电图变化，叮嘱患者注意安全发生，防止晕厥等意外发生，并遵医嘱用药。

科普8：患者出院前，应进行哪些健康指导？

（1）指导患者合理饮食，摄入高蛋白、高维生素、低脂肪的食物，均衡饮食，保证充足的营养。少食多餐，避免进食过量加重心脏负担。

（2）患者应尽量和正常人一起生活和学习。制定合理的生活制度，养成良好的生活习惯，根据心功能恢复情况逐渐增加活动量，适当休息，避免过度劳累，防止剧烈活动。定期锻炼，提高机体抵抗力。

（3）先天性心脏病的患者体质弱，易感染疾病，应嘱其注意个人和家庭卫生，减少细菌和病毒入侵。天气变化注意防寒保暖，避免呼吸道感染。勿在人多、寒冷或湿热的地方活动，以免加重心脏负担。

（4）教会患者或家属学会疾病自我管理。严格遵医嘱服用强心、利尿、补钾药，不可随意增减药物剂量，观察用药后反应；了解疾病康复情况，观察尿量、脉搏、体温、血压、皮肤颜色、术后切口等指标变化。

（5）复诊指导，建议每年进行 1 次心电图、胸部 X 线和超声心动图检查。若有胸闷、心率过快、呼吸困难等症状，及时送医院就诊。

（王小芳）

参考文献

[1] 刘中民，RolandHetzer，翁渝国．实用心脏外科学［M］．北京：人民卫生出版社，2010：402－409.

[2] 李乐之，路潜．外科护理学［M］．6 版．北京：人民卫生出版社，2016：367－373.

[3] 多学科围手术期气道管理专家共识（2016 年版）专家组．多学科围手术期气道管理专家共识（2016 年版）［J］．中国胸心血管外科临床杂志，2016，23（7）：641－645.

[4] 中华医学会外科学分会，中华医学会麻醉学分会．加速康复外科中国专家共识暨路径管理指南（2018 版）［J］．中华麻醉学杂志，2018，38（1）：8－33.

[5] 陈孝平，汪建平，赵继宗．外科学［M］．9 版．北京：人民卫生出版社，2018：292－294.

[6] 中国医疗保健国际交流促进会心脏重症专业委员会，中国心脏重症营养支持专家委员会．中国成人心脏外科围手术期营养支持治疗专家共识（2019）［J］．中华危重病急救医学，2019，31（7）：801－810.

[7] 韩宏光．心脏外科围手术期脑保护中国专家共识（2019）［J］．中华危重病急救医学，2019，31（2）：129－134.

[8] ENGELMAN D T，BEN A W，WILLIAMS J B，et al. Guidelines for Perioperative Care in Cardiac surgery：Enhanced Recovery After Surgery Society Recommendations［J］. JAMA SURGERY，2019，154（8）：755－766.

[9] 王辉山，李守军．先天性心脏病外科治疗中国专家共识（十）：法洛四联症［J］．中国胸心血管外科临床杂志，2020，27（11）：1247－1254.

第五节　大动脉转位

案例

患儿，女性，1 月龄，因出生体检发现心脏杂音，查心脏彩超提示完全性大动脉转位，

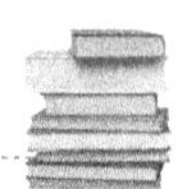

室间隔缺损，动脉导管未闭，卵圆孔未闭，肺动脉高压（重度），为手术治疗于当年5月19日收住院。入院查体：T 36.5 ℃，P 125次/分，R 28次/分，BP 86/52 mmHg，口唇轻度发绀，听诊双肺呼吸音稍粗，心前区可触及震颤，心音相对浊音界扩大，胸骨左缘第3、第4肋间可闻及收缩期粗糙吹风样杂音Ⅳ/6级，双下肢无水肿。入院后完善心脏CTA、心电图、胸部X线、抽血等各项术前检查，明确诊断，术前给予维持酸碱和体液平衡及抗感染治疗。于当年5月24日在全身麻醉低温体外循环下行大动脉调转术（Switch）术+室间隔缺损修补+动脉导管未闭缝扎+卵圆孔未闭修补术，术毕延迟关胸回ICU，至当年5月26日病情稳定，行胸骨缝合术。后经强心、利尿、消炎、营养心肌、加强营养、预防肺动脉高压危象等治疗，强化呼吸功能训练，术后4天拔除气管插管，予无创辅助通气3天后改面罩给氧，加强喂养及基础护理，于当年6月6日顺利转至普通病房。

科普1：患儿入院诊断为大动脉转位，应首先对家属进行哪些疾病知识宣教？

应向患者家属告知疾病的主要形成过程及分型。

正常人的主动脉完全起源于左心室，左心室将富含氧和营养物质的动脉血经过主动脉泵入体循环，输送到全身各个脏器，各个脏器将代谢产物和消耗能量所产生的二氧化碳，经静脉系统回收至上下腔静脉－右心房－右心室，经过肺动脉泵入肺循环，再次进行气体交换，再重新经肺静脉流入左心房－左心室－主动脉。大动脉转位（TGA）中的主动脉完全起源于右心室，肺动脉完全或大部分起源于左心室（图12-14），从而诱发严重低氧血症，引起发绀。大动脉转位为临床常见发绀型先天性心脏病，约占先天性心脏病的5%。

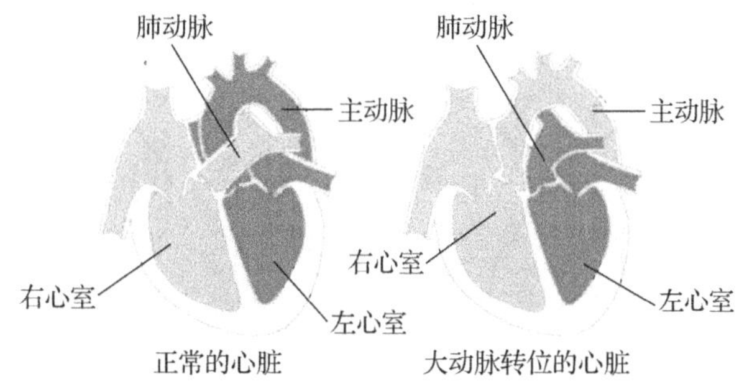

图12-14 大动脉转位示意

分型：分为简单大动脉转位与复杂大动脉转位两大类。前者指室间隔完整且不合并其他心内畸形；后者指合并大的室间隔缺损、左心室流出道狭窄及其他严重的心内畸形。临床上室间隔完整型占50%，合并VSD占25%，合并VSD+肺动脉狭窄占25%，其他心内畸形还包括主动脉弓缩窄或主动脉弓中断、冠状动脉畸形等。

科普2：住院后，需要提醒患儿家属有哪些症状与表现必须关注？

因患儿体循环与肺循环为两个独立体系，如不合并PDA、ASD或VSD，则难以生存。若两循环间交通口径够大，血液混合量大，缺氧会不明显，患儿症状可能不重，但可发展为严重的肺动脉高压和肺血管病变；反之，当合并有左心室流出道或肺动脉瓣严重狭窄，使肺氧合血减少，患儿会出现严重的缺氧和发绀。故患儿出现缺氧必须立即就医。

科普3：住院期间，根据病情严重程度需要告知家属患儿分别会有哪些不同表现？

大动脉转位的新生儿出生后多表现为低氧血症，严重程度取决于是否合并ASD、PDA、VSD或左心室流出道狭窄等心脏畸形。

（1）室间隔完整：发绀明显，出现早，伴呼吸快、心动快速。

（2）合并较大ASD：发绀不明显，症状出现晚。

（3）合并较大的VSD或PDA：发绀较轻，可出现心力衰竭表现，多伴有肺动脉高压。

（4）合并左心室流出道狭窄：发绀明显。相关数据显示，如不及时治疗，在完全型大动脉转位中高达50%的患儿会在1个月内死亡，出生后1年内的病死率达90%以上。

科普4：患儿需行手术治疗，怎样结合病情，向家属宣教大动脉转位的手术治疗方法？

大动脉转位的临床治疗原则在于纠正血液循环畸形，挽救患儿生命。目前，大动脉调转术是治疗发绀型大动脉转位的最佳选择，是通过大动脉位置调换和冠状动脉的移栽，使得心室大动脉正常连接，是完全性大动脉转位的首选术式（图12-15）。大动脉转位合并VSD及左心室流出道梗阻患儿的外科治疗方法取决于肺动脉狭窄的严重程度和类型，以及VSD的大小及位置，可选择做B-T分流、Switch、Rastelli、REV或Nikaidoh手术。

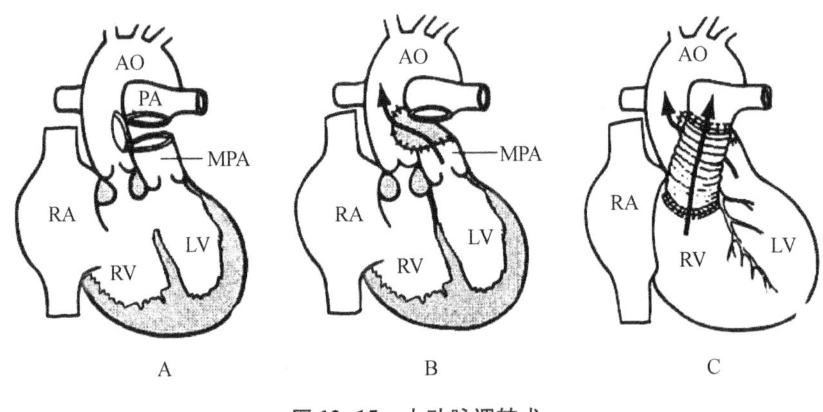

图12-15　大动脉调转术

科普5：住院后，应指导患儿家属配合完成哪些辅助检查？

需完成以下检查：X线检查、心电图、超声心动图、心导管检查、心血管造影、动脉血气分析，以及抽血查血常规、凝血四项、电解质、肝肾功能、输血前十项等。

科普6：手术前，关于照顾患儿，家属应重点注意什么？

家属照顾患儿期间应尽量保持患儿情绪稳定，避免严重哭闹，同时要控制患儿的每餐进奶量或进食量，过量进食和严重哭闹均会加重心脏负担引起患儿缺氧加重，或引发肺动脉高

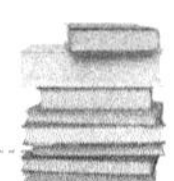

压危象；注意保暖，预防感冒；遵医嘱按时按量服用降肺动脉压的药物；如出现缺氧发作、呼吸困难或发绀加重时需立即报告医护人员。

科普 7：患儿入院时合并肺动脉高压，应向患儿家属介绍肺动脉高压的哪些知识？

应向患儿家属介绍患儿心功能分级的情况，了解肺动脉压力的正常值及出现肺动脉高压的症状表现。

肺动脉高压是指由多种异源性疾病（病因）和不同发病机制所致肺血管结构或功能改变，引起肺血管阻力和肺动脉压力升高的临床和病理生理综合征，继而发展成右心衰竭甚至死亡。诊断标准：海平面、静息状态下，经右心导管检查测定肺动脉平均压≥25 mmHg。

临床表现：主要表现为进行性右心功能不全的相关症状，常表现为疲劳、呼吸困难、胸闷、胸痛和晕厥，部分患儿还可表现为干咳和运动诱发的恶心、呕吐。随着病情加重可出现踝部、下肢、腹部甚至全身水肿。

WHO 功能分级：是肺动脉高压患儿初诊时评估病情严重程度和预测生存的重要指标，而治疗前后的功能分级变化也是评估疗效的主要指标（表 12-3）。

表 12-3　WHO 功能分级

分级	分级标准
Ⅰ级	患儿体力活动不受限，日常体力活动不会导致呼吸困难、乏力、胸痛或接近晕厥
Ⅱ级	患儿体力活动轻度受限，休息时无不适，但日常活动会出现呼吸困难、乏力、胸痛或接近晕厥
Ⅲ级	患儿体力活动明显受限，休息时无不适，但低于日常活动会出现呼吸困难、乏力、胸痛或接近晕厥
Ⅳ级	患儿不能进行任何体力活动。存在右心衰竭征象，休息时可出现呼吸困难和（或）乏力，任何体力活动均可加重症状

科普 8：患儿有肺动脉高压，应向家属告知哪些肺动脉高压危象的预防和应急治疗方法？

肺动脉高压危象是在肺动脉高压的基础上，发生肺血管痉挛性收缩，肺循环阻力升高，右心血排出受阻，导致突发性肺动脉高压和低心排血量的临床危象状态。临床表现：主要表现为低氧血症，右心功能不全，心排量显著降低，心率增快，血氧饱和度下降，患儿烦躁不安。

预防措施：

（1）术前：根据情况吸氧，口服卡托普利，静脉滴注前列地尔等。

（2）术后：导致肺动脉高压的有低氧、高二氧化碳、疼痛、紧张、酸中毒、发热等很多因素。①术后早期给予充分镇静，防止躁动，遵医嘱微量泵入镇静剂吗啡、马来酸咪达唑仑、异丙酚；②适当延长辅助呼吸时间，充分供氧；③吸痰的手法要轻柔，吸痰前后均给予高浓度氧气接呼吸囊膨肺；④肺动脉压力接近或大于体循环的 1/2 时，遵医嘱使用扩血管药物如硝普钠、前列地尔等；⑤应用正性肌力药物。

应急治疗：

（1）紧急处理：应用酚妥拉明静注降低肺动脉压力，应用肾上腺素及异丙肾上腺素维持血压提高心排血量，同时纠正酸中毒。

（2）镇静剂与肌松剂的应用：术后2～3天内尽量避免刺激患儿，在机械通气中常规应用吗啡、咪达唑仑、维库溴铵等镇静剂和肌松剂，也可用芬太尼持续静脉给药。

（3）血液的酸碱度：保持适宜的过度通气和碱中毒，pH维持在7.45～7.55水平，可降低肺血管压力和阻力。

（4）呼吸机辅助呼吸：吸入高浓度的氧（不超过60%）可扩张肺血管，降低肺血管阻力，过度通气引起低碳酸血症可降低肺动脉平均压及肺血管阻力，从而减轻右心室后负荷。

（5）NO吸入治疗：NO是一种强有力的肺血管扩张剂，可选择性降低肺动脉压。

（6）在常规抢救治疗基础上通过气管插管或机械辅助装置吸入用伊洛前列素溶液20 μg/次，每次吸入10～15分钟，2小时1次，每日8次。

科普9：手术前，护士应对患儿完成哪些术前准备及术前宣教？

（1）皮肤准备：洗澡、洗头、剪指甲、理发、备皮。

（2）用物准备：护理垫、干纸巾、湿纸巾、毛巾、脸盆、梳子、牙膏、牙刷、带刻度的奶瓶等，长头发患儿将头发编成辫子置于两耳旁，婴幼儿准备纸尿裤、奶粉、开襟上衣、玩具等。

（3）胃肠道准备：术晨开塞露灌肠，术前禁食8小时，禁饮4～6小时，婴幼儿患儿要向家属强调禁食禁饮后不能喂奶粉或母乳。

（4）术前测生命体征、血氧饱和度、身高、体重，取下随身物品，将腕带戴在合适的位置。

（5）手术室及监护室护士、麻醉师在术前一天对患儿及家属进行术前访视，完成术前宣教，消除患儿及家属的恐惧和陌生感。

（6）遵医嘱行抗生素皮试，抽血查血气分析、肝肾功能、凝血功能、血常规、交叉配血。

（7）告知患儿家属手术等候区域及术后送餐时间。拔除气管插管后4～6小时饮少量水无呛咳可进食易消化的食物，少食多餐。

（8）告知家属前往输血科进行互助献血。

科普10：患儿家属需了解的大动脉转位术后延迟关胸的目的和注意事项有哪些？

由于患儿在术后9～12小时心肌水肿将达到高峰，关胸后的心脏受到更加明显的压迫，术后早期可能突然出现循环衰竭，延迟关胸可以减轻心脏负担，提高术后早期存活率。延迟关胸的最早关胸时间是手术后24小时，一般为2～3天。延迟关胸术后渗血量相对较多，更需注意保持引流管通畅，定时挤压引流管；禁止受压、翻身，尽量避免移动体位；保持薄膜与皮肤切口的密封，特别注意严格执行无菌操作，无特殊情况禁止随意打开胸腔，预防感染。

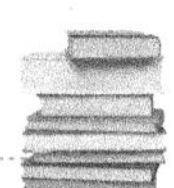

科普 11：大动脉转位术后，怎样做好患儿的喂养宣教？

大动脉转位术后，应为婴幼儿术后提供正确的喂养方式，患儿低龄、机械通气时间过长、口腔运动功能低下及母亲自我效能低下均可能导致术后患儿经口喂养能力低于正常同龄儿童，影响术后康复。母乳喂养的患儿术后提倡继续母乳喂养；术后留置胃管鼻饲的患儿通过教会家属锻炼喂养技能，争取尽快拔除胃管；喂养过程中注意观察患儿精神状态及面色，若出现憋气、哭闹不止或面色发绀等情况，应立即停止喂养并报告医护人员，避免因喂养不当发生误吸或缺氧等不良事件。

科普 12：患儿拔除气管插管后予无创辅助通气，怎样给家属介绍无创辅助通气相关知识？

无创通气是指使用鼻塞或面罩而不经气管插管或气管切开进行机械通气的方法，大动脉转位的患儿主要采用经鼻塞呼吸道正压通气。无创通气可作为术后有创－无创序贯通气技术应用，能有效提高吸气压力，减少呼吸阻力，改善氧合，有效降低再次气管插管的发生率，在改善呼吸功能的同时，维护了上呼吸道的防御功能，保留了患儿吞咽能力（图 12–16）。

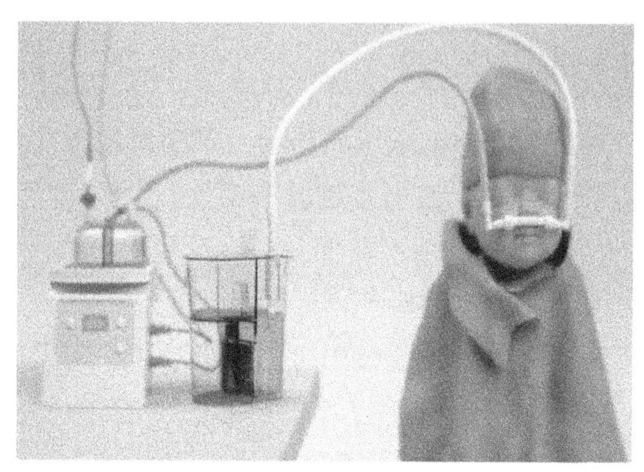

图 12–16　无创通气示意

科普 13：患儿行大动脉转位手术后，怎样指导患儿家属促进术后康复？

（1）保持床单位干燥整洁，认真落实口腔、脐部、肛周及全身皮肤的护理，观察伤口敷料有无渗血渗液，预防伤口感染。

（2）适当增减衣物，衣物出汗或潮湿需及时更换，避免感冒发热。

（3）做好各管道护理的健康宣教，防止管道脱出。

（4）教会家属正确有效地拍背排痰及氧气雾化方法，较大患儿可吹气球防止肺不张的发生。

（5）饮食少食多餐，遵医嘱正确及时服用药物。

科普 14：怎样指导家属正确掌握有效拍背排痰的方法？

拍背时可采取侧卧位或在家属协助下取坐位，婴儿可在家属怀中取直立、端坐或侧趴位。拍背时手法：五指并拢，手心内凹成杯状，手腕不放松，迅速而规律的叩击背部（图12-17）。叩击方向，从肺底自下而上，由外向内，每分钟120～180次，每侧肺叩击1～3分钟，叩击力度让胸部有轻微震动感，叩击时发出空而生的拍击音，则表示手法正确。

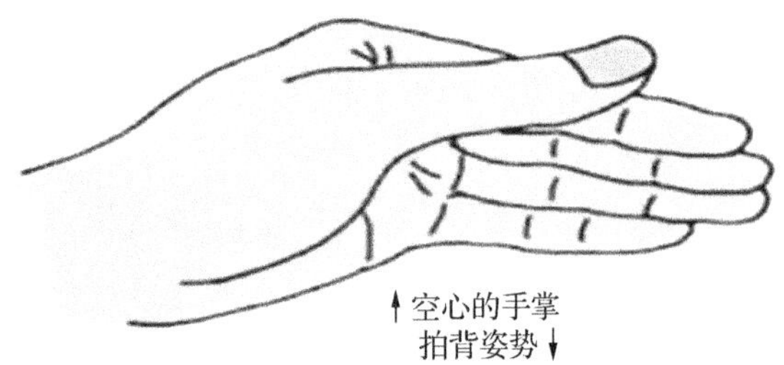

图12-17　拍背的手法

拍背时的注意事项：宜用薄布保护叩击部位，避免引起皮肤发红，较大患儿能自行咳嗽者用手扶胸部，术后每天拍背4～6次，促进肺部扩张及排痰。叩击背部应在餐后两小时及餐前30分钟内进行，以免引起呕吐。叩击时如有不适表现立即停止。

科普15：患儿出院健康指导包括哪些？

（1）定时定量服药，尤其是降肺动脉压的药物，不随意增减药量，切不可自行停药。

（2）保持伤口拆线处干燥清洁，如出现红肿开裂、脓性分泌物或发热等，应及时到正规医院就诊。

（3）每天保证足够的睡眠，半年内避免剧烈活动。

（4）家属对婴幼儿应耐心喂养，避免喂奶时发生呛咳，引起误吸或呼吸道感染。

（5）饮食以清淡、富含维生素、易消化的食物为主，适当补充高蛋白质食物及蔬菜水果，促进患儿尽早康复，少食多餐，避免过饱或发生便秘增加心脏负担。

（6）不宜去人员密集的公共场所，天气变化时注意防寒保暖，勿在寒冷潮湿的地方活动，预防感冒，以防加重心脏负担。

（7）术后3个月如无不适症状可正常接受预防接种。

（8）遵医嘱按时回医院复诊，查心脏B超、血常规、凝血四项、肝肾功能、电解质等。

（9）如出现患者烦躁、呼吸困难、发绀加重等情况应及时到医院就诊。

（徐红秀　吕　燕）

参考文献

［1］赵丽洁，刘晓聪．新生儿大动脉调转术围术期的护理［J］．中西医结合护理（中英文），2015，1（4）：71－73，76．

［2］罗雯懿，管咏梅，姚漪蔚，等．大动脉转位手术新生儿围术期喂养行为干预方案的效果评价［J］．上海交通大学学报（医学版），2016，36（12）：1754－1758，1762．

［3］葛均波，徐永健，王辰．内科学［M］．8版．北京：人民卫生出版社，2018：105－109．

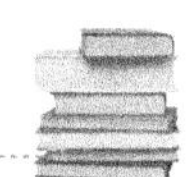

［4］王鹏高，崔亚洲，陈忠建，等．大动脉调转术治疗婴儿大动脉转位近期疗效观察［J］．新乡医学院学报，2020，37（8）：729－733．

［5］郭晨，陈霞，张盛，等．完全性大动脉转位患儿围术期重症监护治疗策略［J］．江西医药，2020，55（1）：36－39．

［6］闵飞，陈晓霞，谢庆，等．196 例患儿大动脉调转术的护理配合［J］．护理学报，2020，27（20）：71－72．

［7］中华医学会呼吸病学分会肺栓塞与肺血管病学组，中国医师协会呼吸医师分会肺栓塞与肺血管病工作委员会，全国肺栓塞与肺血管病防治协作组，等．中国肺动脉高压诊断与治疗指南（2021 版）［J］．中华医学杂志，2021，101（1）：11－51．

第十三章　心血管疾病交叉与综合

第一节　焦虑抑郁与心血管疾病

案例

患者，男性，56 岁，主诉：反复胸闷、全身乏力 3 年，加重 2 个月。门诊以“冠心病、高血压 2 级极高危组、2 型糖尿病”于 2021 年 6 月 10 日收住入院。入院时 NT-proBNP 322. 50 ng/L，心脏彩超：①双心房增大；②二尖瓣反流，三尖瓣反流（均少量）；③左室射血分数 52% 。颈动脉超声：左颈动脉球部粥样斑块形成，血流未见明显异常。心电图：窦性心律、部分 ST-T 改变。既往有高血压病史 4 年，最高血压 160/90 mmHg，规律服用硝苯地平控释片 30 mg，一天一次。糖尿病病史 2 年，规律服用阿卡波糖片 50 mg，一天三次。入院查体：T 36. 8 ℃，P 85 次/分，R 22 次/分，BP 145/88 mmHg，医院焦虑抑郁量表（HADS）焦虑（A）9 分、抑郁（D）10 分。入院后医嘱行Ⅱ级护理、低盐低脂饮食、测血压 q4h，空腹及三餐后 2 小时测血糖，一天 4 次，并给予降血压、控制血糖、抗血小板、稳定斑块、营养心肌、心理干预等对症治疗。2021 年 6 月 12 日在介入室局麻下行冠状动脉造影术，造影结果显示：前降支近端可见 65% 狭窄。造影术后遵医嘱调整冠心病相关用药，其余诊疗计划不变，重点加强患者心理护理，患者于 2021 年 6 月 15 日康复出院，出院时医院焦虑抑郁量表（HADS）焦虑（A）6 分、抑郁（D）4 分，焦虑抑郁情况好转。

科普 1：冠心病患者，入院后需进行哪些相关知识宣教？

患者入院后我们应让患者了解什么是冠心病、冠心病的分类及其危险因素和临床表现。

（1）定义：指冠状动脉（冠脉）发生粥样硬化引起管腔狭窄或闭塞，导致心肌缺血缺氧或坏死而引起的心脏病，简称冠心病，也称缺血性心脏病（图 13–1）。

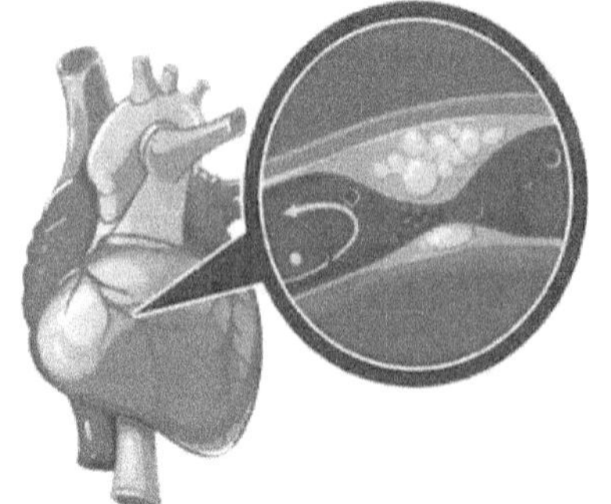

图 13–1　冠心病

（2）分类：根据发病特点和治疗原则不同可分为两大类。

1）慢性冠脉疾病，也称慢性心肌缺血综合征：包括稳定型心绞痛、缺血性心肌病和隐匿型冠心病等。

2）急性冠状动脉综合征：包括不稳定型心绞痛、心肌梗死（非 ST 段抬高型心肌梗死和 ST 段抬高型心肌梗死）。

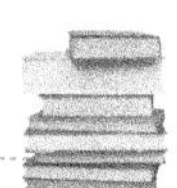

（3）冠心病危险因素：主要有年龄、性别、血脂异常、高血压、吸烟、糖尿病、糖耐量异常、肥胖和家族史等。

1）年龄、性别：40 岁以上的中老年人，49 岁以后进展较快，近年来临床发病年龄有轻化趋势。女性发病率较低，因为雌激素有抗动脉粥样硬化作用，故女性在绝经期后发病率迅速增加。

2）血脂异常：常见于高胆固醇血症。目前最肯定的是低密度脂蛋白胆固醇（LDL-C）有导致动脉粥样硬化作用。

3）高血压：高血压患者患冠心病概率增加 3 ~4 倍。

4）吸烟：与不吸烟者比较，吸烟者的发病率和病死率增加 2 ~6 倍，且与每日吸烟的支数呈正比。被动吸烟也是危险因素。吸烟还可使血液中高密度脂蛋白胆固醇（HDL-C）降低、总胆固醇（TC）增高，使得吸烟者易患动脉粥样硬化。另外，烟草所含的尼古丁可直接作用于冠状动脉和心肌，引起动脉痉挛和心肌受损。

5）糖尿病和糖耐量异常：糖尿病患者发病率较非糖尿病患者高出数倍，且病变进展迅速。糖尿病患者多伴有高三酰甘油血症或高胆固醇血症，如再伴有高血压，则动脉粥样硬化的发病率明显增高。糖尿病患者还常有凝血第Ⅷ因子增高及血小板功能增强，加速动脉粥样硬化血栓形成和引起动脉管腔的闭塞。近年来的研究认为胰岛素抵抗与动脉粥样硬化的发生有密切关系，2 型糖尿病患者常有胰岛素抵抗及高胰岛素血症伴发冠心病。

6）肥胖：标准体重（kg）= 身高（cm）- 105（或 110），体重指数（BMI）= 体重（kg）/[身高（m）]^2。超过标准体重 20% 或 BMI > 24 kg/m^2 者称肥胖症。肥胖可导致血浆三酰甘油及胆固醇水平的增高，并常伴发高血压或糖尿病。近年研究认为肥胖者常有胰岛素抵抗，导致动脉粥样硬化的发病率明显增高。

7）家族史：一级亲属男性 <55 岁，女性 <65 岁发生疾病，考虑存在早发冠心病家族史。常染色体显性遗传所致的家族性血脂异常是这些家族成员易患本病的原因之一。此外，近年已克隆出与人类动脉粥样硬化危险因素相关的易感或突变基因 200 种以上。

（4）临床表现：心绞痛以发作性胸痛为主要特征。

1）诱因：发作常由体力劳动或情绪激动如愤怒、焦急、过度兴奋等诱发，饱食、寒冷、吸烟、心动过速、休克等亦可诱发。疼痛多发生于劳力或激动的当时，而不是在劳累之后。典型的稳定型心绞痛常在相似的条件下重复发生。

2）部位：主要在胸骨体之后，可波及心前区，手掌大小范围，也可横贯前胸，界限不清。常放射至左肩、左臂内侧达无名指和小指，或至颈、咽或下颌部。

3）性质：胸痛常为压迫、发闷或紧缩性，也可有烧灼感，但无针刺或刀扎样锐性痛，偶伴濒死感。有些患者仅觉胸闷不适而非胸痛。发作时患者往往被迫停止正在进行的活动，直至症状缓解。

4）持续时间：心绞痛一般持续数分钟至十余分钟，多为 3 ~5 分钟，一般不超过半小时。

5）缓解方式：一般在停止诱发症状的活动后即可缓解；舌下含用硝酸甘油等硝酸酯类药物也能在几分钟内使之缓解。

6）体征：平时一般无异常体征。心绞痛发作时常见心率增快、血压升高、表情焦虑、皮肤冷或出汗。

科普 2：冠心病会加重抑郁症吗？患者入院后，怎样向患者解答两者之间的关系？

随着目前社会生活节奏加快，冠状动脉粥样硬化性心脏病（冠心病）合并焦虑抑郁的发病率在逐年升高。而冠心病发病率与生活方式不健康有紧密关联。冠心病作为慢性疾病的一种，需长期服药以控制病情稳定，因而患者易出现各种不良心理情绪，如焦虑、抑郁等，不利于疾病的控制，影响患者的生活质量，甚至可危及其生命安全。

焦虑抑郁是指抑郁症中混杂着焦虑的情绪。每个人的表现症状都不尽相同，但常见症状有情绪低落、心烦意乱等。长时间的维持此种状况，会对人体产生极大的伤害。焦虑抑郁可能是心血管病的一种直接后果，也可能直接导致心血管病的发生。一旦出现焦虑抑郁，肯定会影响到心血管病的转归，且会增加心血管病的死亡率，影响心血管病患者的生活质量。流行病学调查显示，约 20% 的冠心病患者并存抑郁症。

研究表明，抑郁症与冠心病之间存在密切关系。一方面，与其他人群相比，抑郁症患者发生冠心病的危险性显著增高（相对危险度 1.5 ~2.0），此类患者发生心源性死亡的概率是无抑郁症者的 3 ~4 倍。即使程度较轻的持续性抑郁情绪，也可以明显增加健康人群中的冠心病发病率和冠心病患者中心肌梗死的发生率。抑郁情绪可明显降低冠心病患者的生活质量。另一方面，普通人群中抑郁症的发生率为 4% ~7% ，而冠心病患者中抑郁症的发生率明显高于普通人群。总之，抑郁症与冠心病之间具有很强的关联性，二者可能互为因果、相互加重。

科普 3：患者入院 HADS 评分提示处于焦虑抑郁状态，入院后应该进行哪些健康指导？

焦虑抑郁常见的身体危害有失眠、诱发躯体疾病、思想消极等，在生活中需要注意以下几点。

（1）饮食：合理饮食，严格限制摄入热量，采取低盐、低脂及低胆固醇饮食，日常饮食中需以清淡为主，可多食含优质蛋白的食物，少食动物内脏及肥肉等。严禁酗酒，不饮烈性酒，每天饮酒 <30 mL 为佳。指导戒烟，可逐渐减少吸烟量直至戒烟，并讲解吸烟对冠心病的危害和给治疗效果带来的不利影响。

（2）有效运动：可进行有氧运动，掌握合理的调节呼吸方法，根据个体情况选择合适的运动方式及运动强度、时间和频率等。有利于冠心病患者的有氧运动包括太极拳、散步及慢跑等。运动时间以 30 ~60 分钟/次为宜，运动频率以 1 ~2 次/天为佳，运动强度可根据个体心率进行制定，以 170 - 年龄 = 最大心率为安全，运动量以在运动过程中呼吸轻度加快、略微出汗与运动后次日无持续疲惫感、感觉较为舒适及无其他不适为宜。另需注意，运动应以循序渐进为原则，从少量运动渐渐增加。

（3）合理用药：遵医嘱按时定量服药，严禁私自换药、停药与减少用药，心理疏导护理人员应积极主动与患者沟通，时刻注意患者的心理变化，加以正确引导，以易于理解的方式解释治疗方法和预期效果，让治疗成功的患者现身说法，从而提高患者的治疗信心并消除

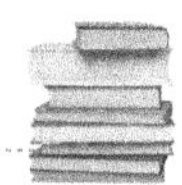

不良情绪，进而更积极地配合治疗。

（4）情绪调节：避免情绪起伏波动过大，如遭遇突发事件需冷静沉着，精神压力过大时可向亲人、朋友沟通倾诉，积极与他人交流。

科普4：住院期间应提醒患者发生哪些不适表现需引起重视与关注？

患者如感到胸闷（图13-2）、胸痛、心动过速、发热、出汗等不适，可能提示或诱发心绞痛的发生，应立即告知医护人员。

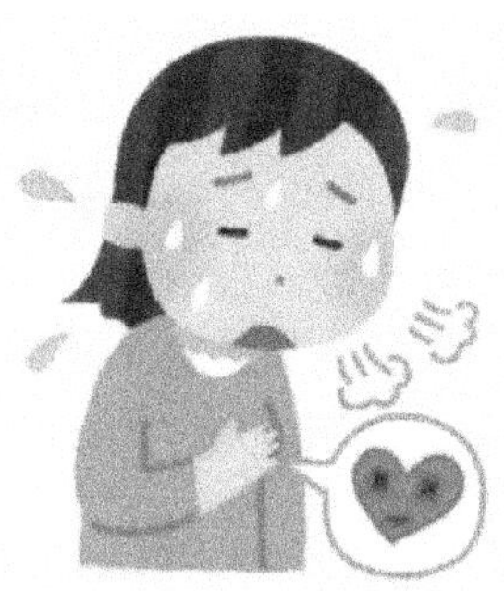

图13-2　胸闷

科普5：住院后，应告知患者需完成哪些检查项目？

（1）血常规、血脂、血糖、术前四项、NT-proBNP、血清心肌损伤标志物［包括心肌肌钙蛋白I或T、肌酸激酶（CK）及同工酶（CK-MB）］等。

（2）普通心电图、24小时动态心电图、超声心动图、颈动脉彩超、冠状动脉造影等。目前诊断冠心病的金标准是冠状动脉造影术。

科普6：患者住院期间急性发作、缓解期时，需要注意哪些？

（1）发作时

1）休息：发作时立刻休息。

2）药物治疗：舌下含服起效最快，反复发作也可以静脉使用，但要注意耐药可能。①硝酸甘油：可用0.5 mg，置于舌下含化。1～2分钟即开始起作用，约0.5小时后作用消失。②硝酸异山梨酯：可用5～10 mg，舌下含化。2～5分钟见效，作用维持2～3小时。

（2）缓解期的治疗

1）生活方式的调整：宜尽量避免各种诱发因素。清淡饮食，一次进食不应过饱；戒烟限酒；调整日常生活与工作量；减轻精神负担；保持适当的体力活动，但以不致发生疼痛症状为度；一般不需卧床休息。

2）药物治疗：主要有β受体拮抗剂、硝酸酯类药、钙通道阻滞剂、抗血小板药物和ACEI或ARB等。

①β受体拮抗剂：β受体拮抗剂的使用剂量应个体化，从较小剂量开始，逐级增加剂

量，以能缓解症状、心率不低于50次/分为宜。临床常用的β受体拮抗剂包括美托洛尔普通片（25～100 mg，每日2次口服）、美托洛尔缓释片（47.5～190 mg，每日1次口服）和比索洛尔（5～10 mg，每日1次口服）等。

②硝酸酯类药：常用的硝酸酯类药物包括二硝酸异山梨酯（普通片5～20 mg，每日3～4次口服；缓释片20～40 mg，每日1～2次口服）和单硝酸异山梨酯（普通片20 mg，每日2次口服；缓释片40～60 mg，每日1次口服）等。每天用药时应注意给予足够的无药间期，以减少耐药性的发生。硝酸酯类药物的不良反应包括头痛、面色潮红、心率反射性加快和低血压等。

③钙通道阻滞剂：常用制剂有非二氢吡啶类，包括维拉帕米（普通片40～80 mg，每日3次；缓释片240 mg，每日1次）、地尔硫䓬（普通片30～60 mg，每日3次；缓释片90 mg，每日1次）。

④抗血小板药物：环氧化酶（COX）抑制剂包括不可逆COX抑制剂（阿司匹林）和可逆COX抑制剂（吲哚布芬）。阿司匹林是抗血小板治疗的基石，所有患者只要无禁忌都应该使用，最佳剂量范围为75～150 mg/d。

⑤ACEI或ARB：可以使冠心病患者的心血管死亡、非致死性心肌梗死等主要终点事件的相对危险性显著降低。稳定型心绞痛合并高血压、糖尿病、心力衰竭或左心室收缩功能不全的高危患者建议使用ACEI。临床常用的ACEI类药物包括卡托普利（12.5～50 mg，每日3次），不能耐受ACEI类药物者可使用ARB类药物。

科普7：患者行冠脉造影前，护士应进行哪些健康教育？

（1）术前指导：进行呼吸、屏气、咳嗽训练以便于术中顺利配合手术。

（2）告知冠脉造影检查的基本流程：冠状动脉造影是利用血管造影机，局部麻醉后，通过特制定型的心导管经皮穿刺入手腕部桡动脉或者下肢股动脉，沿桡动脉或者降主动脉逆行至升主动脉根部，然后探寻左或右冠状动脉口插入，注入造影剂，使冠状动脉显影。这样就可清楚地将整个左或右冠状动脉的主干及其分支的血管腔显示出来，可以了解血管有无狭窄病灶存在，对病变部位、范围、严重程度、血管壁的情况等做出明确诊断，进而决定治疗方案（介入、手术或内科治疗），还可用来判断疗效。这是一种较为安全可靠的有创诊断技术，现已广泛应用于临床，被认为是诊断冠心病的“金标准”。

（3）拟行桡动脉穿刺者，术前行Allen试验：即同时按压桡、尺动脉，嘱患者连续伸曲五指至掌面苍白时松开尺侧，如10秒内掌面颜色恢复正常，提示尺动脉功能好，可行桡动脉介入治疗。

科普8：患者行冠状动脉造影术后24小时内，需要注意哪些问题，并及时告知医务人员？

（1）术后注意观察有无胸闷、胸痛、头晕、肢体麻木等症状。若出现上述症状及时向医生汇报。

（2）注意有无心肌缺血的心电图表现和心电图的动态变化情况。

（3）严密观察有无出血倾向，如伤口渗血、牙龈出血、鼻出血、血尿、血便、呕血等。

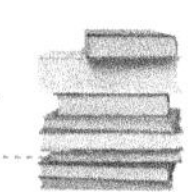

（4）有无血压下降、心率减慢或心率增快、心室颤动等异常情况。

（5）注意观察穿刺点有无渗血、红肿及杂音，皮肤颜色、温度、感觉变化。

（6）观察有无突然咳嗽、呼吸困难、咯血或胸痛。

（7）适量进食含纤维素较多的食物，保持大便通畅，观察小便情况，为预防造影剂相关性急性肾脏损伤，适当多饮白开水，以加快造影剂排泄。

（8）经桡动脉途径术后 4 ~6 小时即可撤除止血器，期间无须绝对卧床，可下地活动（勿做剧烈活动）。

科普 9：住院期间如何快速让患者识别、正视自身的焦虑情绪问题？

过分担心、害怕、烦躁、坐立不安、失眠、颤抖、身体发紧僵硬等情感行为症状是识别焦虑症状的重要线索。情绪低落、兴趣和愉悦感丧失、精力不足或疲劳感及自伤或自杀观念/行为是识别抑郁的重要线索。冠心病患者的焦虑、抑郁发病率高于正常人群。焦虑可使主要不良心血管事件（MACE）发生率增加 36%，且与近 50% 的短期死亡率相关，焦虑增加了冠心病患者 41% 的发病风险。抑郁是冠心病患者不良结果的预测因素。抑郁会增加冠心病患者发生心肌梗死的风险，冠心病合并抑郁患者在面对心理挑战时易发生心肌缺血再灌注，进而增加急性冠脉综合征的复发率和死亡率。伴有中度到重度抑郁的冠心病患者心源性死亡的发生率比无抑郁症状的冠心病患者高 69%。由于躯体症状负担、心理压力、经济困难和功能限制等因素，冠心病使患者抑郁的易感性增加。同时，抑郁症的存在也会增加冠心病的发病风险，二者相互影响，恶性循环。

科普 10：住院期间，怎样向患者介绍焦虑抑郁对冠心病的影响？

（1）焦虑抑郁易导致血小板活性升高，引发血栓形成，增加临床急性事件；可增强体内氧化作用，提高氧化型低密度脂蛋白含量，并减弱抗氧化的保护作用；可降低患者的心率变异性。

（2）焦虑抑郁可增强体内交感神经活动，引发一系列内分泌及代谢改变，从而降低心肌供血供氧量，加重心肌耗氧量，导致心绞痛、急性冠脉综合征、心律失常及心衰等临床恶性事件的发生。同时，抑郁焦虑会严重降低患者的治疗依从性、预后疗效及生活质量，因此对冠心病合并焦虑抑郁患者进行二病同治，非常必要。

科普 11：针对患者焦虑问题，需采取什么有效的干预措施？

（1）患者的情绪较为激动，我们给予充分理解和包容，及时与患者和家属进行沟通，积极鼓励家属给予患者生活上的支持和心灵上的慰藉，帮助患者从消极不良的心理中走出来。

（2）营造良好的治疗环境，保持病房的干净和整洁，与患者建立良好的医患关系，开展一些患者之间的交流活动，通过讲述或者邀请治疗得以康复的实际例子进行患者教育，提高患者战胜疾病的信心，使患者的社交能力得到更好的恢复。

（3）向患者宣扬手术操作者临床技能的优秀与高超，强调冠脉造影手术操作者精湛的技术与良好的专业技能，从而增加患者的信心，降低患者对冠脉造影的恐惧与担忧。

（4）认真倾听患者对冠脉造影及疾病的疑虑，同时使用专业的沟通技巧解答其疑惑。

（5）患者喜欢听轻音乐，早晚各让患者听轻音乐半小时。同时，每天定时训练患者进行深呼吸训练以保持患者心情轻松愉悦。教会患者如何应用积极的措施助其恢复，提高患者的治疗依从性，使其能够积极地参与各种治疗。

科普 12：患者合并高血压、糖尿病，如何指导患者正确口服药物？

（1）患者口服硝苯地平控释片降压治疗，硝苯地平控释片含有光敏性的活性成分，因此应避光保存。本品有不可吸收的外壳，不能掰开使用，这样可使药品缓慢释放进入人体内吸收，当这一过程结束时，完整的空药片可在粪便中发现，为保证 24 小时平稳降压，患者应该每天固定时间服用降压药物。因患者合并糖尿病，故血压目标值应该控制在 130/80 mmHg 以下。

（2）患者口服阿卡波糖片降糖治疗，用餐前即刻整片吞服或与前几口食物一起咀嚼服用，注意监测血糖水平，当出现心慌、手抖、冒冷汗、乏力等低血糖症状时应立即进食并向医务人员报告。

（3）告知患者高血压、糖尿病均需终身服药，自己不能更改治疗方案及停药，均需要在医师的指导下使用药物。

科普 13：患者出院前，应怎样进行健康指导？

（1）出院后保持良好心态，注意休息，避免疲劳、受凉。

（2）告诉患者冠心病、高血压、糖尿病的疾病特点，树立终身治疗的观念。

（3）饮食以低饱和脂肪、低胆固醇饮食、低糖为主，要求饱和脂肪占总热量的 7% 以下，胆固醇 <200 mg/d。

（4）遵医嘱用药，不可自行停药。

（5）教会患者定时测脉搏、血压、血糖。

（6）告知冠心病、高血压、糖尿病是可以通过医学手段得到控制的，帮助患者树立乐观积极的心态。

（7）定期电话随访，提高患者用药依从性。

科普 14：患者有冠心病、高血压及糖尿病，怎样指导患者出院后的自我管理？

患者冠脉造影提示冠心病诊断明确，目前暂无支架植入指征，但合并高血压、糖尿病等危险因素，为预防心肌梗死，需要加强自我管理，具体如下。

（1）改变不良生活习惯，生活要有规律，减轻精神压力，保持心态平衡，避免情绪激动。了解冠心病、高血压、糖尿病终身治疗的必要性。

（2）合理的膳食：控制膳食总热量，以维持正常体重为度，一般以 BMI 20～24 kg/m^2 为正常体重，体重降低对改善胰岛素抵抗、糖尿病、血脂异常和左心室肥厚均有益；或以腰围为标准，一般以女性≥80 cm，男性≥85 cm 为超标。注意减少食用油摄入，少吃或不吃

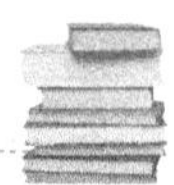

肥肉和动物内脏。

（3）应控制体重，避免超重和肥胖。告知患者减轻体重可以降低心血管事件的风险。

（4）减少钠盐摄入：膳食中约 80% 的钠盐来自食盐和各种腌制品，所以应减少烹调用盐，每人每日食盐量以不超过 6 g 为宜；糖尿病门诊制订糖尿病饮食计划。

（5）戒烟限酒可以降低心血管疾病和肺部疾病风险。

（6）适当的体力劳动和体育活动：参加一定的体力劳动和体育活动，对预防肥胖、锻炼循环系统的功能和调整血脂代谢均有益。体力活动量应根据身体情况、体力活动习惯和心脏功能状态而定，以不过多增加心脏负担和不引起不适感觉为原则。体育活动要循序渐进，不宜勉强做剧烈活动。

（7）强调长期药物治疗的重要性，嘱患者长期服药，遵医嘱按时按量服用抗血小板、减少心肌细胞耗氧、稳定斑块、降压、降糖等药物，不能擅自停药，特别是突然停用 β 受体阻断药可诱发心绞痛、心肌梗死等。

（8）帮助患者预防和缓解精神压力及纠正和治疗病态心理，必要时建议患者寻求专业心理辅导或治疗。

（9）让患者了解冠心病的相关危险因素及可控因素。

（张　琴　黄艳玲）

参考文献

[1] 孟雅丽，陈士芳，张真真，等. 冠心病住院患者共病焦虑抑郁的影响因素分析［J］. 国际精神病学杂志，2020，47（6）：1201－1203.

[2] 陈远梅. 认知行为干预在住院冠心病患者护理中对焦虑抑郁情绪的影响［J］. 实用临床护理学电子杂志，2020，5（17）：99，108.

[3] 陈艺芳. 健康教育联合心理疏导对冠心病伴焦虑抑郁患者心理状态的改善效果观察［J］. 基层医学论坛，2020，24（12）：1748－1750.

[4] 高阳，周洪丹，杨宇彤，等. 冠心病合并焦虑、抑郁的研究进展［J］. 中国初级卫生保健，2019，33（12）：74－77.

[5] 林兰兰，刘剑雄. 冠心病伴焦虑/抑郁状态诊疗进展［J］. 心血管病学进展，2019，40（2）：248－252.

[6] 中国高血压防治指南修订委员会，高血压联盟（中国），中华医学会心血管病学分会，等. 中国高血压防治指南（2018 年修订版）［J］. 中国心血管杂志，2019，24（1）：24－56.

[7] 葛均波，徐永健，王辰. 内科学［M］. 9 版. 北京：人民卫生出版社，2018.

第二节　阻塞型睡眠呼吸暂停低通气综合征与心血管疾病

案例

患者，男性，59 岁，主诉：间断背痛 10 年余，加重半月余。门诊以“不稳定型心绞痛”收入院，于2021年7月15日轮椅入院。既往高血压病史16年，糖尿病史23年，第一次脑梗死16年，第二次脑梗死10年余，双上肢和右下肢活动缓慢。高尿酸血症、高脂血症病史。34年前因“睡眠呼吸暂停综合征”行咽喉部手术治疗，效果不佳。外院冠脉造影提示冠脉多支病变。入院时高敏肌钙蛋白（hsTnI）3.3 μg/L，血气分析 PO_2 78.1 mmHg，生化分析总胆固醇5.62 mmol/L，三酰甘油5.02 mmol/L。心脏彩超：LVEF66%，左室舒张功能减低。入院查体：T 36.1 ℃，P 80 次/分，R 20 次/分，BP 140/71 mmHg，听诊心率80次/分，心律齐。睡眠呼吸监测：重度睡眠呼吸暂停，低氧血症。头部MRI：双侧基底节区软化灶。颈动脉CTA提示：右侧颈内动脉中度狭窄，左侧椎动脉开口重度狭窄。于2021年7月23日行冠状动脉旁路移植术，术后恢复顺利，并给予抗凝、降压、降糖、降脂等对症治疗和无创正压通气（NPPV）治疗，于2021年7月29日出院。自诉无明显异常，缺氧情况好转。

科普1：患者有咽喉部手术治疗史，但效果不佳，仍有重度睡眠呼吸暂停、低氧血症表现，怎样向患者宣教阻塞型睡眠呼吸暂停低通气综合征（OSAHS）的相关知识？

患者入院后，应首先向患者宣教OSAHS的概念与分型，以便其更加重视与了解此病。

在成人中，每晚7小时睡眠过程中呼吸暂停及低通气反复发作30次以上，或睡眠呼吸暂停低通气指数≥5次/小时（睡眠呼吸暂停低通气指数是睡眠中平均每小时呼吸暂停与低通气的次数之和）被称为睡眠呼吸暂停低通气综合征，又称阻塞型睡眠呼吸暂停低通气综合征（OSAHS），是指人在睡觉的时候出现上气道狭窄或塌陷，导致夜间睡眠打鼾并伴有呼吸暂停（图13-3）。如果睡眠中打鼾，鼾声大且不规律，夜间有窒息感或憋醒，睡眠紊乱，白天出现嗜睡、记忆力下降，严重者出现认知功能下降、行为异常等就应告知医生。

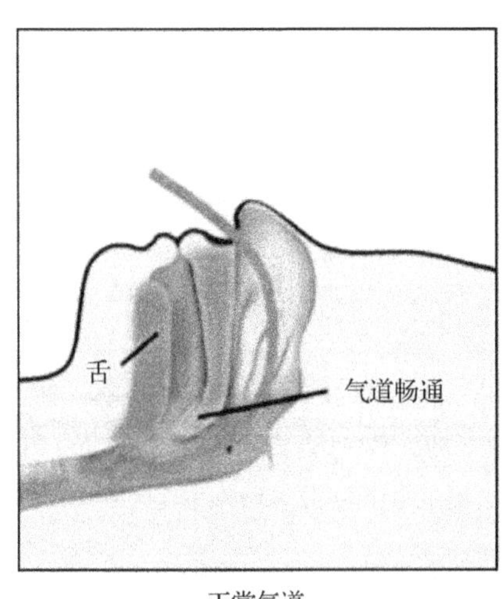

正常气道

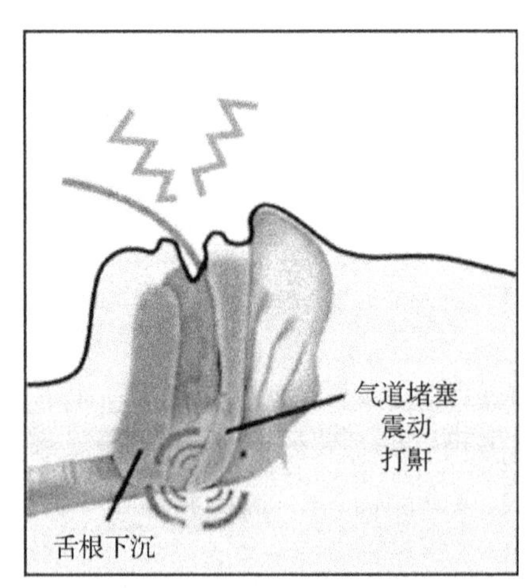

打鼾/口呼吸

图13-3 打鼾气道表现

在睡眠过程中反复出现呼吸暂停和低氧，容易导致高血压、冠心病、糖尿病和脑血管疾病等并发症及交通意外风险等，甚至出现夜间猝死。因此OSAHS是一种有潜在致死性的睡

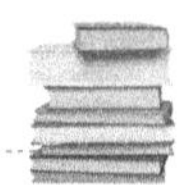

眠呼吸疾病，被称为“睡眠杀手”。

临床分型。①阻塞型睡眠呼吸暂停低通气综合征（OSAHS）：最为常见，患者的上呼吸道于睡眠时受阻塞，多由肥胖、扁桃体肥大及下颌后缩等引起；②中枢型睡眠呼吸暂停低通气综合征：较为少见，其成因为脑部中枢系统未能有效地把呼吸讯号送到有关的器官及组织，可由脑卒中及心脏病等导致。

科普 2：入院后，护士应向患者宣教 OSAHS 可能造成哪些危害?

OSAHS 可能造成的危害包括以下内容（图 13-4、图 13-5）。

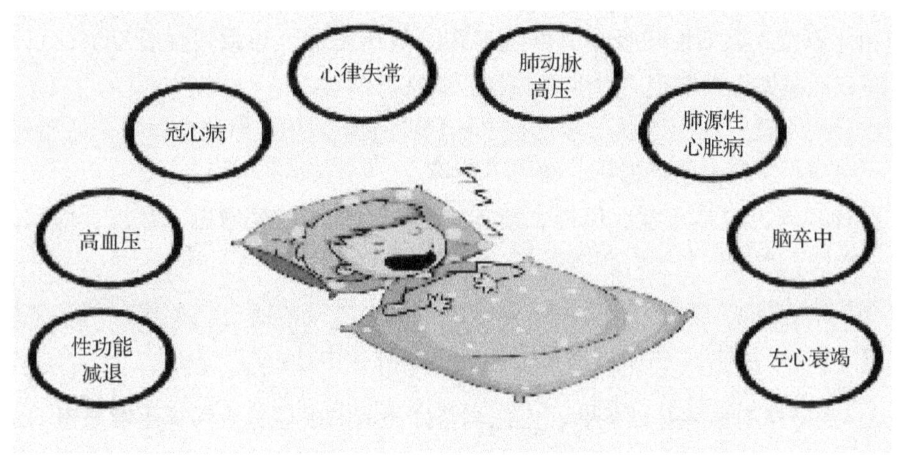

图 13-4　OSAHS 造成系统病变

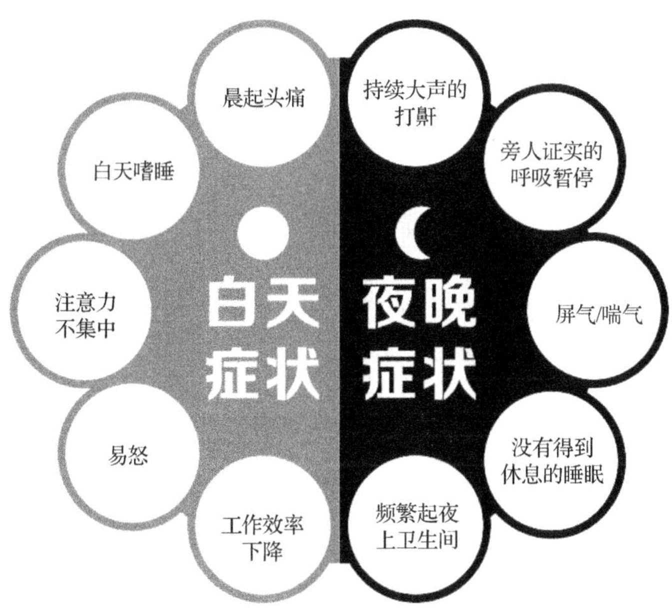

图 13-5　OSAHS 引发症状表现

（1）心脑血管系统：诱发高血压及顽固性高血压，冠心病，夜间心绞痛及心肌梗死，充血性心力衰竭，心律失常特别是慢性心律失常及快慢交替性心律失常（如心房纤颤、房室传导阻滞等），扩张性心肌病，脑卒中等。

（2）呼吸系统：诱发和加重夜间哮喘发作，急性呼吸衰竭和慢性呼吸衰竭的急性加重及肺动脉高压及肺栓塞等肺源性心脏病。

（3）泌尿生殖系统：缺氧可导致肾小管吸收功能障碍，肾浓缩功能受损，引起夜尿增多，出现蛋白尿或肾病综合征，诱发肾功能损害；性功能障碍；妊娠期合并睡眠呼吸暂停会发生妊娠高血压、先兆子痫和子痫，并危害胎儿的生长和出生后的发育，需要引起临床关注，避免对母婴的双重危害。

（4）消化系统：阻塞性呼吸障碍可引起胸腔负压增加，导致胃食管反流；反流性食管炎；胃溃疡；低氧性肝功能损害及非酒精性脂肪性肝病等。

（5）内分泌系统：可引起胰岛素抵抗，糖代谢异常，甚至导致糖尿病；血脂代谢异常；生长激素分泌减少，儿童发育迟缓，智力下降等。

（6）精神系统：包括急躁、压抑、精神错乱、幻觉、极度敏感、敌视、好动；易发生行为失当、嫉妒、猜疑、焦虑、沮丧等。

（7）脑功能方面：记忆力减退、注意力不集中、执行功能下降、警觉性及解决复杂问题的能力降低；白天疲倦、嗜睡、头晕头痛和工作状态不佳。

科普3：患者患有多种基础疾病，应怎样告知患者有哪些危险因素更容易患 OSAHS？

（1）肥胖：BMI 超过标准 BMI 的 20% 或以上，即 BMI≥28 kg/m^2。

（2）年龄：成年后随年龄增长患病率增加；女性绝经期后较绝经前患病者增多。

（3）性别：女性绝经前发病率显著低于男性，绝经后与男性无显著差异。

（4）上气道解剖异常：包括鼻腔阻塞、Ⅱ度以上扁桃体肥大、软腭松弛、悬雍垂过长或过粗、咽腔狭窄、咽部肿瘤、咽腔黏膜肥厚、舌体肥大、舌根后坠、下颌后缩及小颌畸形、颈短等。

（5）OSAHS 家族史。

（6）长期大量饮酒和（或）服用镇静、催眠或肌肉松弛类药物。

（7）长期吸烟可加重 OSAHS。

（8）其他相关疾病：包括甲状腺功能低下、肢端肥大症、心功能不全、脑卒中、胃食管反流及神经肌肉疾病等。

科普4：患者患 OSAHS，会增加冠心病的风险吗？怎样告知患者两者的关系？

OSAHS 独立地增加了冠状动脉疾病发生的风险。低氧血症的严重程度是睡眠期间发生 ST 段压低的主要因素，在 OSAHS 的患者中，急性心肌梗死更可能发生于夜间。合并 OSAHS 的 ST 段抬高型心肌梗死患者的 18 个月生存率较低。OSAHS 还与冠状动脉钙化、斑块不稳定和斑块易脱落有关。值得注意的是，OSAHS 具有一种潜在负反馈的情况，在这种情况下，某种疾病的恶化可能反过来使 OSAHS 更严重（如 OSAHS→高血压→恶化的 OSAHS）。由此

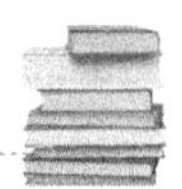

看来，冠心病也是如此，患者治疗冠心病的同时，应该积极治疗 OSAHS，防止冠心病的复发，提高远期生存率及生活质量。

科普 5：住院后，应告知患者冠心病合并 OSAHS 的治疗方法有哪些？

患者在行冠状动脉旁路移植术后恢复顺利，对于原有的基础疾病也给予了“抗凝、降压、降糖、降脂”对症治疗，这些疾病可以用药物控制，但对于 OSAHS 目前尚无疗效确切的药物可以使用。OSAHS 的治疗方案如下。

（1）控制危险因素

控制体重，对所有超重患者（BMI≥24 kg/m^2）应鼓励其减肥，包括饮食的控制与调整，如低盐低脂饮食，摄入优质蛋白、矿物质及维生素，合理搭配，忌暴饮暴食；加强体育锻炼，根据患者的术后恢复情况及身体条件，综合评估后给予合理的建议，循序渐进。OSAHS 患者应戒烟、戒酒。所有 OSAHS 患者均应禁酒，即使在白天，因为它可以抑制中枢神经系统，加剧 OSAHS 和嗜睡，并促进体重增加。急性饮酒往往加重睡眠期间阻塞性事件的持续时间、发生频率及血氧饱和度下降的程度和打鼾程度。饮酒也可以使那些单纯打鼾患者出现 OSAHS。同时，还需慎用镇静催眠药物及其他可引起或加重 OSAHS 的药物，如巴比妥类、抗癫痫药、抗抑郁类镇静药、抗组织胺药、阿片类药物等，特别是苯二氮草类药物。

（2）体位治疗

鼓励侧卧位睡眠，适当抬高床头，此种体位可以改善舌后坠，从而降低咽部塌陷的可能性，但这不能作为唯一的疗法，建议避免白天过度劳累，保证正常的睡眠节律。

（3）口腔矫治器

适用于单纯打鼾和轻、中度的 OSAHS 患者，特别是下颌后缩的患者。对于不能耐受无创正压通气的患者，下颌前移口腔矫治器是一种可行的替代疗法。

口腔矫治器常见的副作用包括颞下颌关节相关症状、咬合关系的变化及牙齿的移动。但这些副作用可以通过相应的锻炼及定期复诊来减轻，并不会影响治疗。

（4）无创正压通气（NPPV）治疗

NPPV 是成人 OSAHS 患者的首选和初始治疗手段，但必须在专业医疗人员的指导下使用（图 13-6）。

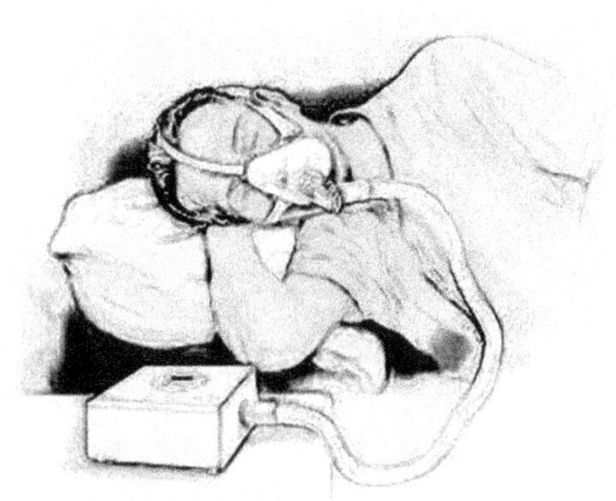

图 13-6　NPPV 治疗

科普 6：住院期间，患者需使用 NPPV，怎样向患者介绍此项技术？

NPPV 作为一线治疗手段，有助于改善睡眠期低氧情况，纠正睡眠觉醒节律紊乱，提高睡眠质量和生活质量，降低相关并发症发生率和病死率。NPPV 由专业的医疗人员调节参数指导患者使用，但患者也应该了解自身是否适合使用 NPPV，以及使用后 OSAHS 是否得到有效改善。

（1）适应证：①重度 OSAHS（AHI≥15 次/小时）；②轻度 OSAHS（5 次/小时≤AHI＜15 次/小时）但症状明显（如日间嗜睡、认知障碍及抑郁等），合并或并发心脑血管疾病、糖尿病等；③OSAHS 患者围手术期治疗；④经过手术或其他治疗后仍存在 OSAHS；⑤重叠综合征。

（2）相对禁忌证：①胸部 X 线片或 CT 发现肺大疱；②气胸或纵隔气肿；③血压明显降低（＜90/60 mmHg）；④急性心肌梗死患者血流动力学指标不稳定者；⑤脑脊液漏、颅脑外伤或颅内积气；⑥急性中耳炎、鼻炎、鼻窦炎感染未控制者；⑦青光眼等。

（3）NPPV 治疗效果：①睡眠时打鼾或者憋闷的现象消退，无间歇性低氧，血氧饱和度正常；②白天嗜睡明显改善或者消失；③相关并发症如高血压、糖尿病、冠心病、心律失常和脑卒中等得到改善；④伴侣或者家人的睡眠质量提高。

科普 7：患者出院时，应告知患者哪些注意事项？

患者出院后应进行适量的康复训练和体育锻炼，注意饮食平衡，一日三餐有规律，低脂、低糖，忌食油腻油炸食品，适当减重。进行定期的心脏康复门诊咨询和康复训练，制订适合自身的康复训练计划。睡眠时，应注意采取右侧卧位，可防止舌后坠，减轻上气道塌陷。戒烟酒、睡前避免服用镇静药物。同时若条件允许时，在睡眠医师的指导下，购买呼吸锻炼器帮助训练呼吸，或购买小型家用呼吸机睡眠时使用。若保守治疗效果不佳，可在心脏康复的情况下，咨询睡眠专家，评估后进行手术治疗。

科普 8：患者患高尿酸血症，应告知患者日常有哪些注意事项？

高尿酸血症是指在正常饮食状态下，血液中尿酸水平升高的疾病。主要诊断标准：连续两次空腹血尿酸水平升高，男性高于 420 μmol/L，女性高于 360 μmol/L 就可诊断为高尿酸血症。一旦在体检中发现高尿酸血症的存在，要立即进行治疗，主要治疗手段分为生活方式调整和药物治疗。

（1）生活方式调整可分为以下 3 个方面。①健康饮食：饮食应以低嘌呤食物为主，严格控制肉类、海鲜和动物内脏等食物摄入。②多饮水：每日饮水量保证尿量在 1500 mL 以上。③坚持运动：每日中强度运动 30 分钟以上。肥胖者应减体重，将体重控制在正常范围。

（2）药物治疗需在医生指导下进行，分为直接和间接。①直接增加尿酸排泄：苯溴马隆可用于轻中度肾功能不全的高尿酸血症患者，副作用：尿酸结石、肝肾结石。丙磺舒、磺吡酮只能用于肾功能正常者。②辅助降尿酸药：氯沙坦钾、非诺贝特。

（陈秀梅）

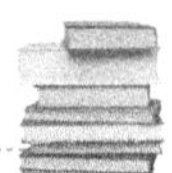

参考文献

[1] 彭皓云，李敬会，王家宁．阻塞性睡眠呼吸暂停低通气综合征与冠心病相关性分析［J］．中国社区医师，2021，37（13）：50－51.

[2] American Academy of Sleep Medicine. International classification of sleep disorders［M］. 3rd ed. Darien：American Academy of Sleep Medicine，2014.

[3] 呼吸系统疾病基层诊疗指南编写专家组．成人阻塞性睡眠呼吸暂停基层诊疗指南（实践版·2018）［J］．中华全科医师杂志，2019，18（1）：30－35.

[4] SARBERG M，BLADH M，JOSEFSSON A，et al. Sleepiness and sleep-disordered breathing during pregnancy［J］. Sleep Breath，2016，20（4）：1231－1237.

[5] 李海梅，李东，马晓瑜，等．心血管疾病与阻塞性睡眠呼吸暂停低通气综合征相关性探讨［J］．中国社区医师，2017，33（31）：55，57.

[6] WAN Y，YANG N，XU M，et al. Risk factors of coronary artery stenosis in patients with obstructive sleep apnoea：a prospective study［J］. J Pak Med Assoc，2019，69（11）：1610－1616.

[7] YEGHIAZARIANS Y，JNEID H，TIETJENS J R，et al. Obstructive Sleep Apnea and Cardiovascular Disease：A Scientific Statement from the American Heart Association［J］. Circulation，2021，144（3）：e56－e67.

[8] 罗慧文．成人阻塞性睡眠呼吸暂停的治疗进展［J］．江西医药，2018，53（10）：1182－1187.

[9] 中国医师协会睡眠医学专业委员会．成人阻塞性睡眠呼吸暂停多学科诊疗指南［J］．中华医学杂志，2018，98（24）：1902－1914.

[10] PEKER Y，GLANTZ H，EULENBURG C，et al. Effect of Positive Airway Pressure on Cardiovascular Outcomes in Coronary Artery Disease Patients with Nonsleepy Obstructive Sleep Apnea：The RICCADSA Randomized Controlled Trial［J］. Am J Respir Crit Care Med，2016，194（5）：613－620.

第三节 妊娠期心血管疾病

案例

患者，女性，30岁，因停经39周，下腹疼痛伴心悸，气促1天，于2021年8月21日18：28收治入院。患者既往月经规律。患者孕16周自觉胎动，孕期无头晕、眼花。1周前患者因受凉、上呼吸道感染咳嗽，未予以重视。2021年8月21日出现下腹部疼痛不适，伴心悸、气促，于我院治疗。患者既往无高血压病史，妊娠24周后发现血压偏高，最高达160/100 mmHg，未予以重视与治疗。查体：T 37.1 ℃，P 128次/分，R 24次/分，BP 158/92 mmHg，急性痛苦病容，呼吸急促，心率128次/分，腹膨隆，肝扪及。专科情况：宫高28 cm，腹围92 cm，胎儿估重2880 g，胎头先露，胎心音150次/分。妇科查体：宫口未开。初步诊断：①宫内妊娠39周，LOA活胎，先兆临产；②妊娠合并高血压。入院后请内科医师会诊，给予半坐卧位，吸氧，B超，心电图示"窦性心动过速"。入院后积极行术前准备，于2021年8月21日22：15在连续硬膜外麻醉下行子宫下段剖宫产术，手术顺利，术后给予对症处理。

科普 1：患者入院诊断为“妊娠合并高血压”，入院时应及时给予哪些健康宣教?

患者入院时应让其了解妊娠合并高血压的由来及危害。

妊娠高血压定义为诊室收缩压≥140 mmHg 或舒张压≥90 mmHg，并根据血压分为轻度高血压（140～159/90～109 mmHg）和重度高血压（≥160/110 mmHg）。妊娠时高血压是最常见的并发症，影响全球 5%～10% 的妊娠。高血压仍是产妇、胎儿、新生儿发病率和死亡率增高的主要原因。这些产妇易发生胎盘早剥、脑血管事件、器官衰竭和弥漫性血管内血栓（DIC）。胎儿存在宫内发育迟缓、早产或宫内死亡的高风险。

科普 2：患者入院后，应告知患者妊娠期高血压疾病有哪些危险因素?

（1）年龄≥35 岁。

（2）肥胖：孕前体重指数≥28 kg/m^2。

（3）遗传：有妊娠期高血压疾病的家族史（尤其是母亲及姐妹）。

（4）既往妊娠期高血压疾病病史：既往有子痫前期、HELLP 综合征。

（5）既往妊娠期糖尿病。

（6）孕前合并疾病：孕前合并抗磷脂综合征、系统性红斑狼疮、肾脏疾病、高血压、易栓症、妊娠前糖尿病、睡眠呼吸暂停低通气综合征等。

（7）子宫张力过高：羊水过多、双胎、多胎或巨大胎儿及葡萄胎等。

（8）情绪因素：孕期精神紧张、负面情绪。

（9）初次妊娠：子痫前期更容易发生于无其他明显危险因素的健康初次妊娠者。

（10）应用辅助生殖技术怀孕。

（11）再次妊娠与上次妊娠间隔期 >10 年。

（12）膳食因素：低镁低钙饮食。

科普 3：住院期间，应告知患者怎样配合监测血压?

（1）最好在坐位与左侧斜躺位下，重复进行血压读数，重度高血压患者测压间隔时间≥15 分钟。

（2）血压测量：妊娠时血压在坐位（或左侧斜躺位）下进行测量。汞柱式血压计仍是妊娠时血压测量的金标准。在评估预后方面，动态血压监测优于常规诊室血压测量。

科普 4：针对妊娠期高血压，住院期间患者应做好哪些防治措施?

（1）患者于妊娠早期需要定期进行检查，包括查体重、血压、尿蛋白等指标，特别是 20～32 周时需对血压进行定期测定，并观察身体水肿现象。

（2）若患者出现贫血症状，需要及时补充铁质；若患者出现下肢水肿症状，需增加卧床时间，并将下肢抬高，对异常情况予以及时纠正。

（3）妊娠期患者需注意精神放松，保持心情舒畅，每天卧床时间应约为 10 小时，且以侧卧位比较适宜，使血液循环增加，改善肾脏供血条件。另外，饮食方面应注意盐分摄入，

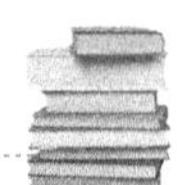

确保维生素与蛋白质的摄入，避免噪声、强光灯刺激。

（4）若患者曾有高血压、肾炎、妊娠高血压综合征等疾病病史，需在医生指导下进行病情监护。

科普5：住院期间，患者在妊娠期如何预防子痫？

（1）孕期吃黑巧克力可防妊娠子痫，可可碱是巧克力中一种重要的化学物质，能够起到利尿、改善心肌功能和舒张血管的作用。

（2）遵医嘱服小剂量阿司匹林，可显著降低高危孕妇并发妊娠高血压或妊娠子痫的发生率。

（3）伸展运动能够更好地起到预防和保护作用。伸展运动能够产生更多的铁传递蛋白，从而预防妊娠子痫。

（4）患者一旦出现高血压、尿蛋白及水肿等情况，应立即在家里人陪同下，到医院做一次全面的产前检查，防止出现妊娠子痫。

科普6：住院期间，患者应注意哪些方面的治疗与管理？

（1）非药物治疗：妊娠期高血压患者应情绪放松，保证充足的休息和睡眠时间，但不建议绝对卧床，应保证一定的运动量。在饮食上应注意营养丰富均衡，应该适度限盐，推荐每日食盐摄入量控制在6 g（尿钠排泄100 mmol/d）以内，且体重指数的增长应保持在孕期推荐的合理范围。

（2）药物治疗：患者入院血压为158/92 mmHg，在启动生活方式干预的同时建议启动药物治疗，药物治疗过程中应严密监测血压。若患者血压≥160/110 mmHg，应紧急给予降压药物治疗，必要时启动静脉降压药物治疗。每15～30分钟监测血压，直至降至<160/110 mmHg，并严密监测孕妇临床症状及体征，监测血常规、肝功能、肾功能，评估胎儿情况，由产科医生评估终止妊娠时机。

科普7：患者此时的降压目标控制值是多少？

由于妊娠期间病理生理学改变的特殊性，在降压的同时，还需要保障子宫—胎盘血流灌注，因此降压目标的选择应当慎重。目前患者血压高达158/92 mmHg，心率快达128次/分，且合并气促等症状，需将血压控制在140/90 mmHg以下。

科普8：患者1周前因受凉、上呼吸道感染咳嗽，未予以重视，这种做法对吗？为什么？

患者此种做法是错误的。妊娠期合并上呼吸道感染会引起鼻窦炎、中耳炎、病毒性心肌炎、肾盂肾炎、风湿热等并发症，会对胎儿带来严重的影响，包括流产、早产及胎儿发育异常。因此妊娠合并上呼吸道感染要及时就医，完善血常规、C-反应蛋白等检查，并及时进行治疗。

科普9：住院期间，患者行剖宫产术前，需要告知其完善哪些检查？

（1）患者需进行基本的实验室检查，包括血、尿常规，氨基转移酶，血肌酐和血尿酸，24小时蛋白尿。

（2）检查蛋白尿以发现肾脏疾病，以及在妊娠后半段筛查子痫前期。尿蛋白定性≥1^+时应进一步检查，包括尿蛋白肌酐比值（ACR），比值<30 mg/mmol可排除妊娠蛋白尿，若比值>30 mg/mmol应收集24小时尿液，尿蛋白>2 g/d时需密切监测。

（3）查肾上腺超声检查、尿甲氧基肾上腺素和甲氧基去甲肾上腺素以排除嗜铬细胞瘤。

（4）行子宫动脉多普勒超声检查（妊娠20周后）以发现高危妊娠高血压、先兆子痫和宫内生长迟缓。

科普10：患者行剖宫产术后如何观察患者的病情变化？

（1）患者回病房后采取平卧位，头偏向一侧6小时，6小时后改自由体位，继续观察患者的生命体征，记录体温、血压、脉搏、呼吸、心电图情况。

（2）观察患者伤口敷料有无渗血，观察子宫收缩及阴道流血情况，注意观察患者是否发生休克，即有无血压下降、脸色苍白、出冷汗及烦躁不安等状况。

（3）保持留置尿管通畅，观察尿液量及颜色，出现少尿、无尿及血尿时需立即汇报医生。

（4）术后早期鼓励患者下床活动，防止下肢静脉血栓形成，也可促进肠胃蠕动，使肛门早排气，减轻恶心、呕吐、腹胀等不适症状，排气前进免糖、免奶、全流质饮食，肛门排气后进半流质饮食，解大便后改普通饮食。

（5）术后早开奶，在患者麻醉清醒时便可进行母乳喂养，新生儿出生后即刻与母亲皮肤早接触并吸吮乳房可刺激乳腺，较早产生母乳，也有利于恶露的排出。

科普11：患者行剖宫产术后如何进行康复指导？

患者剖宫产后3~5天，身体非常虚弱，会有便秘和腹胀的感觉，需多饮水，最好是温开水和红糖水，促进肠胃蠕动及恶露的排出。术后需尽快恢复正常的作息时间，及时大小便，避免尿潴留和便秘，多食汤类食物，有利于乳汁分泌。术后2个月内，注意休息，切忌生冷食物，避免刺激性食物，不要提拿重物，保持空气流通，保持身体卫生，禁止性生活。可以根据身体情况进行适量运动，循序渐进。嘱咐患者产后42天去医院复查，观察子宫恢复情况，恶露是否排净等，如有异常及时处理。

（段　霞）

参考文献

［1］孟丹，李俊峡，曹雪滨，等．妊娠期高血压治疗中降压药物的应用进展［J］．中国循证心血管医学杂志，2021，13（2）：254－256.

［2］中华医学会心血管病学分会女性心脏健康学组，中华医学会心血管病学分会高血压学组．妊娠期高血

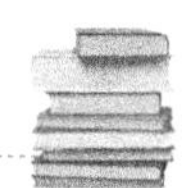

压疾病血压管理专家共识（2019）［J］. 中华心血管病杂志，2020，48（3）：195－204.

［3］刘宇凡，闵慧，薛小荣，等. 妊娠期高血压疾病药物干预循证指南的质量评价［J］. 中国医药，2020，15（1）：109－113.

［4］李玉明，杨宁.《妊娠期高血压疾病血压管理专家共识（2019）》解读［J］. 中华高血压杂志，2020，28（8）：714－716.

［5］杨孜，张为远.《妊娠期高血压疾病诊治指南（2020）》解读［J］. 中华妇产科杂志，2020，55（6）：425－432.

［6］孙宁玲. 2018 年欧洲心脏病学会《妊娠期心血管疾病诊疗指南》中妊娠期高血压疾病简介及解读［J］. 中华高血压杂志，2019，27（5）：401－403.

［7］杨怡珂，漆洪波. 美国妇产科医师学会（ACOG）“妊娠期高血压和子痫前期指南 2019 版”要点解读（第一部分）［J］. 中国实用妇科与产科杂志，2019，35（8）：895－899.

［8］杨宁，李玉明. 从指南变迁看妊娠期高血压疾病的诊治［J］. 中国实用内科杂志，2019，39（1）：23－26.

［9］罗晓蕾，王涛. 2019 年 ACOG 妊娠期高血压疾病妇产科医师临床管理指南要点解读［J］. 实用妇产科杂志，2019，35（4）：259－262.

第四节　糖尿病与心血管疾病

案例

患者，女性，78 岁，主诉：发现血糖升高 13 年，门诊以“2 型糖尿病伴血糖控制不佳”收入院，于 2021 年 7 月 26 日步行入院。现病史：患者 13 年前体检时发现血糖升高（具体数值不详），考虑诊断为“2 型糖尿病”，后间断于内分泌科复诊调整药物治疗方案（具体方案不详），现使用“精蛋白重组人胰岛素混合注射液（50/50）早 22 U 晚 20 U”控制血糖，监测空腹血糖约 13 mmol/L，餐后血糖约 20 mmol/L，伴口干、多饮，视物模糊，偶有四肢麻木，无皮肤瘙痒，无明显胸闷气短，无胸痛，无发热，无明显咳嗽咳痰，无腹痛、腹泻等不适。今日为求进一步诊治遂来我院，入院时糖化血红蛋白 8.59%，三酰甘油 3.18 mmol/L，肌钙蛋白 25.88 ng/L。心电图：①窦性心律；②大致正常。既往史：有高血压病史 30 余年，2016 年前曾行冠状动脉支架植入术，服用“硫酸氢氯吡格雷片、瑞舒伐他汀钙片、盐酸曲美他嗪片等”治疗。入院查体：T 36.4 ℃，P 88 次/分，R 18 次/分，BP 171/79 mmHg。给予皮下胰岛素泵降糖、抗血小板聚集、降脂稳定斑块、控制血压、营养心肌等治疗后于 2021 年 8 月 10 日好转出院。

科普 1：患者入院诊断为 2 型糖尿病，入院后应首先进行哪些疾病知识的宣教？

患者入院后首先应让患者了解糖尿病是一种什么疾病及其分型。

糖尿病是一种慢性、全身性、代谢性疾病，以血糖水平增高为主要特征，具有遗传倾向的代谢性内分泌疾病，是常见的慢性终身性疾病，其特点是病程长、并发症多。其中，高血压、冠心病、高脂血症通常是糖尿病的主要并发症。糖尿病在欧洲乃至全球是一个重要的公共卫生问题。在我国，随着人民生活水平的提高和人口老龄化的不断加剧，患糖尿病和心血管疾病的人数正日趋上升，糖尿病患者心血管疾病风险增加，65% 以上的糖尿病患者罹患并最终死于心血管疾病。我国研究者对 2 型糖尿病心血管并发症的发生情况进行研究分析，指出 2 型糖尿病会增加心血管并发症的发生率。

糖尿病的分型（表 13-1）。

表 13-1　糖尿病的分型

分型	常见原因
1 型糖尿病	主要是由遗传因素、自身免疫因素导致分泌胰岛素的胰岛 B 细胞功能被破坏而引起的。这类患者胰岛素缺乏，从发病起终身需要注射胰岛素治疗
2 型糖尿病	是糖尿病最为常见的类型。主要是由遗传、环境、肥胖、老龄等多种因素导致胰岛素调节血糖的能力下降，并伴随胰岛 B 细胞功能缺陷，引发糖尿病
妊娠糖尿病	是在妊娠期间由激素水平发生变化导致的血糖升高。这类患者的血糖在分娩后可以恢复正常
其他特殊类型糖尿病	是由其他特殊原因导致的糖尿病，不太常见，占糖尿病总数的 1% 。如青年人中的成年发病型糖尿病，线粒体基因突变糖尿病等

科普 2：住院期间应提醒患者发生哪些不适时需引起重视与关注?

糖尿病的典型症状为“三多一少”，即多尿、多饮、多食，体重减少（图 13-7）。

住院期间应告知患者警惕发生低血糖事件，注意关注出现低血糖的主要症状，如难忍的

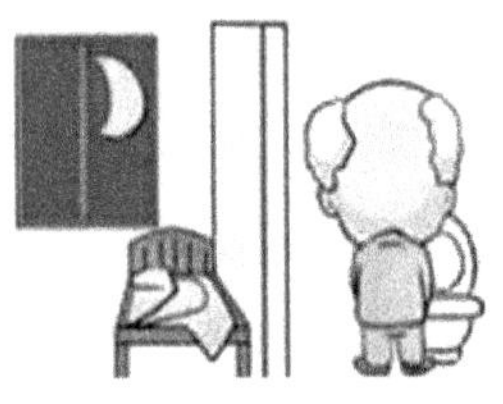

多尿：
小便量增多，且夜尿频繁

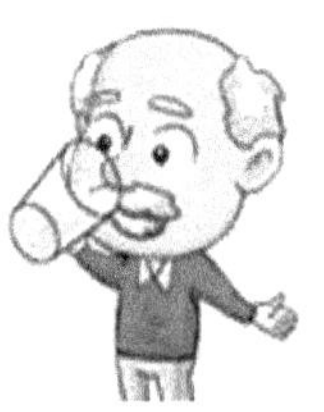

多饮：
经常感觉口渴，要大量喝水

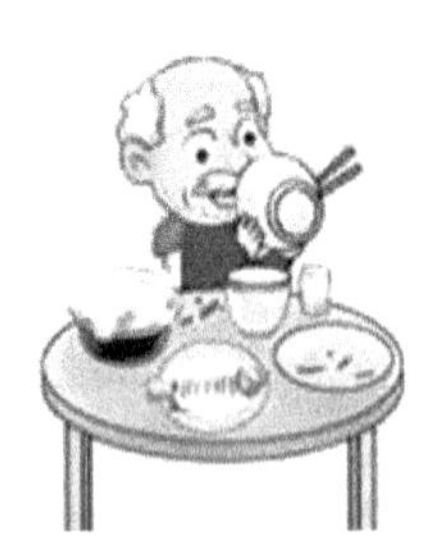

多食：
容易感觉饥饿，食量增加

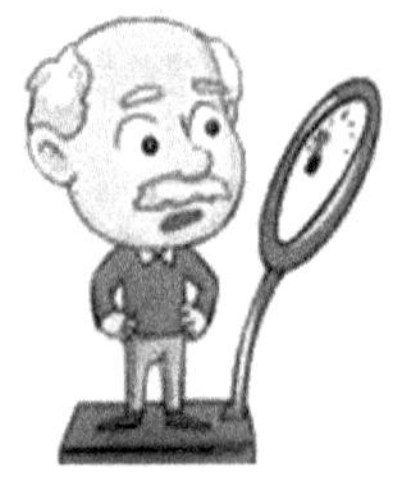

体重减少：
体重下降，人渐消瘦

图 13-7　糖尿病的典型症状

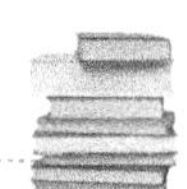

饥饿感、心慌、出冷汗、手抖、面色苍白、疲乏无力，严重时出现视物模糊、眼前发黑、晕倒。一旦发生，立即进食糖水或含糖食物。日常需做好预防：按时按量服药；定时定量进餐；定期血糖监测；随身携带糖类食品，随身携带卡片（注明自身是糖尿病患者，包括姓名、地址、吃什么药、打什么针、就诊医院等），一旦发生低血糖昏迷时救护人员能迅速根据卡片了解基本病情。

科普 3：患者入院前既往有高血压病史，需如何做好预防相关并发症的宣教？

应告知患者糖尿病合并高血压可能导致的并发症：①大血管疾病；②糖尿病肾病；③视网膜病变；④糖尿病神经病变等。高血压和糖尿病是动脉硬化性疾病的独立危险因素，严格控制血压（卡托普利或美托洛尔）可明显降低糖尿病相关死亡的危险性和糖尿病有关并发症（包括大血管病变）的发生和进展，因此高血压的存在亦会增加糖尿病患者肾动脉硬化和周围血管疾病的发生率。

科普 4：基于患者病情，怎样指导患者有效控制血糖和血压水平？

血糖控制个体化：综合考虑患者年龄、病程、并发症等因素确定个体化控制目标。普通患者建议 HbAlc 降至接近正常（<7%），以减少微血管并发症及心血管疾病。对于年轻、无心血管疾病、新诊断的糖尿病患者，建议 HbAlc 控制更低（<6.0%~6.5%），但不能以低血糖或其他不良反应为代价。而年长、有心血管疾病、病程长的糖尿病患者，为避免低血糖带来的风险，HbAlc 应更加宽松（<7.5%~8.0%）。以牺牲生活质量为代价的强化血糖控制并未带来心、眼获益，反而使低血糖发生率大大增加。对于 1 型糖尿病患者，推荐基础、餐时胰岛素联合，并进行频繁的血糖监测，2 型糖尿病患者优先选择二甲双胍。对于糖尿病患者的血糖控制目标见表 13-2。

表 13-2　糖尿病患者的血糖控制目标

	理想	良好	差
HbAlc（%）	<6.5	6.5~7.5	>7.5
空腹血糖（mmol/L）	4.4~6.1	≤7.0	>7.0
非空腹血糖（mmol/L）	4.4~8.0	≤10.0	>10.0

在患者可耐受的情况下，合并糖尿病的高血压患者其收缩压的目标值为 130 mmHg（1 mmHg=0.133 kPa），但不要低于 120 mmHg。65 岁以上的老年患者收缩压的目标值建议为 130~139 mmHg。舒张压的目标值为低于 80 mmHg，但不要低于 70 mmHg。血压控制的最佳状态是减少糖尿病患者微血管和大血管并发症。

科普 5：住院期间应怎样告知患者糖尿病的治疗方法？

糖尿病的治疗：糖尿病目前还无法治愈，但有效规范的治疗，能够消除糖尿病症状，维持基本的生活质量。糖尿病治疗的“五驾马车”（饮食控制、合理运动、血糖监测、糖尿病的自我管理教育和药物治疗）中，目前主要的治疗方式为药物治疗。糖尿病的主要治疗路径见图 13-8。

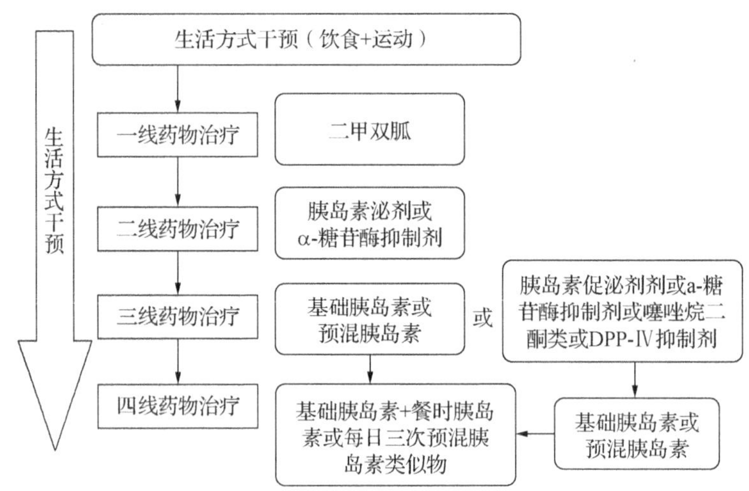

图 13-8　糖尿病的主要治疗路径

科普 6：患者一直在服降糖药，服用此药的方法及注意事项包括哪些？

糖尿病患者口服降糖药物的分类、不良反应及注意事项见表 13-3。

科普 7：患者一直在注射胰岛素，胰岛素的注射方法及技巧包括哪些？

（1）选择合适的注射部位

1）根据使用的胰岛素种类选择相应的注射部位。使用短效胰岛素或与中效混合的胰岛素时，优先考虑的注射部位是腹部；对于长效胰岛素，例如睡前注射的中效胰岛素，最合适的注射部位是臀部或大腿。

2）定期检查注射部位。每次注射前检查注射部位，判断并避开出现疼痛、皮肤凹陷、皮肤硬结、出血、瘀斑、感染的部位。如果发现皮肤硬结，请确认出现硬结的部位及硬结大小，避开硬结进行注射。

3）定期轮换注射部位。每日同一时间注射同一部位（如医生推荐您每日早晨注射的部位是腹部，就应该一直选择在腹部注射，不要随意更换到其他部位）。每周按左右轮换注射部位（如大腿注射可以一周打左边，一周打右边）。每次注射点应与上次注射点至少相距 1 cm。避免在 1 个月内重复使用同一个注射点。

（2）胰岛素的注射方法

1）选择好注射部位，用酒精棉球消毒注射部位皮肤。

2）注射时用一只手轻轻捏起注射部位 2 ~ 3 cm 宽的皮肤，并引起轻微疼痛，另一手握胰岛素注射器，将针头以 45° ~ 90°角快速刺入注射部位，推注药液，然后放松提起的皮肤，针头在皮下停留 10 秒，体瘦者和儿童以 45°角进针注射，体胖者以 90°角注射。

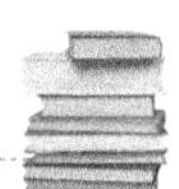

表 13-3 糖尿病口服药分类及注意事项

<table>
<tr><th>分类</th><th>代表药物</th><th>分服次数</th><th>不良反应</th><th>注意事项</th></tr>
<tr><td rowspan="3">磺脲类</td><td>格列本脲</td><td>1～3</td><td rowspan="3">胃肠道反应，乳酸酸中毒</td><td rowspan="19">(1) 按时按量用药，定期监测血糖；
(2) 单一用药降糖效果不满意时，应选择联合治疗方案，可合并另一种口服降糖药或联合胰岛素治疗；
(3) 联合用药不能随意配伍，需遵医嘱；
(4) 老年患者和肾功能不全的患者需要遵医嘱调整用药剂量；
(5) 1 型糖尿病必须使用胰岛素治疗；
(6) 2 型糖尿病单纯口服药治疗不能良好控糖时，需要加用胰岛素治疗</td></tr>
<tr><td>格列美脲</td><td>1</td></tr>
<tr><td>格列齐特</td><td>1～2</td></tr>
<tr><td rowspan="2">双胍类</td><td>二甲双胍</td><td>2～3</td><td rowspan="2">胃部不适、恶心或腹泻，应从低剂量开始，并逐渐增加以防止副作用</td></tr>
<tr><td>二甲双胍缓释片</td><td>1～2</td></tr>
<tr><td rowspan="3">格列奈类</td><td>瑞格列奈</td><td>2～3</td><td rowspan="3">胃肠道反应</td></tr>
<tr><td>那格列奈</td><td>2～3</td></tr>
<tr><td>米格列奈钙</td><td>2～3</td></tr>
<tr><td rowspan="3">α－葡萄糖苷酶抑制剂</td><td>阿卡波糖</td><td>2～3</td><td rowspan="3">胃肠道反应</td></tr>
<tr><td>伏格列波糖</td><td>2～3</td></tr>
<tr><td>米格列醇</td><td>2～3</td></tr>
<tr><td rowspan="3">二肽基肽酶－Ⅳ抑制剂</td><td>西格列汀</td><td>1</td><td rowspan="3">头痛、腹泻、便秘</td></tr>
<tr><td>沙格列汀</td><td>1</td></tr>
<tr><td>维格列汀</td><td>2</td></tr>
<tr><td rowspan="3">噻唑烷二酮类</td><td>罗格列酮</td><td>1～2</td><td>水肿，心衰，骨折</td></tr>
<tr><td>二甲双胍＋罗格列酮</td><td>1～2</td><td>水肿，心衰，骨折，胃肠道反应</td></tr>
<tr><td>吡格列酮</td><td>1</td><td>水肿，心衰，骨折</td></tr>
</table>

3）注射后迅速拔出针头，拔针时不能改变方向，用干净棉球压迫注射部位 5～8 秒，但不要揉。整个注射过程，保持肌肉放松，若单次注射剂量大于 40 U 分两次注射，在同一部位注射最好间隔 1 个月以上。

科普 8：患者合并糖尿病，如何进行健康生活方式的宣教？

鼓励患者戒烟、参加体育锻炼、合理膳食。欧洲指南指出：为预防或减轻糖尿病患者体重超重，任何能够减少能量摄入的饮食均给予推荐。每日能量摄入中，总脂肪比例 $<35\%$，其中饱和脂肪 $<10\%$，单不饱和脂肪酸 $>10\%$。每日膳食纤维应 >40 g。不推荐采用补充维生素及微量元素的方式来预防糖尿病及心血管疾病。糖尿病患者应每周进行不少于 150 分钟的中等强度以上运动（有氧运动或抗阻训练，两者结合效果更好），以控制糖尿病并预防心血管疾病发生。

科普 9：住院期间，怎样纠正患者不良的饮食习惯？

（1）严格的控制饮食是降低血糖、控制病情、防止并发症的首要条件。饮食宜食用清淡、低盐、低脂、高纤维食物，三餐定时定量，细嚼慢咽。

（2）主食类：大米、面条、包子、米粉等。可以高粱面、玉米面、燕麦面为主，其富含膳食纤维，吸收慢，使血糖升高缓慢，故提倡多食粗杂粮；禁食稀饭、米汤、面汤、纯淀粉类食品、油煎炸食品。

（3）肉蛋类：每日不超过 3 两，可选用瘦猪肉、鸡、鱼、鸭等。禁食肥肉、动物内脏。

（4）奶类、蔬菜类：以无糖低脂高钙奶为主，每日饮用量 250～500 mL，建议每日食用蔬菜类不少于 500 g。

（5）油脂类：提倡用植物油，减少动物油脂摄入，尽量少吃瓜子、花生米、核桃等坚果类食物。

（6）水果类：吃水果的前提是血糖要控制理想，控制不理想时应暂时不吃水果，把水果作为两餐之间的加餐，水果每日总量控制在 4 两之内。

糖尿病患者注意参照饮食金字塔（图 13-9），并注意参照饮食类别及每日推荐摄入量（表 13-4）。

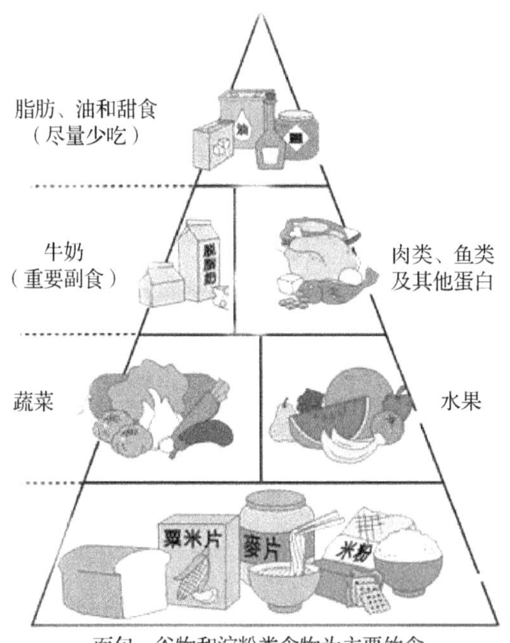

图 13-9　糖尿病饮食金字塔

表 13-4　每日推荐摄入饮食量

食品类别	成分	举例	每日摄入量
面包、谷物及其他淀粉类食物（1 份：15 g 碳水化合物）	碳水化合物（淀粉、糖、纤维）、B 族维生素、矿物质	面包、馒头、面条、谷物、豆类、豌豆、玉米	5～8 份

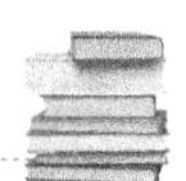

续表

食品类别	成分	举例	每日摄入量
蔬菜（1 份：半杯熟菜或 1 杯生的蔬菜）	维生素、矿物质，碳水化合物含量最少	花椰菜、菠菜、西红柿、蔬菜色拉	3～5 份
水果（1 份：85～110 g；15 g 碳水化合物）	碳水化合物（淀粉、糖、纤维）、B 族维生素、矿物质	苹果、橙子、桃子、梨、瓜类	2～4 份
牛奶（1 份：225 g）	碳水化合物（乳糖）、钙、矿物质、维生素 D	牛奶、豆浆、酸奶、冰淇淋	2～3 份
肉类、肉替代品及其他蛋白质（1 份：28 g）	蛋白质、铁、维生素、矿物质	牛肉、家禽、猪肉、鱼、奶酪、豆腐	228～340 g
脂肪、油、糖（1 份：5 g 脂肪）	饱和脂肪、不饱和脂肪	黄油、植物油、酸奶油、奶油奶酪	尽量少食用

科普 10：患者出院前，应怎样进行健康指导?

患者日常生活中应做到正确认识糖尿病，了解正确的糖尿病治疗知识；端正心态，积极配合降糖治疗；每日监测血糖；定期检查肾功能、视网膜、血脂等；改善饮食习惯；坚持锻炼；控制体重；及时调整血压、血脂；按时服药；遵医嘱调整治疗方案，及时加用胰岛素治疗。

降低糖尿病患者心血管风险，首先，要控制和管理好糖尿病，掌握好“五驾马车”，采用自我监测、饮食治疗、运动治疗、药物治疗和患者健康教育五种手段，积极防治糖尿病；其次，在降糖的同时，必须采取综合干预措施，即同时降脂、降压和抗血小板凝集，其中，抗血小板凝集被认为是预防糖尿病心血管并发症的基石，而阿司匹林是具有心血管高危因素的糖尿病患者的一级预防药物；再次，定期进行检测，患者每日定点监测血糖，定期检查糖化血红蛋白、尿微量蛋白、血脂等指标，定期做周围神经及血管并发症筛查，通过各项监测，为调整治疗方案提供依据；最后，糖尿病、心血管疾病属于身心疾病，心理因素在疾病的发生、发展和转归中具有重要作用，糖尿病患者无论有没有心血管并发症都要加强自己的心身修养，保持情绪稳定，保持乐观豁达，注意调节自己的情绪，合理宣泄自己的负性情绪，莫让不良情绪伤身体。

科普 11：患者出院后，应怎样指导制订运动计划，以期带来更多获益?

糖尿病患者合理运动的好处：可放松心情，保持体重，提高机体对胰岛素的反应，降低血压，改善心肺功能，降低血糖。根据每周运动频率不同把运动金字塔分为四层（表 13-5）。

表 13-5　分层运动金字塔

运动分层	运动目的	运动频率	运动强度	运动方式
第一层：坚持每日能做的事情，提高日常活动能力	保持活跃的生活习惯，提高日常活动能力，维持健康体重	每次活动的时间、频率、强度不限	活动强度力所能及，自我感觉轻松温和，呼吸平稳，可以唱歌	每日的日常活动通常强度低，要促进健康必须进行中等强度及以上运动
第二层：做有氧运动，提高心肺功能	提高心肺功能，改善血脂水平和内分泌系统的调节功能，控制不健康的体重增加	每次活动 10 分钟以上，每日活动 30 分钟以上，每周活动 150 分钟以上	无明显疲惫感，呼吸较轻松，可正常说话，运动强度为中等	骑自行车、跳交谊舞、打羽毛球、游泳、慢跑或快走
第三层：锻炼肌肉强度，增强身体灵活度	增加肌肉力量，提高骨关节功能，促进心血管健康，改善血糖调节能力	肌肉力量练习负荷以能够重复 8 ~ 15 次/组为宜，每个动作应做 3 组；身体灵活度练习可经常进行，循序渐进	运动中呼吸、心跳短时间内加快，间隔过程中可较快恢复，运动强度为中等	举重锻炼（限重 500 g）、用弹力带锻炼、打太极、压腿
第四层：尽量减少的生活习惯	培养少静多动的生活习惯，应减少静坐时间	在静坐时间超过 40 ~ 50 分钟时，应至少进行一次 5 ~ 10 分钟的活动	注意安全，避免跌倒等意外伤害	双臂向上伸展、下蹲、转体、甩手

（汪辉丽）

参考文献

[1] 杨卫东，黄秀华．内分泌及代谢系统疾病糖尿病与心血管疾病的相关性［J］．医学前沿，2012，2（2）：194.

[2] 张健，杨波．糖尿病视网膜病变发病机制及其药物治疗研究的进展［J］．心血管康复医学杂志，2016，25（3）：339－341.

[3] 刘欢．糖尿病患者心血管疾病发病机制的研究进展［J］．心血管病防治知识（学术版），2017（12）：139－140.

[4] 杨伟，李耘，华琦．老年糖尿病和心血管疾病的研究进展［J］．中华老年心脑血管病杂志，2017，19（4）：431－433.

[5] CASH J. Family Practice Guidelines 3［M］. Germany：Springer Publishing Company，2014：396.

第十四章　常用护理告知书

第一节　护理操作的健康教育

1. 氧气吸入使用告知书

尊敬的病友家属：

由于病情需要，根据医嘱为患者吸氧并调节流量，以缓解胸闷、气短、呼吸困难等症状，吸氧时如出现恶心、咳嗽等不适，应立即通知护士，不允许随意自行调节流量或停止吸氧，以防止肺损伤或贻误治疗。

氧气吸入适用于：

（1）呼吸系统疾病影响肺活量者。

（2）心脏功能不全，使肺部充血致呼吸困难者。

（3）中毒，使氧不能由毛细血管渗入组织而产生缺氧者。

（4）昏迷患者，如脑血管意外等。

（5）某些外科手术后患者，大出血休克或颅脑疾病患者、产程不定期或胎心音不良者等。

氧气吸入的注意事项：

（1）吸氧不妨碍患者进食，使用方便。

（2）吸氧前护士会为患者清洁鼻腔，当患者有鼻塞症状时请告知护士。

（3）患者不可自行调节或开关氧流量表，以免拧错方向，导致氧流量过大冲入呼吸道而损伤肺组织。

（4）吸氧时请不要张口呼吸，出现恶心、咳嗽等不适症状应立即通知护士。

（5）护士将定时更换湿化瓶及瓶内溶液，以保证湿化效果，防止细菌生长，个人不可私自卸下或自行添加。

（6）氧气筒周围严禁烟火和易燃品，有“防火防震防油”警示标识，不要用带油的手去拧螺旋，不要随意搬动氧气筒，不可在病房内吸烟或使用明火，避免引起爆炸、燃烧等危险。

本人承诺：

本人已详细阅读以上告知内容，对医护人员的解释清楚、理解，根据患者病情及治疗情况，我们明白使用氧气吸入的必要性。我们理解使用氧气吸入治疗可能带来的风险，一旦发生上述风险，医护人员会采取积极应对措施。经慎重考虑，我们同意进行氧气吸入治疗，以防不良事件的发生，因此发生的风险，我们愿意承担。如果不同意或不能配合护理人员的工作，由此发生的意外后果由家属自负。

患者：　　　　　　　　家属/监护人：　　　　　　　　家属与患者关系：
主管医生：　　　　　　　　　　　　　　　　　　　　护士：
日期：

（盘瑞兰）

2. 雾化吸入使用告知书

由于病情需要，根据医嘱为患者雾化吸入，湿化气道，从而减轻气道痉挛、气道黏膜水肿和气道炎症以利于稀释痰液，促进咳嗽，防止肺内感染。每次时间 15～29 分钟，处置后请深呼吸用力咳嗽，将痰液咳出。

雾化吸入法是将药液以气雾状喷出，由呼吸道吸入达到治疗目的的方法。旨在消除炎症和水肿，解除支气管痉挛，稀化痰液，帮助祛痰，使气道通畅，改善通气功能。在胸部手术前后，预防呼吸道感染。配合人工呼吸做呼吸道湿化或间歇雾化吸入药物。

雾化吸入有以下注意事项：

（1）雾化器应垂直拿。婴幼儿可抱起，用面罩罩住口鼻；成年患者应坐起用嘴吸气，在吸入的同时应做深吸气，使气雾充分到达支气管和肺内。

（2）氧流量调制 6～8 升/分，请不要擅自调节氧流量，禁止在氧气设备附近吸烟或出现明火。

（3）雾化前半小时尽量不进食，避免雾化吸入过程中气雾刺激，引起呕吐。

（4）年龄较小的患儿应保持安静，避免哭闹。

（5）每次雾化完后要及时洗脸或用湿毛巾抹干净口鼻部留下的雾珠，防止残留雾滴刺激口鼻皮肤，引起皮肤过敏或受损。

（6）每次雾化完后要帮患者喂水或漱口，防止口腔黏膜二重感染。

本人承诺：

本人已详细阅读以上告知内容，对医护人员的解释清楚、理解，根据患者病情及治疗情况，我们明白使用雾化吸入的必要性。我们理解使用雾化吸入治疗可能带来的风险，一旦发生上述风险，医护人员会采取积极应对措施。经慎重考虑，我们同意进行雾化吸入治疗，以防不良事件的发生，因此发生的风险，我们愿意承担。如果不同意或不能配合护理人员的工作，由此发生的意外后果由家属自负。

患者：　　　　　　　　家属/监护人：　　　　　　　　家属与患者关系：
主管医生：　　　　　　　　　　　　　　　　　　　　护士：
日期：

（盘瑞兰）

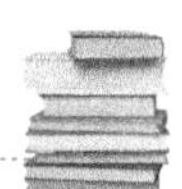

3. 心电监护使用告知书

根据患者病情和治疗的需要，为了确保其安全，防止各种意外发生，需要给患者采取心电监护措施。我们希望得到患者及家属的配合，现将有关事项和风险告知如下。心电监护仪是医院常用的，能够实时监测患者动态生理数据的精密医学仪器，具有数据信息的采集、存储、智能分析、预警等功能，可为临床医护人员在治疗、护理、临床监测及抢救等方面，提供客观有效的数据。

采取心电监护措施的注意事项：

（1）使用心电监护设备可以持续、动态监测患者的心电、脉搏、呼吸、血压、血氧饱和度等重要生命指标，能使医护人员及时发现患者体征异常及病情变化，积极应对处理。

（2）根据病情和治疗的需要，不同患者使用心电监护设备的监测需求会有所不同，各设备的操作及配置也会存在差异，如有疑问，可以向医护人员问询获得解答。

（3）心电监护设备由医护人员根据患者病情及监测需要设置调整，请患者及家属不要随意调节设备，以免影响医护人员对病情的观察。

（4）医护人员会将电极片贴于患者皮肤进行心电信号的收集。当患者改变体位时，各监测值波形可能会受到一定的影响，护理人员会根据情况适当调整电极片的位置，患者和家属无须过度紧张。

（5）对于需要连续心电监护 24 小时以上的皮肤敏感患者，护理人员会及时更换电极片和电极片皮肤粘贴位置。更换电极片粘贴位置后，护理人员会用温水清洁粘贴处皮肤，去除胶痕，保持其干燥。若局部皮肤出现瘙痒红肿等过敏表现，应及时告知护理人员，护理人员会进行适当处理。

（6）在进行无创血压监测期间，护理人员会严格按照医嘱定时将监测血压的袖带绑于患者上臂。为提高患者的舒适度，测完血压后，护理人员会松解袖带。在夜间，为了避免对患者睡眠的干扰，护理人员测量血压后可不松解袖带。

（7）在进行指脉氧监测期间，患者手指需佩戴血氧饱和度监测指套/夹，护理人员会适时更换监测的手指，并检查指端皮肤情况，以防患者手指皮肤发生压力性损伤。若患者手指因美甲、创伤、指端有明显老茧等原因无法作为监测部位时，护理人员会选择患者脚趾或耳垂进行血氧饱和度的数据监测。

（8）进行心电监护期间，请患者尽量保持静卧，保持各导线连接正常，避免打结、导线断连等情况，翻身活动可由陪护人员帮助或呼叫护理人员协助完成。

（9）心电监护设备使用时，信号可能会受到周围电器、手机或电脑等干扰，请陪护家属尽量不要使用相关仪器或设备。

（10）医护人员会将心电监护设备妥善固定，悬挂在床头或置于平台/床头柜上。请注意避免仪器直接接触水源、火源及热源等。

（11）心电监护设备虽内置充电电池，有一定储电功能，但陪护人员不要随意拔除电源，不得随意触碰监护设备上的各种按键。若出现设备报警，请及时呼叫护理人员查看处理。

本人承诺：

本人已详细阅读以上告知内容，对医护人员的解释清楚、理解，根据患者病情及治疗情况，我们明白使用心电监护的必要性。我们理解使用心电监护可能带来的风险，一旦发生上述风险，医护人员会采取积极应对措施。经慎重考虑，我们同意配合采取心电监护措施，以防不良事件的发生，因此发生的风险，我们愿意承担。如果不同意或不能配合护理人员的工作，由此发生的意外后果由家属自负。

患者：　　　　　　　　　　家属/监护人：　　　　　　　　　　家属与患者关系：
主管医生：　　　　　　　　　　　　　　　　　　　　　　　　　护士：
日期：

（徐　岚　李海燕）

4. 约束使用告知书

根据患者病情、治疗和护理的需要，为确保患者的安全，防止各种意外发生，医护人员会为患者采取保护性约束措施。希望得到患者及家属的配合，现将有关事项和风险告知如下。采取保护性约束措施是为在患者情绪不稳、意识不清或躁动时，防止其自行拔除身上的各类导管，确保治疗、护理顺利进行；保护患者安全度过麻醉危险期；防止坠床、自伤、撞伤、抓伤或攻击伤害他人等意外情况的发生。

使用保护性约束有以下注意事项：

（1）遵循最小化约束原则，护理人员会遵医嘱采用专用安全用具对患者进行约束，如各种类型的约束带、约束手套、约束衣裤等。

（2）医护人员会在使用保护性约束前对患者的肢体功能、局部皮肤、肢端血运情况进行评估，确认后再选择合适的措施。如对于四肢躁动剧烈的患者，医护人员会遵医嘱给予四肢约束，用专用约束带束缚肩部、上肢、膝部，在约束部位垫以棉垫等保护，以防止皮肤损伤。

（3）请陪护人员配合取下患者随身佩带的饰品及可活动的假牙等，以防患者自伤。

（4）医护人员会将约束用具或设备固定在患者不可触及处，请勿擅自松解或自行捆绑于可移动物体上。

（5）对于卧床患者，护理人员会架起两侧床栏，固定病床刹车并将床降至最低高度，为了患者的安全，请勿随意拉下床栏或松开刹车。

（6）对需要约束的患者，医护人员会加强心理护理和安全防范。建议留有专人陪护（监护室除外），以配合护理人员疏导患者焦躁情绪，鼓励其配合治疗和护理。

（7）在患者躁动剧烈时，切忌强行按压四肢，以防引起骨折，如有此类情况需及时呼叫医护人员帮助处理。

（8）医护人员会将约束用具调整到能容纳 1 ~ 2 横指的松紧度，并定时松解，保持肢体一定的活动度，陪护人员请勿擅自为患者松绑放松。护理人员会给予卧床患者肢体功能位，

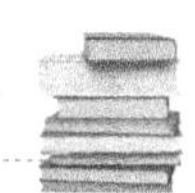

并保证其安全和舒适，尽量减少约束不适感。

（9）护理人员会动态观察患者约束松紧度，约束部位皮肤颜色、温度、感觉、局部血运等情况，陪护人员可在指导下配合护理人员为患者进行局部按摩，促进血液循环。若发现异常情况请及时呼叫医护人员处理。

本人承诺：

本人已详细阅读以上告知内容，对医护人员的解释清楚、理解，根据患者病情及治疗情况，我们明白使用保护性约束的必要性。我们理解采取保护性约束措施可能带来的风险，一旦发生上述风险和意外，医护人员会采取积极应对措施。经慎重考虑，我们同意配合采取保护性约束措施，以防不良事件的发生，因此发生的风险，我们愿意承担。如果不同意或不能配合护理人员的工作，由此发生的意外后果由家属自负。

患者：　　　　　　　　家属/监护人：　　　　　　　　家属与患者关系：

主管医生：　　　　　　　　　　　　　　　　　　　　护士：

日期：

（徐　岚　李海燕）

5. PICC 置管与维护使用告知书

根据患者目前病情需要，符合以下条件之一：需长期静脉输液者、使用强刺激性药物（化疗或静脉营养）、危重症患者等，建议经外周穿刺中心静脉导管置入术（PICC）置管，确保有一条有效的静脉通路，为安全、及时用药提供保障，减少静脉反复穿刺，有效保护外周血管。

经外周穿刺中心静脉导管置入术（PICC）有以下风险情况：

（1）经外周穿刺中心静脉导管置入术需要局部麻醉，使用麻药可能出现副作用，包括恶心、皮疹甚至严重过敏性休克，危及生命。

（2）置管手术可能发生的风险：

1）术中并发症：置管失败、局部出血、周围大动脉损伤或淋巴管损伤、局部神经损伤、心律失常甚至心脏骤停。

2）术后并发症接触性皮炎、静脉炎、局部出血、导管堵塞、导管脱出、导管异位、导管折断、静脉血栓、感染、淋巴漏等。

3）以上并发症可能导致：经济损失，增加住院费用；加重病情，延长住院时间；需要手术取出断裂的导管；死亡。

使用及维护过程中有以下注意事项：

（1）穿刺部位护理：PICC 置管穿刺部位需要定期清洁并且更换无菌敷料，频率取决于敷料的类型、导管中输液的类型、患者本人的健康状况及皮肤情况，如每日更换，一周更换三次，一周更换一次或敷料松动、污染时及时更换。医生或护士将根据实际情况选择合适的护理周期及用品。

（2）冲洗导管：在每次静脉输液、抽血后均需使用生理盐水冲洗导管。医生或护士将告知何时需要冲洗及使用什么溶液冲洗。治疗间歇期，每隔 7 天使用生理盐水冲洗一次导管，以保持导管通畅。

（3）更换输液接头：导管接头是导管输液系统一部分，定期更换输液接头可有效降低感染的风险。需要更换接头的时机：每周维护导管时；不管任何原因取下输液接头后；接头损坏；每次经输液接头输血或抽血后无法完全冲洗残余血液时。

（4）日常置管侧手臂避免过度活动，避免激烈咳嗽，避免提重物、拄拐杖，衣服袖口不可过紧，不能测血压及行静脉穿刺。

（5）PICC 置管期间穿刺部位应防水、防牵拉；保持局部清洁干燥，不要擅自撕下敷料，避免置管部位感染，如有卷边、松脱、有汗时应及时维护。

（6）当出现感染、静脉炎、导管断裂、接头与导管松动分离，导管穿刺部位、穿刺侧手臂或颈部肿胀等情况，请马上到医院请专业医护人员处理。

本人承诺：

本人已详细阅读以上告知内容，对医护人员的解释清楚、理解，根据患者病情及治疗情况，我们明白这个操作的必要性，经慎重考虑，同意进行经外周穿刺中心静脉导管置入术（PICC）。我们理解采取 PICC 措施可能带来的风险，一旦发生上述风险和意外，医护人员会采取积极应对措施。经慎重考虑，我们同意配合，愿意承担以此带来的风险。

患者：　　　　　　　　家属/监护人：　　　　　　　　家属与患者关系：

主管医生：　　　　　　　　　　　　　　　　　　　　护士：

日期：

（盘瑞兰）

6. 胰岛素泵使用告知书

根据患者目前病情及国内外治疗原则，有注射胰岛素及口服药物等多种降糖方案，建议患者使用胰岛素强化治疗，强化治疗可选择胰岛素泵或皮下胰岛素注射，其中胰岛素泵治疗是目前最符合生理状态的胰岛素输注方式，它采用基础率与餐前大剂量相结合的输注方式，模拟人体生理胰岛素分泌，可短期内使血糖得到良好的控制，明显改善持续高血糖对胰岛 B 细胞的损害，有利于长期血糖的控制，改善预后。

使用胰岛素泵有以下注意事项：

（1）胰岛素泵为专科的固有资产，请小心保管，注意防水、防摔、防磁场、防丢失。

（2）胰岛素泵需 24 小时持续皮下输注，由内分泌专科护士进行操作，不可自行调节胰岛素用量及各个按键。

（3）在佩戴使用泵的过程中如有任何不适，或机器出现“哔哔”警报等情况，请及时

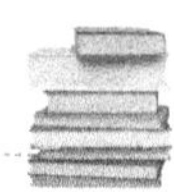

与医务人员联系。使用过程中可能会有输注部位出血、疼痛、感染、皮下硬结等。

（4）避免碰撞。洗澡时应暂停用泵，请联系当班护士分离接口取下泵体，严禁将泵带入X光室、核磁共振（MRI）室、CT室、PET室、手术室、高压氧舱，勿将泵放入冰箱。如遗失或损坏，需原价赔偿。

（5）使用胰岛素泵，应严密监测血糖，或使用持续动态血糖仪监测。

（6）胰岛素泵一般使用7～14天，但有部分患者因病情需要（初发糖尿病、脆性糖尿病等）需使用更长时间，期间每3～5天需更换注射部位和管组1次（或根据情况及时进行更换），且有部分患者戴泵情况下仍难以控制血糖。

本人承诺：

本人已详细阅读以上告知内容，对医护人员的解释清楚、理解，根据患者病情及治疗情况，我们明白使用胰岛素泵治疗的必要性。我们理解使用过程可能带来的风险，一旦发生上述风险，医护人员会采取积极应对措施。经慎重考虑，我们同意配合使用胰岛素泵治疗，以防不良事件的发生，因此发生的风险，我们愿意承担。如果不同意或不能配合护理人员的工作，由此发生的意外后果由家属自负。

患者：　　　　　　　　家属/监护人：　　　　　　　　家属与患者关系：
主管医生：　　　　　　　　　　　　　　　　　　　　护士：
日期：

（徐红秀　吕　燕）

7. 微量泵使用告知书

根据患者病情和治疗的需要，为了确保其安全，防止各种意外发生，需要给患者使用微量泵泵入药物。微量泵可以将药物精确、均匀、持续地输入体内，严格控制药物用量，保证药物最佳的有效浓度，合理地调节药物的注射速度，减少并发症的发生。我们希望得到患者及家属的配合，现将有关事项和风险告知如下。

使用微量泵设备的注意事项：

（1）在使用微量泵设备期间，患者翻身时，需注意动作轻柔，防止因牵拉等外力作用导致泵管与注射器或静脉置管处衔接不紧密，从衔接部位脱开。

（2）当微量泵泵入药物剂量较小时，患者在咳嗽、呛咳、打嗝、拉大便等腹腔压力增加，或注射肢体测量血压时均可导致静脉通路瞬间回血，血液在管路内时间过久，就有可能发生静脉通路阻塞，当发生回血时，请您及时呼叫医护人员，给予相应正确处理。

（3）患者移动时，医护人员会妥善固定微量泵，请您避免微量泵的垂直移位，微量泵位置突然升高或降低会导致短时间药液进入体内过多或回吸入注射器，影响药物泵入剂量的准确性。

（4）医护人员会将微量泵妥善固定，请注意避免仪器直接接触水源、火源及热源等。

(5) 当微量泵发出以下报警时，医护人员会根据微量泵报警情况给予紧急处理措施，请患者及家属不要过于紧张。①当微量泵通路阻塞（如泵管折叠、扭曲、输注通路阻塞、液体外渗等），微量泵会自动发出压力报警，提示注射受阻；②当药液即将注射完成时，微量泵会自动发出残余量报警，提示药物即将注射完毕，需要医护人员尽快配制；③当药物注射完毕时，微量泵会自动发出空量报警，提示药物注射完毕，需要更换或停止使用；④蓄电池低电量报警，提示电池电储备不足或没接通外电源。提示医护人员更换电池或接通外电源。

本人承诺：

本人已详细阅读以上告知内容，对医护人员的解释清楚、理解，根据患者病情及治疗情况，我们明白使用微量泵的必要性。我们理解使用微量泵可能带来的风险，一旦发生上述风险，医护人员会采取积极应对措施。经慎重考虑，我们同意配合使用微量泵，以防不良事件的发生，因此发生的风险，我们愿意承担。如果不同意或不能配合护理人员的工作，由此发生的意外后果由家属自负。

患者：　　　　家属/监护人：　　　　家属与患者关系：

主管医生：　　　　护士：

日期：

（刘　玲）

8. 呼吸机使用告知书

根据患者病情和治疗的需要，为了确保其安全，防止各种意外发生，需要给患者采取呼吸机使用措施。在现代临床医学中，呼吸机作为一项能人工替代自主通气功能的有效手段，已普遍用于各种原因所致的呼吸衰竭、大手术期间的麻醉呼吸管理、呼吸支持治疗和急救复苏中，在现代医学领域内占有十分重要的位置。我们希望得到患者及家属的配合，现将有关事项和风险告知如下。

使用呼吸机设备的注意事项：

(1) 无创呼吸机使用注意事项：

1) 根据病情和治疗的需要，医护人员选择呼吸机不同呼吸模式并正确设置参数及报警范围，如有疑问或不适，可向医护人员问询获得解答或解决。切勿随意调节设备，以免影响治疗效果。

2) 口腔残渣、口腔和鼻腔分泌物会增加肺通气阻力，影响治疗效果，甚至有可能被吹入呼吸道导致继发感染，因此使用无创呼吸机时需清理排出口腔及鼻腔分泌物。

3) 使用期间避免过饱饮食，最好在进食后至少30～60分钟再使用无创呼吸机，以免出现恶心、呕吐等症状导致误吸。

4) 使用时请将床头抬高30°～45°，或者半卧位，避免误吸发生。

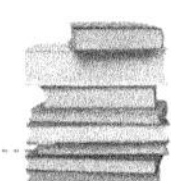

5）无创呼吸机面罩的松紧度很关键，太松了会跑气，导致呼吸机需要加压补偿，或效果不佳，患者还会觉得不舒服，故请不要随意调节。

6）医护人员会将无创呼吸机妥善固定，防振、防摔、防水。机器启动后请不要移动（否则会降低高速运转中的风机的寿命）。如不慎使主机进水时，严禁启动呼吸机。

7）无创呼吸机的主机和湿化器连接在一起，空气通过湿化器会被加温加湿后再吹到鼻腔里。

8）湿化器的水要使用纯净水或蒸馏水，医护人员会每天更换，请不要擅自将水注入湿化器内，容易滋生细菌，吹到呼吸道里容易引起感染。

（2）有创呼吸机使用注意事项：

1）使用呼吸机的目的是为了维持适当的通气量，让肺泡的通气量满足身体的需要。再次使用呼吸机的目的是为了改善气体交换的功能，维持有效气体的交换。

2）根据病情和治疗的需要，医护人员选择呼吸机不同呼吸模式并正确设置参数及报警范围，如有疑问，可以向医护人员问询获得解答。切勿随意调节设备，以免影响医护人员对病情的观察。

3）针对躁动的患者医务人员需给予适当镇静或约束。

4）医务人员会严密观察患者神志、血氧饱和度、呼吸、循环等各项指标，定时观察胸廓起伏，听诊两肺呼吸音，评估患者的通气状况后，及时排除呼吸机报警，并做好记录，请患者及家属放心。

5）湿化罐里贮存的用于吸入气体的灭菌注射用水温度在 32～36 ℃。使用时集水杯处于低位，杯底处于朝下垂直方向，护理人员会及时倾倒集水杯，防止积水逆流，家属请不要自行操作。

6）当患者改变体位时，呼吸机报警值可能会受到一定的影响，护理人员会根据情况对应处理。若出现呼吸机报警，请及时呼叫护理人员查看处理，患者和家属无须过度紧张。

7）在使用呼吸机期间，患者需定时主动或被动翻身，以免压力性损伤等不良事件发生，翻身时需注意气管插管及管路固定，避免扭曲、打折、脱出。

8）医护人员会将呼吸机妥善固定，请注意避免仪器直接接触水源、火源及热源等。

9）呼吸机内置有充电电池，但储电功能仅在紧急情况下使用，请陪护人员不要随意拔除电源。

本人承诺：

本人已详细阅读以上告知内容，对医护人员的解释清楚、理解，根据患者病情及治疗情况，我们明白使用呼吸机的必要性。我们理解使用呼吸机可能带来的风险，一旦发生上述风险，医护人员会采取积极应对措施。经慎重考虑，我们同意配合使用呼吸机，以防不良事件的发生，因此发生的风险，我们愿意承担。如果不同意或不能配合护理人员的工作，由此发生的意外后果由家属自负。

患者：　　　　　　　　　　家属/监护人：　　　　　　　　　　家属与患者关系：

主管医生：　　　　　　　　　　　　　　　　　　　　　护士：
日期：

（刘　玲）

第二节　护理风险告知书

1. 防导管滑脱告知书

根据患者病情、治疗和护理的需要，我们现将患者评估为导管滑脱风险人群，特给予告知。导管滑脱主要是指胃管、尿管、引流管、气管插管、中心静脉导管和经外周静脉穿刺的中心静脉导管（PICC）等管路的脱落。导管滑脱的常见危险因素有：谵妄，意识模糊，躁动，对各种导管的不适感耐受力差，长期置管所致皮肤表面有较多油渍或汗渍影响固定，特殊部位引流管置管固定困难，患者肢体的约束不当或转运过程中可能发生的导管牵拉、松脱，固定导管的气囊漏气或充气不足等。为了确保患者安全，防止各种意外发生，希望得到患者及家属的配合，现将有关事项和风险告知如下。

患者留置导管时有以下注意事项：

（1）对于导管滑脱风险患者，护理人员会在床头牌和（或）腕带上放置防导管滑脱的警示标志，请家属及陪护人员配合，并注意防范。

（2）在患者外出检查或治疗的过程中，需有专人陪同，外出前护理人员会对留置导管的情况进行评估，并进行固定，请勿自行打开用于固定导管的别针或松解固定绳等装置。

（3）当患者想改变体位时，请及时告知护理人员，在护理人员的协助下完成。护理人员会检查导管是否妥善固定，有无预留足够的长度，避免管道扭曲、拉扯或松脱等。

（4）对于谵妄、意识模糊、躁动的患者，必要时医护人员会遵医嘱予以保护性约束用具，请勿擅自松解。使用保护性约束用具期间，护理人员会定时评估约束肢体有无缺血的表现，以确保患者安全，家属不要自行松解保护性约束用具，更不能使用绳索、衣物等捆绑患者肢体。对于意识清楚的患者，医护人员会对使用约束用具进行病情及治疗的解释，请陪护人员配合疏导患者，避免患者出现焦躁不安的情绪，鼓励其积极配合治疗及护理，降低其负面情绪导致的拔管风险。若患者出现躁动、情绪激动、神志不清等情况，护理人员会遵医嘱使用镇静或麻醉药物。

（5）如患者有拔管倾向，请及时报告医护人员采取措施。若患者发生导管滑脱，请保持镇定，第一时间告知医护人员，请勿随意将导管回插入体内。

本人承诺：

本人已详细阅读以上告知内容，对医护人员的解释清楚、理解，并明白导管滑脱的危害性，如果不能配合医护人员的工作，愿意承担未尽防导管滑脱的义务所应承担的责任。经慎重考虑，我们同意配合采取以上措施，以防导管滑脱不良事件的发生。

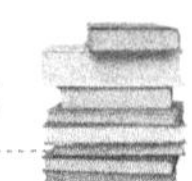

患者： 家属/监护人： 家属与患者关系：
主管医生： 护士：
日期：

（徐 岚 李海燕）

2. 防压力性损伤告知书

根据患者目前病情及身体状况等，我们现将患者评估为压力性损伤风险人群，特给予告知。压力性损伤是指皮肤或皮下组织的局限性损伤，通常发生在骨隆突处，一般由压力或压力联合剪切力引起。为了确保患者的健康安全，不影响病情及疾病的治疗，除了护理人员努力采取防范措施外，也请患者、家属及陪护人员积极配合我们的工作，共同降低压力性损伤发生的风险。

预防压力性损伤有以下注意事项：

（1）压力性损伤的好发部位有骶尾部、足跟、足外侧缘、枕骨隆突、脊柱椎体隆突处、髋部、肩胛骨、肩峰、耳部等。常见危险因素包括：患者长期卧床未翻身变换体位，长期坐轮椅，石膏绷带或夹板使用不当，床单皱褶不平，床上有碎屑等，致局部皮肤长时间承受过大压力；皮肤受床单、尿垫、轮椅垫等摩擦增加皮肤敏感性；大小便失禁、多汗、伤口大量渗液致皮肤潮湿的物理性刺激；体位不当致皮肤受剪切力的影响，引起局部血液循环障碍；其他危险因素如营养不良、运动障碍、体位受限、手术时间、高龄、吸烟、使用医疗器具、合并心脑血管疾病等。

（2）对于肢体功能障碍或卧床制动的患者，为避免局部皮肤长期受压，护理人员会至少每 2 小时给予翻身 1 次，并检查皮肤完整性。翻身的时间间隔视患者病情及局部受压处皮肤情况而定。

（3）为保护患者骨隆突处皮肤，缓解局部皮肤受压情况，护理人员会采用软枕或表面支撑性产品垫于其身体空隙处，请家属及陪护人员勿随意移除。

（4）医护人员会根据患者皮肤情况应用减压敷料及减压床垫。请勿随意使用环状物作为减压装置，如环状垫子、气圈等，因为这些装置会引起局部血液循环障碍。

（5）为避免患者皮肤局部长期受到压、拖、拉、推、擦等，请配合保持床单位清洁平整，以减少患者长期卧床时皮肤和床单、衣服褶皱之间产生的摩擦力。

（6）为避免患者皮肤受体液及排泄物的长期刺激，请陪护人员配合及时清洗擦拭，保持皮肤的清洁干燥。对于生活不能自理的患者，护理人员会加强对患者的生活护理，如家属自行为患者擦洗，勿用力过度，以免损伤皮肤。

（7）对于使用矫形器械的患者，护理人员会按时观察局部皮肤状况及肢端血运情况，患者及陪护人员请勿擅自松解固定的石膏、绷带或夹板等。

（8）对于长期卧床的患者，在没有禁忌证的情况下，建议每天进行主动或被动的关节运动练习，以促进肢体血液循环，减少压力性损伤的发生。

（9）在病情允许的情况下，可给予患者高热量、高蛋白及高维生素饮食，以改善机体营养状况，增强机体抵抗力和修复能力。

本人承诺：

本人已知悉以上内容，并明白压力性损伤的危害性，对医护人员的解释清楚、理解，并明白压力性损伤的复杂性、难治性及因患者病情和身体原因可能导致压力性损伤的风险。如果不能配合护士的工作，我们愿承担未尽预防压力性损伤的义务所应承担的责任，经慎重考虑，我们同意配合采取以上措施，以防压力性损伤不良事件的发生。

患者： 家属/监护人： 家属与患者关系：
主管医生： 护士：
日期：

（徐　岚　李海燕）

3. 防跌倒告知书

根据患者目前病情及身体状况等，我们将患者评估为跌倒风险人群，特给予告知。跌倒是指住院患者在医疗机构任何场所，未预见性地倒于地面或倒于比初始位置更低的地方，可伴或不伴有外伤。跌倒常见的危险因素包括：新生儿、婴幼儿、孕妇、高龄老人、躁动、意识障碍、近1个月内有跌倒史、头晕、眩晕、步态异常、使用助行器具、听力/视力/睡眠/沟通障碍、认知功能受损、精神异常等；使用特殊药物如镇痛药、抗惊厥药、降压利尿剂、催眠药、泻药、镇静剂和精神类药、麻醉药、抗焦虑抑郁药等；体位性低血压、术后病情变化、大/小便失禁、紧急和频繁的排泄、携带多根导管、缺乏自我照顾能力等；周围环境地面潮湿、活动区域杂乱、通行不畅等。为确保患者的安全，我们也将努力采取相关的措施，防止跌倒事件的发生。

预防跌倒有以下注意事项：

（1）病房内公共区域请勿堆放杂物，请将私人物品放于病房指定位置，公用物品用后请及时归位。请不要在床旁通道堆放杂物，确保通道清洁、畅通。

（2）请配合保洁人员保持病区地面干燥，如发现地面潮湿，请及时告知护理人员，我们会请保洁人员第一时间处理。

（3）病床四个脚的刹车装置由护理人员进行安全固定，请勿自行松开刹车，如需调整病床的高度或位置等，可按床头呼叫铃呼叫护理人员。

（4）护理人员会将呼叫铃、床头柜、生活用品、垃圾袋及便盆等放置于患者伸手可及之处。若患者生活不能自理，有任何生活需求时，请及时按呼叫铃通知护理人员，不要勉强自行下床或者更换体位。

（5）跌倒风险患者需有专人陪护，患者的手腕带和（或）床头牌上会放置防跌倒警示标识。若陪护人员需短暂离开病房，应在离开前及时告知护理人员。夜间陪护床应紧靠病床。

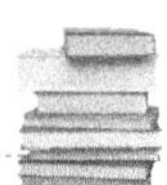

（6）若患者卧床时有躁动倾向，陪护人员应立即告知护理人员。

（7）年老体弱、怀孕及肢体功能缺陷或障碍的患者，如厕需注意安全防范，建议在床边或床上使用便盆、尿壶等，如需前往盥洗室，请陪护人员陪同如厕或呼叫护理人员帮助。大小便结束后不要立刻起身离开，先扶住墙边扶手缓慢站起，站立几秒或不适感消失再离开洗手间，必要时可按呼叫铃求助。

（8）下床活动时，患者最好由陪护人员搀扶，需穿防滑鞋，着尺寸合适的衣裤。为了预防长期卧床的患者突然改变体位而出现体位性低血压等表现，下床活动需遵循“三步曲”，即平躺30秒再坐起，坐起休息30秒后再站立，站立30秒后再缓慢行走。活动期间如出现不适，应及时蹲下或扶靠牢固稳定物体就近坐下，及时呼叫护理人员。输液期间，如需下床，应请陪护人员协助或呼叫护理人员提供帮助。

（9）病区内放置“小心地滑”标识的区域，请在进入时务必注意安全。

（10）如需沐浴，建议家属陪同进入浴室。进入浴室前，请查看灯光是否明亮。淋浴时请扶住墙边扶手，如出现头晕、肢体无力等不适，请及时按铃呼叫护理人员。

（11）夜间下床时，请先开床头灯，不要摸黑下床行走。如有特殊情况，可以按床头呼叫铃，向护理人员寻求帮助，无陪护时切忌擅自行动。

（12）外出检查时，患者需有护理人员或家属陪同。在被搬动或转运期间，护理人员会固定好病床、平车或轮椅。转运期间，护理人员会架起床栏或使用安全带等做好保护措施，请注意勿擅自松解。

本人承诺：

本人已详细阅读以上告知内容，对医护人员的解释清楚、理解，并明白跌倒的危害性，如果不能配合护理人员的工作，愿承担未尽防跌倒的义务所应承担的责任。经慎重考虑，我们同意配合采取以上措施，以防坠床/跌倒不良事件的发生。

患者：　　　　　　　　　　家属/监护人：　　　　　　　　　　家属与患者关系：

主管医生：　　　　　　　　　　　　　　　　　　　　　　　　护士：

日期：

（徐　岚　李海燕）

4. 防自杀告知书

根据您提供的病史情况，我们依据《自杀风险评估量表》进行了评估，患者属于自杀的高风险人群，特此告知。发生自杀、自伤有多种因素：

（1）抑郁症，患者处于急性期和恢复期。

（2）精神分裂症在急性期受幻觉、妄想支配，或处于疾病的恢复期导致低自尊及低自我价值感。

（3）各类神经症，如焦虑症、强迫症、恐怖症、躯体形式障碍等。

（4）患者有严重的抑郁情绪，有明显的厌世言语和自杀意图，或有具体的自杀计划。

（5）患者有躯体和心理创伤，有药物和酒精滥用史。

（6）患者疾病反复发作，或因长期疾病困扰，对生活感到绝望、无助。

（7）患者最近经历了重大的生活事件，如重要的人去世、离婚或分居、失业、财产损失等。

（8）患者社会支持系统欠佳，如独居，夫妻不和，与同事、家人关系紧张，家庭经济条件差等。

（9）患者曾有自杀未遂史或自杀家族史。

（10）患者个性缺陷：情绪易激惹，做事易冲动，不计后果。

预防自杀有以下注意事项：

（1）留陪护。要求患者家属做到 24 小时不间断陪护，且陪护身体健康，没有传染病，有能力照顾自己及他人，并能密切配合医护人员工作。

（2）检查患者室内环境，上好床挡，锁好窗户，没收私藏药品、刀剪、玻璃瓶等锐器。

（3）药物及时服用，避免累积。

（4）多与患者沟通，做好心理抚慰工作，使患者保持情绪稳定。

（5）一旦发现患者有自杀倾向，立即报告当班医护人员，并且寸步不离看守患者，对其进行开导，解释病情并采取积极的治疗措施。

（6）如有必要，可嘱托同病室的病友或家属留心患者情况，并及时报告。

本人承诺：

本人已详细阅读以上告知内容，对医护人员的解释清楚、理解，根据患者病情及治疗情况，我们明白防自杀的必要性。经慎重考虑，我们同意并积极配合采取防自杀措施，以防不良事件的发生，我们已知晓并将配合医护人员做好相关事情，如果不同意或不能配合医护人员的工作，由此发生的意外后果由家属自负。

患者：　　　　　　　　　　家属/监护人：　　　　　　　　　　家属与患者关系：

主管医生：　　　　　　　　　　　　　　　　　　　　　　　　护士：

日期：

（盘瑞兰）

5. 防走失告知书

由于患者疾病因素（痴呆或精神异常，记忆力减退，定向力障碍等认知功能缺陷）、精神状态（出现幻觉或妄想，有焦虑或抑郁）、既往有走失现象及治疗疾病的药物影响（如镇静安眠药、血管活性药物等作用），即便医护人员按照常规要求管理，患者仍然有发生走失的可能，为保障患者的人身安全，避免患者走失给家庭及社会带来压力，希望得到家属的配合，现将有关注意事项告知如下。

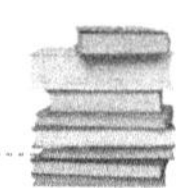

预防走失有以下注意事项：

（1）按要求穿着病号服。

（2）坚持佩戴防走失手环。

（3）床头卡等处设立警示标识。

（4）留家属24小时陪伴，严密照看，家属留好有效电话。

（5）患者不得单独外出，离科活动要向医生请假。

（6）夜间加床挡，陪伴床在病床旁，及时发现异常，立即报告。

本人承诺：

本人已详细阅读以上告知内容，对医护人员的解释清楚、理解，根据患者病情及治疗情况，我们明白使用防走失告知的必要性。经慎重考虑，我们同意配合采取防走失措施，以防不良事件的发生，我们已知晓并将配合医护人员做好相关事情。如果不同意或不能配合护理人员的工作，由此发生的意外后果由家属自负。

患者：　　　　　　　　　　家属/监护人：　　　　　　　　　　家属与患者关系：

主管医生：　　　　　　　　　　　　　　　　　　　　　　　　护士：

日期：

（盘瑞兰）

6. 抗凝药物使用告知书

抗凝药物是一类干扰凝血因子，阻止血液凝固的药物。临床手术以后长期、规律、正确、安全、有效地服用抗凝药物是为了能够保持治疗效果，以免出现急性或亚急性血栓，但是在使用抗凝药物治疗过程中经常会引发一系列不良反应，若不引起重视，可能会出现不良后果或影响手术结果，因此，必须要采取相对应的干预措施，以降低不良反应，促进患者恢复。我们希望得到患者及家属的配合，现将有关事项和风险告知如下。

服用抗凝药物的注意事项：

（1）严格遵医嘱服用抗凝药物，按时、按量口服。不能擅自停药或更改服用剂量。如果漏服请按以下要求服药。

1）华法林：发生漏服时，未超过4小时者可及时补救，超过4个小时不用补服，第2天继续按当前剂量服药，勿加倍用药。如连续两天没有服药，应及时就医或与医师联系。

2）达比加群：发生漏服时，若距离下次给药时间 >6 小时，则补服漏服的剂量。若不足6小时则不用补服，下次给药时继续按当前的剂量服用，勿加倍用药。

3）利伐沙班：发生漏服时，若距离下次给药时间 >12 小时，则补服漏服的剂量，若距离下次给药时间不足12小时则不用补服，第2天继续当前剂量服用，勿加倍用药。

（2）定期进行血液检查，控制好凝血相关指标，包括血红蛋白、肝肾功能、凝血功能，要求固定在一家正规医院验血，这样有利于化验结果的准确性。服用华法林患者，凝血功能检查 PT（凝血酶原时间）或 INR（国际标准化比值），要求 INR 在 2.0 ~ 3.0 或者 PT 在 18 ~ 24 秒，不同疾病需要控制的 INR 值有所不同，建议与医生沟通明确现阶段的 INR 值。如果用量不足，有血栓形成的风险，严重者会造成脑血栓等不良后果。

（3）用药期间如若出现牙龈出血、鼻出血、皮下出血、尿血、黑便等症状，请及时就医或与医生联系调整用药。

（4）在您使用其他药物或需行其他手术、治疗前，一定要向医生告知抗凝药物的服用情况，不可自行滥用或隐瞒，以免造成出血、过敏等不良后果。因为有些药物会加强华法林的抗凝作用，如阿司匹林、双嘧达莫、吲哚美辛、芬必得、右旋糖酐、氯霉素、新霉素等；有些药物会减弱华法林的作用，促进血液凝固，如维生素 K_1、维生素 K_3 和其他止血药物。如确需要应用，应及时咨询医生，并随时去医院抽血化验，检测这些药物影响华法林抗凝作用的程度，以便及时调整用药量。

（5）请您了解影响华法林药物代谢的食物：

1）增强华法林抗凝作用的食物：柚子、葡萄柚、柚子汁、葡萄柚汁、芒果、鱼油。

2）减弱华法林抗凝作用的食物：菠菜、白菜、韭菜、芫荽、莴苣、芹菜、水芹、胡萝卜、西红柿、西兰花、花菜、包菜、生菜、青椒、辣椒、大蒜、洋葱、蛋黄、大豆油、鱼肝油、海藻类、油梨、动物肝脏类、红茶、绿茶。

（6）建议用药期间，患者和家属要学会自我监测，准备一个记录本，将每天的化验值和需要服用的药量记录下来，参考备用。

（7）出院后定时抽血复查 INR 值：出院后第 1 个月每 5 ~ 7 天检查一次；化验指标稳定后，第 2 ~ 3 个月，每 10 ~ 14 天检查 1 次；化验指标再稳定后，每月检查 1 ~ 2 次，持续 3 ~ 6 个月；6 个月以后可以每月检查 1 次，一年以后稳定者坚持 1 个月检查 1 次。

本人承诺：

本人已详细阅读以上告知内容，对医护人员的解释清楚、理解，根据患者病情及治疗情况，我们明白服用抗凝药物的必要性。我们理解使用抗凝药物可能带来的风险，一旦发生上述风险，医护人员会采取积极应对措施。经慎重考虑，我们同意配合服用抗凝药物，以防不良事件的发生，因此发生的风险，我们愿意承担。如果不同意或不能配合护理人员的工作，由此发生的意外后果由家属自负。

患者：　　　　家属/监护人：　　　　家属与患者关系：

主管医生：　　　　护士：

日期：

（刘　玲）

7. 抗心律失常药物使用告知书

心律失常的发生机制通常比较复杂。由于抗心律失常药物会改变心脏电生理性质，因此

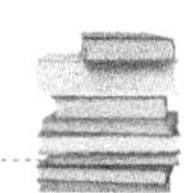

几乎所有药物对心功能都有不同程度的抑制。为了患者正确、安全、有效地服用抗心律失常药物，保障患者的用药安全，降低用药的不良反应，使患者获取最大效益并规避风险，我们希望得到患者及家属的配合，现将有关事项和风险告知如下。

使用抗心律失常药物的注意事项：

（1）心律失常的患者应注意劳逸结合，生活规律，保持情绪稳定，快速性心律失常患者应戒烟，避免摄入刺激性食物，如咖啡、浓茶、可乐、烈性酒等。

（2）心动过缓患者应避免屏气用力动作，如用力排便等，以免因迷走神经兴奋而加重心动过缓。

（3）患者应遵医嘱服用抗心律失常药物，医生会根据患者病情剂量个体化用药，定期复诊，请患者严禁随意增加剂量以防加剧药物的不良反应和毒性。

（4）抗心律失常药物与其他药物的相互作用：

1）奎尼丁，乙胺碘呋酮提高地高辛血清浓度。

2）乙胺碘呋酮可增加华法林抗凝作用，静脉使用乙胺碘呋酮宜选择深静脉注射，避免发生静脉炎。

3）维拉帕米与β受体阻滞剂合用会产生严重心动过缓等。

（5）其他各系统副作用：消化系统最多见，呼吸、血液、神经、内分泌各系统均有。

（6）定期测量心率、心律、血压，判断有无心动过速、心动过缓、期前收缩、房颤等心律失常发生。患者及其家属应学会自我监测病情，两人同时测量患者心率和脉率1分钟，并记录，以观察脉搏短绌的变化情况。

（7）患者发生较严重心律失常时，应卧床休息，保持情绪稳定，以减少心肌耗氧量和对交感神经的刺激。鼻导管吸氧，改善因心律失常引起的机体缺氧。一旦发生心律失常的现象，立刻停药，及时就医。

（8）患者家属还应学会心肺复苏技术以备紧急情况下使用。对突然发生心室扑动或心室颤动的患者，应立即施行心肺复苏，AED非同步直流电除颤。

本人承诺：

本人已详细阅读以上告知内容，对医护人员的解释清楚、理解，根据患者病情及治疗情况，我们明白服用抗心律失常药物的必要性。我们理解使用抗心律失常药物可能带来的风险，一旦发生上述风险，医护人员会采取积极应对措施。经慎重考虑，我们同意配合使用抗心律失常药物，以防不良事件的发生，因此发生的风险，我们愿意承担。如果不同意或不能配合护理人员的工作，由此发生的意外后果由家属自负。

患者：　　　　　　　　家属/监护人：　　　　　　　　家属与患者关系：

主管医生：　　　　　　　　　　　　　　　　　　　　护士：

日期：

（刘　玲）

8. 血管活性药物使用告知书

血管活性药物是通过调节血管舒缩状态，改变血管功能和改善微循环血流灌注的药物，包括血管收缩药和血管扩张药。由于血管活性药物的特殊性，微小的剂量改变都可能造成血压、心率等发生变化，为了患者正确、安全、有效地使用血管活性药物治疗，保障患者的用药安全，降低不良反应的发生率，我们希望得到患者及家属的配合，现将有关事项和风险告知如下。

使用血管活性药物的注意事项：

（1）使用血管活性药物时医护人员应从低浓度、慢速度开始，并用心电监护仪每5～10分钟测一次血压，血压平稳后每15～30分钟测一次。

（2）医护人员会根据患者的基础血压、病情等指标共同为患者制订个性化目标血压管理方案，确定患者的目标血压，护士在上述范围内根据血压监测情况对血管活性药物的使用剂量进行调节，将患者血压控制在目标范围，同时对上述目标血压管理方案做好交接班。

（3）护士会在血管活性药物注射器或输液袋上使用血管活性药物专用安全警示标识，升压药为红色，降压药为蓝色。患者切勿自行调节血管活性药物滴速，以免引起恶心、心慌、血压骤升或骤降等不适症状。

（4）患者请注意翻身改变体位、肢体屈伸、排便等原因会影响输液滴速，或引起静脉导管扭曲打折、针头堵塞、液体渗漏等，以上均可导致患者出现心率或血压波动。

（5）血管活性药物药液外渗后可能导致局部组织出现缺血或坏死，且该药物在持续输注过程中可刺激血管引发静脉炎。因此医护人员会尽量使用深静脉置管输注，如使用浅静脉途径时，会加强观察巡视，防止微量注射泵报警延迟而发生药物外渗。

（6）若发现注射部位红肿、疼痛，应立即呼叫医护人员，给予更换滴注部位，并用0.25%普鲁卡因封闭穿刺部位，以免发生皮下组织坏死。

（7）对血管活性药物特别敏感的患者，医护人员会采用安全有效的应对措施。尽量建立动脉通路进行有创血压监测保证监测数据的连续性和准确性，对使用无创血压监测的患者在使用或换泵后3～5分钟内复测血压，以便医护人员能够及时发现患者的血压变化。药物提前配置，使用双泵置换流程，防止患者血压波动。

（8）血压平稳后，逐渐降低药物浓度，减慢滴速后再撤除，以防突然停药引起不良反应。

本人承诺：

本人已详细阅读以上告知内容，对医护人员的解释清楚、理解，根据患者病情及治疗情况，我们明白使用血管活性药物的必要性。我们理解使用血管活性药物可能带来的风险，一旦发生上述风险，医护人员会采取积极应对措施。经慎重考虑，我们同意配合服用血管活性药物，以防不良事件的发生，因此发生的风险，我们愿意承担。如果不同意或不能配合护理人员的工作，由此发生的意外后果由家属自负。

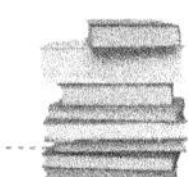

患者：　　　　　　　　家属/监护人：　　　　　　　　家属与患者关系：
主管医生：　　　　　　　　　　　　　　　　　　　　护士：
日期：

（刘　玲）